北京大学第三医院护理健康科普系列丛书

出院无忧·内科篇

主　　编　李葆华　胡晋平　刘春霞　刘　君

副 主 编　周玉洁　王攀峰　苏春燕

编　　委　（按姓名汉语拼音排序）

陈雅玫　李桂芳　李　健　李　蕊　李宇轩　罗永梅
宋东红　苏春燕　孙悦华　田淑红　王　欣　许蕊凤
张晓静　张艳平　赵　艳

参编人员　（按姓名汉语拼音排序）

刘　佳　单淑慧　尚燕春　孙　卉　王　晶　王　琳
王　千　王振青　吴松波　吴晓静　徐东晓　阳　凡
张文慧　赵秀伟　赵　颖　周宝华

北京大学医学出版社

CHUYUAN WUYOU · NEIKE PIAN

图书在版编目（CIP）数据

出院无忧 · 内科篇 / 李葆华，胡晋平，刘春霞，刘君主编. 北京 ：北京大学医学出版社，2025. 5.
-- ISBN 978-7-5659-3399-8

Ⅰ. R49

中国国家版本馆CIP数据核字第20254NS394号

出院无忧 · 内科篇

主　　编： 李葆华　胡晋平　刘春霞　刘　君

出版发行： 北京大学医学出版社

地　　址：（100191）北京市海淀区学院路38号　北京大学医学部院内

电　　话： 发行部 010-82802230；图书邮购 010-82802495

网　　址： http：//www.pumpress.com.cn

E-mail： booksale@bjmu.edu.cn

印　　刷： 北京溢漾印刷有限公司

经　　销： 新华书店

责任编辑： 赵　欣　**责任校对：** 靳新强　**责任印制：** 李　啸

开　　本： 787 mm × 1092 mm　1/16　**印张：** 14.5　**字数：** 363千字

版　　次： 2025年5月第1版　2025年5月第1次印刷

书　　号： ISBN 978-7-5659-3399-8

定　　价： 55.00元

本书由

北京大学医学出版基金资助出版

写在前面的话

健康教育是全民健康事业的重要组成部分，贯穿于预防、治疗、护理、康复、健康管理等多个具体环节。医院尤其是三级甲等医院中，患者的平均住院天数日益缩短，在越来越短的时间内，医护人员要将疾病治疗、护理、康复，甚至疾病预防和健康管理的知识全部传授给患者，还要增强他们的健康意识，培养他们的健康生活方式，这对于还在疾病急性治疗期的患者来说是有难度的。为保障出院后患者的顺利康复，并对患者及家属进行有针对性的、持续的健康促进工作，作为延续性护理的一部分，北京大学第三医院推出《出院无忧・内科篇》和《出院无忧・外科妇儿篇》。

这两本书的编写集全院护理人员的经验和智慧，参考新的临床实践指南，由护理科普专家把关，依托万名出院患者随访调研的结果，以出院患者的康复需求为出发点，同时聚焦老百姓关心的健康问题，全面覆盖心血管系统、呼吸系统、内分泌系统、消化系统、老年内科、泌尿系统、普通外科、五官科、骨科、运动医学、妇儿、生殖健康等专科疾病，紧贴临床，深入浅出，以一问一答的形式，详细解答了常见疾病的治疗、护理、康复、预防等知识，真正实现以患者为中心、以临床为导向的科普服务，集科学性、新颖性、实用性于一体。为便于查找，将眼科等小科疾病一并归入《出院无忧・外科妇儿篇》。

我们诚挚地希望这两本书成为护患沟通的桥梁，能让患者及家属离开医院时把健康理念、健康知识带回家，从而助力他们的康复进程。同时，我们也希望通过我们的工作来规范护理临床科普教育材料，提升护士健康科普能力，为“健康中国”战略的推进贡献力量。

目　录

心内科篇

冠心病……………………………1
心肌梗死…………………………5
结构性心脏病……………………6
主动脉瓣狭窄……………………7
卵圆孔未闭………………………8
心房颤动…………………………9
心脏永久起搏器………………11
心力衰竭…………………………13
高血压……………………………16
直立性低血压…………………20

呼吸科篇

肺炎……………………………22
肺栓塞…………………………25
哮喘……………………………27
阻塞性睡眠呼吸暂停…………29
慢性阻塞性肺疾病……………32
支气管扩张……………………34

消化内科篇

胃息肉…………………………37
消化性溃疡……………………38
消化道出血……………………39
食管胃底静脉曲张……………40
肠息肉…………………………40
胰腺炎…………………………43
炎症性肠病……………………44
幽门螺杆菌感染………………45
胃食管反流病…………………48

神经内科篇

脑血管疾病…………………………49
运动障碍性疾病……………………66
周围神经疾病………………………68
中枢神经系统脱髓鞘性疾病………70
中枢神经系统感染性疾病…………72
癫痫性疾病…………………………73
偏头痛………………………………75
神经系统变性疾病…………………76
重症肌无力…………………………91
睡眠障碍……………………………92
脊髓性疾病…………………………93
神经系统疾病相关精神障碍………95

内分泌科篇

糖尿病………………………………97
甲状腺疾病…………………………103
原发性肾上腺皮质功能减退症……104
腺垂体功能减退症…………………106
骨质疏松……………………………106

肾内科篇

血尿、蛋白尿………………………109
慢性肾病……………………………111
慢性肾衰竭尿毒症期………………118
急性肾损伤…………………………122

血液科篇

多发性骨髓瘤………………………124
白血病………………………………127
淋巴瘤………………………………132
再生障碍性贫血……………………135
自体造血干细胞移植………………137
异基因造血干细胞移植……………141

风湿免疫科篇

强直性脊柱炎……………………………147
系统性硬化病……………………………150
痛风……………………………………151
类风湿关节炎……………………………153
系统性红斑狼疮…………………………154
大动脉炎…………………………………157
白塞病……………………………………158

肿瘤放疗科篇

肺癌外放疗………………………………160
脊柱肿瘤射波刀治疗……………………162
前列腺癌放疗……………………………163
宫颈癌放疗………………………………164
乳腺癌放疗………………………………166
盆腔肿瘤热疗……………………………166
鼻咽癌放疗………………………………167
喉癌放疗…………………………………170
结肠癌、直肠癌放疗……………………170
食管癌放疗………………………………171
肝癌放疗…………………………………172
胰腺癌放疗………………………………173
膀胱癌放疗………………………………174
骨肉瘤放疗………………………………174
淋巴结转移癌放射性粒子植入术………174
肺穿刺活检术……………………………175

肿瘤化疗科篇

乳腺癌化疗………………………………177
肺癌化疗…………………………………179
食管癌化疗………………………………182
膀胱癌化疗………………………………183
胃癌化疗…………………………………184
肠癌化疗…………………………………185
胰腺癌化疗………………………………186
胆囊癌化疗………………………………187
肝癌化疗…………………………………187
肉瘤化疗…………………………………188
前列腺癌化疗……………………………189
宫颈癌化疗………………………………189

卵巢癌化疗……191

老年科篇

高血压……192
慢性阻塞性肺疾病……194
糖尿病……195
跌倒……198
失禁相关性皮炎……199
压力性损伤……202
便秘……203
营养管理……204
睡眠问题……209

皮肤科篇

湿疹……213
银屑病……214
带状疱疹……215
丹毒……216
过敏性紫癜……217
荨麻疹……217
药疹……218

心内科篇

冠心病

问题1. 什么是冠心病?

答：冠心病是指冠状动脉粥样硬化使血管腔狭窄、阻塞和（或）因冠状动脉功能性改变（痉挛）导致心肌缺血缺氧或坏死而引起的心脏病。

问题2. 冠心病的主要危险因素有哪些?

答：①性别、年龄：发病率男性＞女性；多见于40岁以上人群，近年来，发病有年轻化趋势。②血脂异常。③高血压。④吸烟。⑤糖尿病与糖耐量异常。

问题3. 冠心病有哪些类型?

答：冠心病根据不同的发病特点和治疗原则分为两大类，即慢性冠脉疾病和急性冠脉综合征。慢性冠脉疾病也称慢性心肌缺血综合征，包括稳定型心绞痛、缺血性心肌病和隐匿性冠心病等。急性冠脉综合征包括不稳定型心绞痛和非ST段抬高型心肌梗死、ST段抬高型心肌梗死，也有将冠心病猝死包括在内。

问题4. 什么诱因容易引起心绞痛?

答：心绞痛常因体力劳动及情绪激动诱发，饱餐、寒冷、吸烟亦可诱发。

问题5. 冠心病的症状包括哪些?

答：①胸骨后或心前区闷痛：胸痛常为压榨性、憋闷感或紧缩感，也可有灼烧感，伴濒死感；②心悸、大汗、呼吸困难；③胃肠道症状：如恶心、呕吐、上腹胀痛；④低血压，甚至休克。

问题6. 冠心病支架植入术后口服抗血小板药物，应该注意什么?

答：应注意观察有无出血倾向，对患者除了要注意观察术后切口有无出血及渗血的情况外，还要注意皮肤、黏膜有无出血，大小便的颜色，以及是否有胃部不适、疼痛等情况，警惕消化道出血。若突然出现头晕、头痛、肢体活动障碍，则要警惕脑出血的可能。一旦出现出血问题，应及时就医，由医生进行相关药物调整，不可自行停药。

问题 7. 血压及血脂指标只要降到正常值，就不用服药了吗？

答：绝大部分高血压患者需终生服药。血压是不断波动的，停药需遵从医嘱。降脂药物除了可以降低血脂、稳定斑块外，还有抗炎、保护血管内皮的作用，不同危险分层的患者降脂目标不同，所以不能随意停药。

问题 8. 冠心病植入支架后就万事大吉了吗？

答：支架植入治疗是通过改善血管局部狭窄、减轻心肌缺血而使心绞痛得到缓解，但并没有改变导致血管狭窄的基础病因。因此，即使这一部位狭窄改善，仍要进行生活方式干预和药物治疗，避免支架内发生再狭窄或者其他部位血管病变进展，要定期复查。

问题 9. 冠心病突发胸痛时可以活动吗？

答：突发胸痛时，应立即停止活动，安静休息；舌下含服硝酸甘油，连续含服 3 次若无缓解，建议拨打 120 急救电话。

问题 10. 心绞痛和心肌梗死有什么区别？

答：①心绞痛往往有明显的诱因，比如高强度的运动、过劳、情绪激动、受寒、饱食；心肌梗死除上述诱因外，也可发生在休息的时候。②心绞痛持续时间比较短，一般在 5 ～ 10 分钟；心肌梗死疼痛的时间一般在 20 分钟以上，也会达到 1 ～ 2 小时，甚至更长。③心绞痛发作时的严重程度比心肌梗死相对轻一些。④心绞痛发作时的伴随症状一般只有心悸、出汗等。而心肌梗死往往会出现胸闷、憋气、大汗淋漓、面色苍白等，还可能出现发热、恶心、呕吐等表现，伴随症状更多一些。⑤心绞痛通过休息或服用一些扩张血管的药物以后，往往能够缓解；心肌梗死经休息、服用药物等方式不能缓解，需要紧急救治。

问题 11. 得了冠心病，需要终生服药吗？

答：冠心病是慢性病，需长期服药，通过扩张血管、抗血小板聚集、控制血脂及血糖指标、稳定斑块等药物改善心肌缺血及减轻症状。同时，由于冠心病的发病与多种因素如遗传、高血压、血脂异常、糖尿病、不良生活方式（如吸烟）等有关，因此，除了药物治疗外，非药物治疗（良好的生活方式）对控制病情也尤为关键。

问题 12. 听别人说有时候感觉到胃痛有可能是心脏病的表现，我该怎么分辨呢？

答：胃痛有可能是心脏病的表现，心脏不适（尤其是心肌梗死）时可放射至上腹部，因此，胃痛和心脏不适有时确实很难区分。但可以尝试通过疼痛部位、疼痛性质、伴随症状等自行鉴别心脏痛和胃痛。心脏病的疼痛部位一般位于心前区或胸骨后方，有时可能会放射至后背及手臂等，通常表现为压榨性疼痛、闷痛等，伴随心悸、胸闷等症状，可能还会伴随濒死感，严重时可能出现大汗淋漓、呼吸困难。胃痛的疼痛部位一般位于上腹部、剑突下方，通常表现为胀痛、绞痛、隐痛等，可能会伴随食欲缺乏、恶心等症状。不管是什么症状，如果持续不缓解，均应及时到医院就诊，完善心电图等检查，进一步明确诊断，给予及时治疗。

问题 13. 心绞痛发作时，服用硝酸甘油应该注意什么？

答：需取坐位或者半卧位，舌下含服硝酸甘油 0.5 毫克，如果不缓解，可间隔 5 分钟再含服 1 次，最多可连续含服 3 次，若症状仍不能缓解，就不要继续含服了，需要及时寻求帮助，及时就医。硝酸甘油禁忌使用于心肌梗死早期（有严重低血压及心动过速时）、严重贫血、青光眼、颅内压增高和已知对硝酸甘油过敏的患者。

问题 14. 硝酸甘油如何保存？

答：①注意避光保存。②勿贴身放置：避免受体温影响，导致硝酸甘油分解失效。③注意有效期：失效的硝酸甘油在含服时不会出现辣涩感，也不会出现头胀、面红等表现。

问题 15. 什么是冠状动脉造影？

答：冠状动脉造影简称冠脉造影，是诊断冠心病的一种常用且安全、有效的诊疗技术，现已广泛应用于临床，是诊断冠心病的“金标准”。

问题 16. 冠脉造影是如何操作的？

答：冠脉造影通常经皮做桡动脉（手腕处）或股动脉（大腿处）穿刺，并在 X 线下将导管送至冠状动脉，注入造影剂进行造影，从而看清冠状动脉的结构、有无狭窄及其他病变。

问题 17. 做冠脉造影检查就是植入支架吗？

答：冠脉造影只是一项检查，医生会根据检查结果综合评估患者情况，再制订治疗方案。

问题 18. 做冠脉造影会不会很疼？

答：冠脉造影大多通过桡动脉或股动脉途径，需要在手腕或腹股沟区局部麻醉，这样就可以减轻疼痛。

问题 19. CT 显示冠状动脉血管狭窄了 70%，就一定得植入支架了吗？

答：冠脉 CT 检查是常用的评估冠脉病变的无创检查方式，可能会存在高估或低估冠脉狭窄程度的情况。要想精准了解血管狭窄的程度和范围，需要进一步做冠脉造影，必要时还需要借助腔内影像、冠脉功能学等检测手段来评估，并结合患者病情来制订方案。

问题 20. 冠脉造影后为什么需要饮水？

答：冠脉造影后饮水促进造影剂排出，预防造影剂肾病的发生。建议术后饮水 800 ~ 1000 毫升，以利于造影剂及时排出。

问题 21. 冠脉造影后穿刺侧手臂可以负重吗？

答：经桡动脉穿刺侧手腕应减少活动，避免用力过度（如拎重物等），可抬高术侧肢体，缓解不适。

问题 22. 冠脉造影手术后，伤口护理有哪些注意事项？

答：要注意穿刺点有无出血、渗血，穿刺处 3 天勿沾水。

问题 23. 冠脉造影手术后，前臂出现瘀斑怎么办？

答：这是常见现象，瘀斑会逐渐被吸收，面积会较前扩大，颜色会由紫色逐渐变成浅黄色；如果出现肿胀加重、颜色变深，皮肤较前变硬、麻木等情况，请及时就医。

问题 24. 冠脉造影手术后切口需要缝合吗？

答：手术切口很小，切口不需要缝合，无需拆线就可以痊愈。

问题 25. 植入心脏支架以后能做磁共振成像检查吗？

答：可以，只是在做磁共振成像前需要告知核磁室工作人员，以便合理安排检查。

心肌梗死

问题 26. 什么是心肌梗死？

答： 心脏就像一个发动机，不停地运转，把含有氧气等营养的血液输送到身体各个器官以维持生命。但心脏本身也需要血液满足自身的做功需要，当输送发动机的油管（冠状动脉）堵塞，冠状动脉就会发生急性、持续性缺血缺氧引起的心肌坏死，称为心肌梗死。多有剧烈而持久的胸骨后疼痛，休息及含服硝酸酯类药物不能完全缓解，伴有血心肌酶活性增高及进行性心电图缺血坏死样变化，心肌梗死发生时可并发心律失常、休克或心力衰竭，严重时危及生命。

问题 27. 什么因素会诱发心肌梗死？

答： 诱发心肌梗死的因素有很多，比如过度劳累、情绪激动、暴饮暴食、寒冷刺激、便秘以及吸烟、大量饮酒等。过重的体力劳动，尤其是负重爬楼梯、过度体育活动、连续紧张劳累等，都可使心脏负担加重，心肌需氧量突然增加，而且剧烈体力负荷也可诱发冠脉斑块破裂，导致急性心肌梗死。

问题 28. 出现哪些症状时需要警惕心肌梗死？

答： 胸痛是最典型的心肌梗死表现，在心肌梗死发作前的数小时，甚至数天前，可能出现一些不典型的先兆症状。甚至有人发作时也是以不典型症状为主，胸痛并不明显，如颈部、咽部紧缩感；左上肢及左肩放射性疼痛；持续性的背痛；持续性上腹痛或脐周压迫感、灼烧感；牙痛、下颌痛等。但并不是说有一点上述征兆就立刻怀疑心肌梗死，对于本就有冠心病病史的患者或血压、血脂、血糖指标控制不佳的慢性病患者，若突然出现上述征象，对症治疗又不缓解或者和以往的心绞痛症状有所不同，就要及时去医院检查。

问题 29. 突发心肌梗死应该怎么做？

答： 一旦出现胸痛、胸闷且持续 15 分钟以上，服用速效救心丸或含服硝酸甘油等不能缓解的，应高度怀疑急性心肌梗死的可能。请务必牢记以下几点：①首先应立即拨打 120 电话求救。②立即停止活动，建议立即卧床休息或就地平卧。③控制紧张情绪。④如果条件允许，可以吸氧。⑤不要乱服药物：自我感觉头晕、大汗淋漓等，一定不要盲目服药，有些心肌梗死患者会出现低血压，如果条件许可，需要测量血压，并在急救人员的指导下使用急救药物。

问题 30. 突发心肌梗死可以自行就医吗？

答： 不可以。首先，随意搬动患者或患者自行走动，会增加心肌的耗氧量，从而加重心肌缺血，增加院外死亡率，如果拨打急救电话，医生会在前来的路上指导患者先行自救；其次，很多人不了解医院的情况，送去的医院可能没有救治急性心肌梗死的能力，即使有能力，院方也可能因没做好人员、设备和床位的准备，从而延误救治。

问题 31. 突发心肌梗死拨打 120 电话等待救援时，应该怎么做？

答：建议在专业人士指导下服用药物。之前已被诊断为心绞痛的患者，可以舌下含服硝酸甘油，若疼痛不缓解且伴大汗、面色苍白、四肢发冷等症状，可以平躺，或者以自己舒服的姿势靠着物体半卧，平复情绪，尤其是要克服恐惧的情绪。如果可能，最好吸氧，若没有制氧设备，可以让家人把窗户打开，从而得到尽可能多的氧气供应，等待救援。

问题 32. 心肌梗死植入支架术后可以运动吗？

答：植入支架的心肌梗死患者，根据病情不同，在专业医生指导运动时间、强度、频率的情况下是可以进行的。但急性心肌梗死合并心功能受损的患者，不建议高强度体力活动。对于心绞痛或心功能未受损者，一般术后坚持服药，定期复查，平时和正常人一样生活。

问题 33. 如何预防心肌梗死？

答：①坚持健康的生活方式是最好的预防措施。应采用合理膳食（低脂肪、低胆固醇饮食），戒烟、限酒，适度运动，心态平衡。在日常生活中，需要注意避免过度劳累，放松心情，快乐生活。不要在饱餐或饥饿的情况下洗澡，水温最好与体温相当，洗澡时间不宜过长，冠心病程度较严重的患者洗澡时，应在他人帮助下进行。气候变化时，需要注意在严寒或强冷空气影响下，冠状动脉可发生痉挛而诱发急性心肌梗死，注意保暖或适当防护。②积极治疗冠心病。心绞痛症状反复发作或治疗不当，很容易发生心肌梗死，必须十分重视冠心病的治疗。③冠心病、心肌梗死是慢性终生性疾病，需要长期服药，突然停药有再次发生心肌梗死的风险。常用的药物有抗血小板药物（如阿司匹林、氯吡格雷、替格瑞洛）、β受体阻滞剂、他汀类调脂药等。控制高血压、糖尿病、高脂血症等危险因素，它们是心肌梗死的重要致病因素，必须要积极治疗，才能做好心肌梗死的预防。另外，还要定期复查，做好心肌梗死的长期管理。

结构性心脏病

问题 34. 什么是结构性心脏病？

答：结构性心脏病是指先天性或获得性的以心肌和大血管结构异常为主要表现的心脏疾病。

问题 35. 结构性心脏病包括哪些疾病?

答：主要包括 4 个方面。先天性心脏病如房间隔缺损、室间隔缺损等；瓣膜性心脏病如二尖瓣关闭不全、主动脉瓣狭窄等；心肌病如肥厚型心肌病、扩张型心肌病等；心肌梗死后室间隔穿孔、室壁瘤等。

问题 36. 结构性心脏病一定需要手术治疗吗?

答：是否需要手术治疗，要根据它的严重程度来定。例如，房间隔缺损、室间隔缺损，如果缺损较小，不影响血流动力学，可不予处理；如果缺损引起血流动力学紊乱，则可行封堵治疗。对于二尖瓣或主动脉瓣狭窄的患者，如果轻度狭窄，不影响血流动力学，可观察随访；而对于中重度狭窄的患者，并且出现了呼吸困难、肺动脉高压等症状，就需要手术治疗。

主动脉瓣狭窄

问题 37. 什么是主动脉瓣狭窄?

答：主动脉瓣是心脏左心室和主动脉之间的一扇“门”，主动脉瓣狭窄就像门坏了不能完全打开，导致通过主动脉瓣的血流量减少，引起全身供血不足和左心室肥厚等疾病。

问题 38. 主动脉瓣狭窄是什么原因造成的?

答：常见病因包括老年钙化性主动脉瓣狭窄和风湿性主动脉瓣狭窄，另外，先天性二叶主动脉瓣畸形也是常见的先天性发病原因。

问题 39. 得了主动脉瓣狭窄，一定要行开胸手术吗?

答：不是。以往主动脉瓣狭窄主要采用外科开胸手术方式治疗。近年来，主动脉瓣狭窄主要通过微创进行介入治疗，被称为经皮主动脉瓣置换术（TAVR）。

问题 40. 都 85 岁了，还能做经皮主动脉瓣置换术吗?

答：不要担心，首先年龄不是手术的禁忌证。其次，经皮主动脉瓣置换术（TAVR）具有手术创伤小、住院时间短、恢复快等优点。不过最重要的是，老年人是否适合做这个手术还需要心脏团队进行具体详细的检查、评估、讨论才能决定。

问题 41. 有时出现憋气、乏力、活动后胸痛的症状，是否就提示主动脉瓣狭窄?

答：不一定。当有以上症状时，需要到心内科就诊，医生会通过问诊、听诊、心电图、胸部 X 线片、超声心动图等辅助检查综合判断。

卵圆孔未闭

问题 42. 什么是卵圆孔未闭?

答：正常房间隔由两层隔膜（原发隔与继发隔）重叠而成。如果大于 3 岁，原发隔与继发隔仍未融合而留下一个异常的通道，则称为卵圆孔未闭。

问题 43. 卵圆孔未闭的症状有哪些?

答：多数无症状。也可表现为头痛、不明原因的体循环栓塞（脑卒中、心肌梗死等）、斜卧呼吸 - 直立性低氧血症综合征（立位时气短加重明显，血氧饱和度降低；而卧位时症状明显改善，血氧饱和度可上升至正常）。

问题 44. 卵圆孔未闭需要做哪些检查确诊?

答：可进行超声心动图及声学造影，其中，经食管超声心动图（TEE）为诊断“金标准”。

问题 45. 卵圆孔未闭需要治疗吗?

答：卵圆孔未闭无明显症状，无高危因素，则无需治疗；合并高危因素，可考虑卵圆孔未闭封堵术。如出现症状，如偏头痛、不明原因脑卒中、斜卧呼吸 - 直立性低氧血症综合征等，推荐行经导管卵圆孔未闭封堵术，并给予相应对症药物治疗。

问题 46. 什么是经导管卵圆孔未闭封堵术?

答：经导管卵圆孔未闭封堵术是一种局部麻醉手术，方法是从股静脉穿刺，将封堵器通过导管送至卵圆孔未闭处，释放封堵器，最后撤除导管。

问题 47. 经导管卵圆孔未闭封堵术后出院影响日常生活吗?

答：经导管卵圆孔未闭封堵术后需要卧床 6 小时，6 小时后可床上坐起，逐步下床，循序渐进地恢复活动量，不影响出院后的学习、工作及日常生活。

问题 48. 经导管卵圆孔未闭封堵术后需要长期服药吗？

答：一般需遵医嘱，第 1 个月口服阿司匹林 10 毫克 / 天、氯吡格雷 75 毫克 / 天，之后口服两种药物 5 个月。合并卒中、心房颤动、心肌梗死的患者需根据合并的疾病遵医嘱进行药物选择及调整。

心房颤动

问题 49. 什么是心房颤动？

答：心房颤动简称房颤，是一种常见的心律失常，是指规则有序的心房电活动丧失，代之以快速无序的颤动波，是严重的心房电活动紊乱。

问题 50. 心房颤动是不是只有老年人才会得？

答：我国 45 岁以上人群的房颤患病率为 1.8%，男性与女性分别为 1.9% 与 1.7%，而房颤患病率随年龄增长而升高，在 75 岁以上人群中，男性和女性的患病率分别为 5.4% 和 4.9%。

问题 51. 心房颤动的危害有哪些？

答：心房颤动会使血栓栓塞、心力衰竭的风险以及痴呆发病率等均有所增加，有研究显示，房颤患者的死亡风险是无房颤患者的 1.5 ～ 1.9 倍。

问题 52. 心房颤动的病因有哪些？

答：房颤常发生于原有心血管疾病者，常见于风湿性心脏病、冠心病、高血压性心脏病、甲状腺功能亢进、缩窄性心包炎、心肌病等。

问题 53. 心房颤动有什么症状？

答：房颤症状的轻重受心室率快慢的影响。心室率不快时可没有症状，多数患者有心悸、胸闷、气短等症状，心室率超过 150 次 / 分时可诱发心绞痛或心力衰竭。

问题 54. 心房颤动如何分类？

答：根据房颤发作的持续时间，以及转复且长期维持窦性心律的难易程度和治疗策略选择，将房颤分为阵发性房颤、持续性房颤、持久性房颤和永久性房颤。阵发性房颤持续时间短于 7 天；持续性房颤持续时间 7 天及以上；持久性房颤持续时间超过 1 年；永久性房颤转复并维持窦性心律可能性小，心电图或心脏磁共振成像出现相应表现。

问题 55. 得了心房颤动，可是没什么感觉，是不是一定需要治疗？

答：需要。应积极寻找房颤的原发疾病和诱发因素，做出相应处理。① 抗凝治疗：房颤患者的栓塞发生率较高，根据患者危险分层，应用抗凝药物。②转复并维持窦性心律：包括药物转复、电复律及导管消融治疗。③控制心室率：常见药物包括β受体阻滞剂、钙通道阻滞剂或地高辛等。医生会根据病情决定治疗方式。

问题 56. 心房颤动抗凝治疗应注意什么？

答：注意观察是否有出血倾向，包括：①皮肤黏膜（皮肤、牙龈、鼻腔等）出血；②消化道出血（呕血、黑便等）；③脑出血（神志改变、言语障碍等）。关注检验结果，包括血红蛋白、尿便潜血等。预防措施：①使用软毛牙刷，勤剪指甲，勿抓挠皮肤，使用柔软的衣物、床单，避免磕碰；②保持大便通畅，少食辛辣刺激食物；③有创操作穿刺后，注意延长按压时间。

问题 57. 患心房颤动很多年了，没有不舒服的症状，是不是就不用做射频消融术了？

答：有的患者长时间房颤，习惯了房颤的心律，症状逐渐减轻或可能无症状，但长时间的房颤导致心房逐渐增大，最终导致心功能下降，出现心力衰竭的表现，而且长时间房颤可能会导致左心房产生血栓，血栓脱落后可能会引发脑卒中等其他部位的栓塞。因此并不是说没有症状的患者就不需要手术，医生需要根据每个人的病情程度来决定是否做射频消融术。

问题 58. 阵发性房颤发作不是很频繁，是不是等到严重了再治疗呢？

答：绝大多数房颤不经治疗，疾病是无治愈倾向的。阵发性房颤患者虽然持续发作时间小于 7 天，但随着发作次数逐年增多，时间延长，有些发作或许转为持续性房颤，会导致心房进一步扩大，使后续治疗难度加大，血栓风险增大。对于射频消融术而言，阵发性房颤早期未出现心房结构性改变的患者手术效果最理想，因此现代医学认为房颤患者应该早期接受治疗，而不应该延误病情。

问题 59. 心房颤动射频消融术风险是不是很大？

答：射频消融术是微创治疗，在设备完善的导管室由训练有素的医务人员进行手术，整个过程患者保持清醒，全程心电监护，因此风险相对较小，安全性相对较高。

问题 60. 射频消融术需要全身麻醉还是局部麻醉？

答：手术为局部麻醉操作，整个过程患者意识始终清醒，如果在术中感到疼痛或其他任何不适，请告知手术医生或护士。

问题 61. 射频消融术中会不会感到疼痛?

答：手术发放消融能量过程中，患者可能有轻微的不适或胸部烧灼感，不必过于紧张，医生会在手术中给予适当的麻醉药物。

问题 62. 射频消融术创面会不会很大?

答：射频消融术是微创治疗，一般是通过股静脉或者动脉穿刺进行手术，术后只需要平卧 6 ~ 24 小时，创面即可愈合。

问题 63. 心房颤动行射频消融术后出院还需要进食流食吗?

答：心房颤动行射频消融术，在手术过程中，导管在左心房位置进行射频消融，食管邻近左心房，射频消融可能会损伤食管壁，若进食热的、硬的食物，可能导致食管壁损伤加重，严重者可能出现食管穿孔，所以术后建议冷流质饮食 2 ~ 3 天，比如凉的粥、汤，无刺激性的食物，后续可逐渐过渡到半流食及普通饮食。因此出院后不需要长期进食流食。

问题 64. 生活中应如何预防房颤的发生?

答：对于大众来说，定期体检，及时发现并积极治疗容易引发房颤的基础疾病比如高血压、心脏瓣膜病、糖尿病、睡眠呼吸暂停综合征、甲状腺功能亢进，避免大量饮酒，控制合适的体重，就能最大限度地避免房颤发病。

心脏永久起搏器

问题 65. 什么是心脏永久起搏器?

答：心脏永久起搏器相当于一个人为的心脏“司令部”，它是由电池和电路组成的脉冲发射器，能定时发放一定频率的脉冲电流，通过起搏电极导线传输到心房或心室肌，使心脏有节律地搏动起来。

问题 66. 什么情况需要植入心脏永久起搏器?

答：在临床上，一旦证实某位患者因为年龄原因或者疾病原因出现了窦房结或者传导系统病变，窦房结不能按时发放电脉冲或者传导系统不能正常传导电脉冲，就会出现心搏的暂时停止或者心动过缓，这部分患者需要植入心脏永久起搏器。

问题 67. 心脏永久起搏器植入术是不是非常大的手术? 安全吗?

答：心脏永久起搏器植入术是由心脏内科医生所进行的一种心脏介入性手术，在心脏导管室进行，手术时长 1 ～ 2 小时，根据患者所伴随的疾病不同，手术时长略有不同，是一种安全性高且技术成熟的微创手术。

问题 68. 心脏永久起搏器植入术后，近期可以开车吗？

答：心脏永久起搏器术后囊袋伤口无需拆线，但是伤口需要恢复 1 ～ 2 周。开车时，患者可能会牵拉伤口，影响伤口愈合。因此在此期间，尽量不要开车。

问题 69. 心脏永久起搏器植入术后，可以乘坐电动车吗？

答：电动车电池充放电有很强的电磁辐射，可能影响到起搏器的正常工作。目前还没有明确的研究证据提示起搏器植入患者到底能不能乘坐电动车。如果在乘坐过程中出现任何不适，须立即停止乘坐，并马上下车，尽快到医院就医。

问题 70. 心脏永久起搏器植入术后，还可以乘坐地铁、高铁或者飞机旅行吗？

答：可以坐地铁、高铁或者飞机旅行，但是乘坐前要经过严格的安检，快速通过安检门对起搏器没有影响，但手持的安检仪磁铁如果对起搏器近距离扫描，是有一定影响的。因此建议随身携带起搏器卡，安检时主动出示，快速通过安检，避免金属探测仪长时间或者非常近距离地接触起搏器。

问题 71. 心脏永久起搏器植入术后，还能像往常一样运动吗？可以做什么运动？

答：起搏器植入后早期，尤其在最初的 3 个月内，起搏器电极在心肌内尚未固定牢靠，如果植入的是被动起搏导线，有电极脱位风险，应该尽量避免植入侧上肢高举、外展等牵拉动作。一般情况下建议：植入起搏器的第 1 周，植入侧的手臂不要高举过头；3 个月内，植入侧的手臂避免做剧烈活动；以后生活中，避免用起搏器植入侧的手臂负重。因此不建议做俯卧撑等对上肢负重、牵拉要求较高的运动。术后应结合原发病的情况进行体育锻炼，散步、慢跑、游泳都是较好的运动方式。日常体育锻炼不会影响起搏器工作，但要注意避免有磁疗功能的健身器械，其对起搏器工作会有影响。

问题 72. 心脏永久起搏器植入术后多久可以洗澡？

答：心脏永久起搏器植入伤口需要恢复 2 周，因此植入起搏器 2 周内伤口不能沾水，避免增加囊袋感染的可能。在此期间，可以用湿毛巾擦拭身体，避开手术切口，并观察手术切口有没有红、肿、热、痛的情况，如出现上述症状，请立即就医。

问题 73. 心脏永久起搏器植入术后，可不正常使用家用电器吗?

答：生活中使用的电器，包括电视、电话、微波炉、电磁炉、空调、洗衣机具有一定的磁场，但是这种磁场非常微弱，对起搏器通常不会产生干扰作用，在距离起搏器 20 厘米以外使用是安全的。

问题 74. 心脏永久起搏器植入术后能做磁共振成像检查吗?

答：随着心脏永久起搏器技术的发展，目前已经有了抗核磁起搏器，植入这种功能起搏器的患者术后可以接受磁共振成像检查。特别提醒在做磁共振成像检查之前，要联系医务人员将起搏器调整到抗核磁状态，做完检查再将起搏器的工作状态复原，这就好比坐飞机将手机调成飞行模式一样。

问题 75. 做完心脏永久起搏器植入术，在家应该如何自我监测电池电量?

答：患者在植入心脏永久起搏器时，医生都会根据情况设置一个起搏频率，可能是 60 次 / 分或者 70 次 / 分。心脏永久起搏器电池应用年限因人而异，一般 6 ~ 10 年。出院后，平时可以自数脉搏，如果脉搏低于起搏器设置频率的 10%，提示起搏器电池即将耗竭，这时应立即就医。

问题 76. 植入心脏永久起搏器后，感觉良好，就不用再来医院了吗?

答：通常情况下，在术后 1 个月、3 个月、6 个月、12 个月各随访一次，此后每年至少随访一次。随访的目的是检测起搏器的工作状态、是否正常和安全，还要根据患者的具体情况，对起搏器的参数进行优化调整，确保起搏器的最佳工作状态，还能提前发现起搏器电池耗竭的信号，合理安排更换手术，以免出现生命危险。

心力衰竭

问题 77. 得了心力衰竭，必须终生吃药吗?

答：这是肯定的。心力衰竭的治疗是一个长期的过程，患者一定要遵从医嘱，坚持规律用药，切勿自行停药。因为这些药物不但可以改善心力衰竭症状，减少心力衰竭急性发作，更重要的是可以治疗引起心力衰竭的病因、延缓病情进展，从而达到稳定症状、减少心力衰竭急性发作、改善预后及降低病死率的目的。

问题 78. 得了心力衰竭，饮食需要忌口吗?

答：心力衰竭患者没有需要绝对忌口的食物，但是对于以下几类食物要格外注意，切勿贪多。①高钠食物：摄入过多的高钠食物会导致体内水钠潴留，从而加重心脏负荷，诱发或者加重心力衰竭，因此慢性心力衰竭患者一定要限制高钠食物的摄入。食盐每日 2 ~ 5 克，心力衰竭急性发作伴有容量负荷过重的患者，钠盐摄入 < 2 克 / 天，使用盐勺控制盐摄入量；同时注意“莫贪嘴”腌制或熏制品、海产品等。②高脂食物：合并冠心病或高脂血症的患者，应少食肥肉、动物内脏、油炸食品等。③高糖食物：合并糖尿病或者肥胖的患者，应减少高糖饮料、蛋糕、含糖量高水果的摄入。④刺激性食物：减少或避免浓茶、咖啡、白酒等刺激性饮料等。总体来讲，饮食做到少油少盐，多食蔬菜、水果，宜荤素搭配及粗细粮搭配，避免暴饮暴食，少量多餐即可。

问题 79. 得了心力衰竭，为什么害怕感冒?

答：感冒又称为上呼吸道感染，是最常见的心力衰竭加重的诱因。呼吸道感染时细菌、病毒会损伤呼吸功能，进一步导致肺部感染，出现咳嗽、咳痰甚至呼吸困难、缺氧的症状，这些症状会进一步使心率增快，心脏耗氧量增加，心脏负荷加重，出现心力衰竭症状的加重或急性发作。因此，一次微不足道的感冒对于心力衰竭患者来说就可能导致严重的后果，所以心力衰竭患者日常一定要预防感冒。

问题 80. 得了心力衰竭，可以想喝水就喝水吗?

答：不可以。因为心力衰竭患者如果喝水量过多，同时无法正常排出，就会加重心脏负荷，导致心力衰竭加重；喝水量过少，又不能维持身体基本需要。因此，心力衰竭患者饮水量的原则是量出而入，保持出入量平衡。具体饮水量的要求应根据病情及医生的建议而定。

问题 81. 得了心力衰竭，还能运动吗?

答：可以运动，但是要根据心功能情况选择适当的运动方式。当患者处于心力衰竭发作急性期，应以休息为主，卧床期间可进行简单的呼吸和抗阻训练。当病情稳定后，由医生进行评估后，可根据运动处方来进行科学运动。运动原则：运动量逐渐增加，运动强度不宜过大。运动形式：可选择有氧运动及抗阻运动。有氧运动包括行走、慢跑、骑自行车、游泳等；抗阻运动如哑铃、弹力带运动等。运动时间及频率：热身 5 ~ 10 分钟，运动 20 ~ 30 分钟，每周运动 3 ~ 5 次；运动应遵循不疲劳原则，随时关注运动前后症状的变化，调整运动量，学会科学运动。

问题 82. 心力衰竭加重有哪些诱因?

答：心力衰竭加重的诱因包括感染、心律失常、摄入水分过多、输液过快、过度劳累、情绪激动、自行停药等。日常应注意避免，心力衰竭一旦加重，需及时就诊。

问题 83. 在家中心力衰竭急性发作，关键时刻应该做什么？

答：心力衰竭急性发作时，最关键的措施是让患者尽量采取坐位，可坐在床边或椅子上，让双腿自然下垂或踩在小板凳上。这种姿势能够减少回心血量，减轻心脏的负担，同时横膈下降，使肺活量增加，呼吸困难亦会有所缓解。同时拨打 120 急救电话寻求帮助，绝不能让患者勉强步行去医院。

问题 84. 心力衰竭稳定后，没有不舒服的症状，可以不复查吗？

答：不可以。心力衰竭治疗稳定后，患者仍要遵医嘱规律服用治疗心力衰竭的药物并做好自我管理。绝大多数心力衰竭药物出院后还要调整剂量。用药效果及不良反应、症状有无加重、生命体征及体重变化是药物调整的依据。定期到心内科门诊复查，评估治疗效果及各种指标情况也是自我管理的重要部分。医生根据各种检查结果及目前病情及时调整治疗方案。因此，心力衰竭患者一定要按时复诊。

问题 85. 听说服用利尿剂会伤肾，可以不服用吗？

答：不可以。绝大多数心力衰竭患者需要持续或间断服用利尿剂，利尿剂通过增加尿量，降低心脏负荷，改善心功能。一般来说，利尿剂不会直接造成肾功能的损伤。用药期间，医生会定期监测肾功能，同时根据病情调整利尿剂用量。因此应遵医嘱服药，同时定期复诊。

问题 86. 得了心力衰竭，为什么要服用降压药？

答：对于一些降压药来说，除了降压作用以外，同时还有非常重要的作用，就是逆转心室重构（心室重构是指心力衰竭患者心肌发生结构和功能上的变化，如心脏变大、球形扩张、收缩无力等）、防止心力衰竭进展，改善患者的远期预后，降低住院率和死亡率。因此，没有高血压的心力衰竭患者也应遵医嘱服用此类药物，做好血压监测，定期复诊，如有不适，在医生指导下调整用药方案。

问题 87. 医生开具了强心药，是吃得越多效果越好吗？

答：不是。强心药，顾名思义，可有效地增强心力衰竭患者的心肌收缩力，使心脏每一次搏动泵出的血液增加，从而增加全身各组织器官的血流灌注。但强心药在体内排泄缓慢，容易蓄积，并且其治疗剂量和中毒剂量非常接近，所以临床一般会小剂量服用并维持，同时定期复查血药浓度，避免过量及中毒。且心力衰竭患者在某些特定阶段可能不适合服用强心药，因此应严格遵医嘱服药，同时观察有无心率减慢、心悸、恶心、呕吐、食欲缺乏、黄视或绿视等，发现上述异常一定要及时就诊。

问题 88. 为什么出院后需要每天测体重?

答：体重可以反映心力衰竭患者体内水分是否过多及病情是否稳定，因此监测体重变化对于心力衰竭患者非常重要。那么如何正确监测体重呢？①要准备一个可以精确测量的体重秤，每次用同一个秤进行测量；②测量时间及要求：晨起空腹排小便后，穿同样的衣服测体重；③测量之后进行记录并与前一天体重进行比较，若体重显著增长（3 日内增加 2 千克或者更多），则提示容量负荷过重，易诱发心力衰竭急性发作，应遵医嘱调整利尿剂，病情加重时应尽快就医。

高 血 压

问题 89. 血压多高才算是高血压呢?

答：在未使用降压药物的情况下，非同日 3 次测量诊室血压，收缩压≥ 140 毫米汞柱和（或）舒张压≥ 90 毫米汞柱，可诊断为高血压；既往有高血压史，目前正在使用降压药物，现血压虽未达到上述水平，也应诊断为高血压。

问题 90. 高血压有什么症状?

答：常见症状有头晕、头痛、疲劳、心悸、耳鸣等，但并不一定与血压水平成正比，可因为过度疲劳、刺激或紧张、失眠等加剧，休息后可缓解。

问题 91. 高血压有什么危害?

答：长期的血压增高，会对心、脑、肾、视网膜产生持续性损害，导致冠心病、心力衰竭、脑出血、脑梗死、肾功能不全等，还能损害眼底动脉、视网膜、视神经，导致视力下降，甚至失明。因此发现血压升高应及时就诊，早诊断、早治疗，防止以上靶器官损害及严重并发症的发生。

问题 92. 高血压可以完全治愈吗?

答：高血压分为原发性高血压和继发性高血压。继发性高血压如果能够去除引起血压升高的病因，部分是可以治愈的；如诊断为原发性高血压，则无法完全治愈，通常需终生用药，维持正常血压水平。

问题 93. 家里没人得高血压，为什么我会得高血压呢?

答：高血压除受遗传因素影响外，其他危险因素还包括高钠、低钾膳食，过量饮酒，缺乏体力活动，超重和肥胖，长期精神紧张，年龄增加，糖尿病、血脂异常等。

问题 94. 得了高血压，除了服药外，还应该注意什么？

答：在高血压的治疗中，需要用药结合生活方式干预共同进行。生活方式干预对降低血压和心血管危险的作用是肯定的，所有患者都应采用。主要措施包括：减少钠盐摄入，每人每日食盐摄入量逐步降至 < 5 克；控制体重，使 BMI < 24 kg/m^2；腰围：男性 < 90 厘米，女性 < 85 厘米；彻底戒烟，避免被动吸烟；不饮酒或限制饮酒；适量运动，建议每周 150 分钟中等强度的运动；减轻精神压力，保持心理平衡。

问题 95. 什么时间服用降压药效果最好？

答：降压药服用时间需结合个人血压波动情况而定。人在睡眠时血压会降低，凌晨 2—3 时处于最低状态，清晨醒前血压会快速升高，晨醒后开始日常活动的最初几小时内血压达到或接近最高峰，医学上称为“血压晨峰”。大部分高血压患者存在晨峰现象，因此建议晨起后尽早服药。部分患者如有凌晨或者夜间血压升高情况，应睡前服用降压药。建议通过 24 小时动态血压监测结果，同时遵医嘱合理安排服药时间，达到最佳降压效果，并防止出现心脑血管意外。

问题 96. 听说总服一种降压药效果就变差了，需要定期更换降压药吗？

答：如果服用降压药后血压控制平稳，没有出现药物不良反应，不建议定期更换，应该坚持并长期服用，定期门诊复查。如出现血压控制不稳定（过高 / 过低）或不良反应，应及时就医，由医生调整降压药。

问题 97. 已经服了好几天降压药，为什么血压还没有降到正常水平？

答：不同的降压药，起效时间各不相同。除高血压急症和亚急症外，大多数高血压患者应根据病情，在开始服用降压药的 4 ～ 12 周内将血压逐渐降至目标水平。若一味地追求降压效果甚至急速降压，可能会引起组织灌注不足，增加卒中的风险。同时，高血压患者除服用降压药以外，还应重视生活方式的调整，双管齐下，以提高降压效果及减少并发症的发生。

问题 98. 血压正常了，可以停用降压药吗？

答：不建议自行停药。血压正常是药物作用的结果，随意停药后血压还会再次升高。间歇用药易引起血压波动，对心脏、大脑、肾等器官的损害加重。如在日常测量中出现血压持续偏低的情况，应及时就诊，在医生的指导下减量或调整用药，不能自行停药。

问题 99. 血压高，但是没有症状，可以不服药治疗吗？

答：不可以！血压升高的程度与自身症状不一定相符，即使没有症状，高血压对患者各器官的损害也是持续存在的，必须及时治疗，切不可因为没有症状就忽略高血压的存在。

问题 100. 空腹检查可以服降压药吗？

答：空腹采血检查通常要求患者在检查前 8 ～ 12 小时内禁食，以保证检查结果的准确性。大多数药物并不会对血液成分造成干扰，因此在采血前继续服用降压药不会影响检查结果。相反，若未服用降压药，血压容易波动，对检查结果产生一定的影响。但是，部分降压药可能会影响某项检查指标的准确性，可在检查前向医生咨询是否需要停药或调整用药方式。

问题 101. 忘记服降压药，需要补服吗？

答：如果患者日常用药控制血压良好，偶尔忘服一次降压药，并不会对身体造成影响，这是由于多数降压药是长效制剂，药物作用会维持 24 小时左右。而且长时间用药，血药浓度会达到一定的水平，偶尔漏服并不会对血压造成影响。日常生活中要注意监测血压，如果血压波动幅度过大、水平过高，要立即进行补服。

问题 102. 为什么测量血压时高压这么高，低压这么低，压差那么大呢？

答：动脉血管硬化、主动脉瓣关闭不全、血压调节能力下降等会导致高压与低压压差较大。动脉血管硬化会导致血管弹性下降，会导致低压偏低。主动脉瓣关闭不全通常表现为低压低，高压相对正常。血压调节能力下降时，可能会出现高压升高，低压变化不明显，继而出现压差较大的情况。如果持续出现脉压大，可以到医院进行进一步的检查。

问题 103. 血压降得越低、越快就越好吗？

答：不是。降压治疗必须要缓慢、平稳，并不是越快、越低就越好。降压过快、过低，可能会引起重要器官的供血不足，引发一系列的不适。

问题 104. 左右上肢血压不一致，正常吗？

答：正常。血压一般右上肢高于左上肢。正常情况下，双上肢血压略有差异，差异不超过 20 毫米汞柱，如果双上臂的血压测量差大于 20 毫米汞柱，应引起重视，要做相关的检查，以明确原因。

问题 105. 血压高了也头晕，血压低了也头晕，怎么判断血压是高还是低呢？

答：高血压是指血液在血管内流动时，对血管壁造成的压力值高于正常值，通常会出现头晕、头痛、颈项板紧、疲劳无力、心悸等症状；低血压是指体循环的动脉血压低于正常水平，通常会出现头晕、恶心、视物模糊、畏寒、面色苍白等症状。因为个体差异，有些人可能没有任何感觉，所以不能凭感觉来主观判断自己血压的高低，应规范测量血压，并听从医护人员的指导。

问题 106. 出院后应该什么时候测量血压？怎么测量？

答：任何时间测量血压都是有价值的，可以根据动态血压监测的结果选择高峰时段测量血压。或者可以在每天早起服药前、傍晚测量血压，并做好记录，以了解血压的控制情况。同时，如有任何不适症状，建议先测量血压、脉搏。测量方法：目前推荐电子血压计测量血压，测量前应安静休息 5 分钟，选择安静的环境，舒适坐位，脚放平，上臂中点与心脏处于同一水平线上，袖带的下缘在肘窝上方两横指处，小臂平放于桌面，掌心向上，身体坐直。首次测量应进行双上臂血压检测，选择较高的一侧作为标准，以后均测量这一侧上肢血压。每次测量 2 ～ 3 次，每次间隔 1 ～ 2 分钟，取相近两次的平均值作为测量结果并记录。血压达标且稳定的患者可每周自测 1 天，早晚各 1 次。

问题 107. 为什么医院血压计测出来的血压和家里血压计测的不一样？

答：不同的血压计由于精准度不同等原因，可能导致同一人同时间测出的血压不同，所以为了血压监测的准确性，测量血压应该选择固定的时间、体位、部位和血压计。最好选择臂式袖带电子血压计，同时，血压计还需定期进行检测校准。

问题 108. 要求高血压患者限盐，怎么限盐能让饭菜有味？

答：高血压患者每天摄入的食盐量以不超过 5 克为宜。盐摄入过多可能会加重肾的排泄负担，长此以往会导致肾功能不全，还可能会引起体液、血容量等增加，进一步加重高血压的情况，不利于血压的控制。限盐的烹饪技巧包括在起锅前或在食用前放盐，食物蒸好后再蘸取调味料，用其他调味品代替食盐。滴几滴醋既可以加重味道，还可以促进消化，提高食欲。

问题 109. 得了高血压后还能不能吃咸菜？

答：不建议高血压患者吃咸菜。因为咸菜含有较高的盐量，如果高血压患者摄入过多盐量，会增加血液中的钠离子浓度，使血容量增加，导致心脏负荷增加，血压升高。此外，高盐饮食还可能导致血管损伤，使高血压进展和病情加重，因此，高血压患者应控制盐分摄入，尤其限制高盐食物，如咸肉、咸鱼、咸菜、腌菜。建议选择低盐食物，如新鲜的蔬菜、水果。

问题 110. 高血压患者出现什么情况需要紧急就医？

答：如果出现短时间内血压急剧升高，休息后仍不下降，同时伴有剧烈头痛、呕吐、大汗、视物模糊、面色及神志改变、肢体运动障碍、持续胸痛、呼吸困难等症状，警惕出现高血压急症，应立即拨打急救电话，及时就医。

直立性低血压

问题 111. 什么是直立性低血压？

答：直立性低血压是生活中最常见的一种低血压，是指站立（或至少 60° 的直立倾斜试验）3 分钟内，收缩压下降≥ 20 毫米汞柱，或舒张压下降≥ 10 毫米汞柱。通俗来讲，就是从卧位或坐位变为站位时出现血压下降，并伴有相应症状。

问题 112. 直立性低血压有什么症状？

答：直立性低血压引起的临床表现包括恶心、疲劳、头晕、眩晕、乏力、视物模糊，甚至晕厥。

问题 113. 如何诊断直立性低血压？

答：测量前要避免情绪紧张、剧烈运动，让患者平卧安静休息 5 ～ 10 分钟。测量双侧血压，选择血压较高的一侧。如测量右手臂血压，测量 3 次取平均值，之后患者从卧位改为站位，血压袖带不动，站立 1 分钟后，此时测量同侧手臂血压，测量 3 次取平均值，再测量站位 3 分钟血压，测量 3 次取平均值。如果站立后 3 分钟内收缩压下降≥ 20 毫米汞柱，或舒张压下降≥ 10 毫米汞柱，伴或不伴有头晕、无力、黑矇、恶心、呕吐、跌倒等低灌注表现，可以诊断直立性低血压。

问题 114. 怀疑直立性低血压怎么办？

答：无需太过紧张。很多健康的人群也可能出现直立性低血压，但年龄较大者更容易发生。如果只是偶尔发生，没有造成不良影响，那么平日注意改变体位时缓慢一些便可以得到改善。但如果在改变体位时经常感到头晕，甚至导致了晕厥、跌倒，影响日常生活的时候，那么就不容忽视了，应尽快前往正规医院就诊，进行更详细的体格检查与评估。

问题 115. 直立性低血压可以服药治疗吗？

答：可以，主要药物包括氟氢可的松和米多君等，但具体是否需要服用以及种类的选用，还应就诊于正规医院后在医生的指导下服用。

问题 116. 直立性低血压有哪些诱发原因？

答：①要明确是否由于某些药物因素引起，例如一些治疗高血压、心绞痛、抑郁症等疾病的药物。如果发现很可能是上述药物引起，那么就需要及时就医进行调整。②如果已经排除是药物因素，那么过度疲劳、长久站立、卧床或蹲坐位、大量饮酒、饱食等也会引起直立性低血压。

问题 117. 直立性低血压患者睡眠时应注意什么？

答：①高枕休息：夜晚睡觉时可适当抬高床头，这样有助于减少肾灌注，减少夜尿，缓解直立性低血压的发生。②缓慢活动：要学会缓慢改变体位，尤以晨起时。应学会“三部曲”，即 3 个“30 秒”：睡醒起床前，先平躺 30 秒，然后过渡到坐位 30 秒，再站立 30 秒，确定没有不舒服，再开始正常的活动。这样有助于促进静脉血向心脏回流，减少直立性低血压的发生。一旦发生直立性低血压，引起症状时，可选择尽快蹲、坐或躺下，有助于维持血压及脑灌注。

问题 118. 直立性低血压患者日常饮食及运动方面应注意什么？

答：根据自身情况及病情，适当增加钠盐和水分摄入，通过增加血浆容量，维持血压水平。此外，还应少食多餐，避免饱食。坚持适当的体育锻炼，如游泳、骑自行车、步行等，增强体质，但不要过度劳累和长时间站立等。以上需经过医生评估指导后进行。

呼吸科篇

肺　炎

问题 1. 肺炎与急性气管 – 支气管炎有什么区别？

答：部位不同。肺炎是指发生在下呼吸道的感染，即终末细支气管、肺泡和肺间质的炎症。而急性的气管 - 支气管炎是指气管 - 支气管黏膜的急性炎症性疾病。

问题 2. 哪些原因会引起肺炎的发生？

答：肺炎发生的病因分为三大类。①感染性肺炎：如各种病原体感染引起的肺炎。②理化因素所致的肺炎：包括毒气、化学物质、放射性物质等引起的肺炎。③变态反应性肺炎：如变应原引起的机体变态反应等。

问题 3. 肺炎都是由细菌感染引起的吗？

答：不是。引起肺炎的病原体有很多种，其中以细菌感染最常见，约占肺炎的 80%。除细菌感染外，其他病原体还包括病毒、真菌、支原体、衣原体、立克次体、寄生虫等。

问题 4. 肺炎时出现咳嗽、咳痰该如何处理？

答：如果以干咳为主，可酌情使用镇咳药物，如右美沙芬。痰量过多或有脓痰时，患者可能会发生咳痰不畅，需要促进痰液咳出，可予以氨溴索等祛痰药物，以降低痰液黏稠度，有利于排痰。

问题 5. 服用头孢类抗生素为什么不能饮酒？

答：因为会发生双硫仑样反应。双硫仑样反应是指：多种抗菌药物在使用过程中或停药后，如果饮酒或与含有酒精的药物配伍使用，导致与戒酒药双硫仑类似或更为严重的中毒症状。而头孢菌素类抗生素是引起双硫仑样反应发生率最高的药物。

问题 6. 双硫仑样反应会出现哪些症状？

答：①神经系统症状：全身乏力、烦躁、面部潮红、寒战、惊厥、发热、头痛、眩晕、幻觉、肢体麻木、意识丧失、过敏性休克、昏迷等；②心血管系统症状：心悸、血压下降、心律失常，严重者还可能出现急性心力衰竭等；③呼吸系统症状：呼吸急促、胸闷、呼吸抑制等；④消化系统症状：食欲缺乏、恶心、呕吐、腹痛、腹泻、便秘、肝酶升高等；⑤皮肤与软组织症状：皮疹、皮肤瘙痒、组织水肿等；⑥泌尿系统症状：排尿困难、尿失禁等；⑦骨骼肌系统症状：关节疼痛、肌肉震颤、肌痛等。

问题 7. 为避免发生双硫仑样反应，应该禁酒多长时间？

答：双硫仑样反应不仅在用药期间或停药后饮酒时会发生，也可发生于用药前饮酒或接触含乙醇成分的药物或食物。所以用药期间禁止饮酒或接受含乙醇成分的食物和药物。关于停药之后的禁酒时间，较多观点认为禁酒 7 ～ 10 天，也有观点认为 20 天内均需禁酒。

问题 8. 老年人出现何种情况应警惕肺炎的发生？

答：全身健康状况迅速恶化，无明显原因的活动能力减退，甚至精神错乱和大小便失禁；原处于稳定状态的基础疾病恶化，例如慢性阻塞性肺疾病患者出现进行性气急加剧、心动过速、缺氧等。

问题 9. 老年人为什么容易患吸入性肺炎？

答：吸入性肺炎指口咽分泌物、胃内容物或其他异物误吸入气道，吸入物在下呼吸道或肺部积聚而诱发的肺实质性炎症。老年患者由于功能退行性改变，肌肉严重变形，反射活动迟缓，喉保护性反射、吞咽反射减弱等，更容易发生误吸，是吸入性肺炎的高发人群。

问题 10. 老年人应如何预防吸入性肺炎的发生？

答：老年人吞咽功能障碍者，特别是脑卒中合并吞咽功能障碍，需要进行言语和吞咽功能评估，可选择软食、增稠流食，而不是稀薄流食，并尽早进行吞咽功能训练和早期活动，促进吞咽功能恢复。如需要肠内管饲，应取半卧位，而不是仰卧位。对于口咽吞咽困难的患者，在进食时应尽量保持下颌向下，头转向一侧，并鼓励少量、多次吞咽和每次吞咽后咳嗽。

问题 11. 老年人肺炎恢复期如何进行饮食管理？

答：合理均衡饮食，选择容易消化的食物，合理搭配，可少食多餐，适当增加牛奶、瘦肉、鸡蛋等优质蛋白的摄入，注意多种蔬菜、水果的补充，若进食量较少，可酌情每天额外补充整蛋白型医学营养制剂。

问题12. 老年人反复肺炎，恢复期作息要注意什么？

答：日常作息规律，多休息，不熬夜；注意保暖，防止受凉。恢复早期，尽量减少洗澡。如体力允许，可以洗澡，但需尽量缩短洗澡时间，避免泡澡或蒸桑拿。洗浴时注意预防跌倒、受凉或过热。

问题13. 需要如何关注肺病老年人的心理健康？

答：保持正常的社交，多与亲人、朋友交流，获得心理支持；保持优质睡眠；尝试身心放松，如逐渐恢复日常活动或爱好、呼吸放松训练、冥想、芳香疗法、听音乐；家中备好紧急联系电话。

问题14. 肺炎链球菌疫苗可以预防肺炎链球菌肺炎吗？

答：可以。预防接种肺炎链球菌疫苗可减少特定人群罹患肺炎的风险。目前应用的肺炎链球菌疫苗包括肺炎链球菌多糖疫苗（PPV）和肺炎链球菌结合疫苗（PCV）。

问题15. 建议哪些人接种肺炎链球菌疫苗？

答：①年龄大于等于65岁；②年龄小于65岁，但伴有慢性肺部疾病、慢性心血管疾病、糖尿病、慢性肾衰竭、肾病综合征、慢性肝病、免疫力低下等；③长期居住在养老院或其他医疗机构；④婴幼儿及儿童；⑤吸烟者。

问题16. 肺炎时出现胸痛、体温高，该如何处理？

答：①注意休息：胸痛时采取患侧卧位；②饮食：给予足量蛋白质、热量、维生素、易消化的流质饮食或半流质饮食，心脏功能正常者可多饮水，防止发生脱水；③大量出汗应及时更换衣服和被褥，保持皮肤清洁、干燥；④寒战时注意保暖，高热时可用温水擦浴，或用冰袋降温，必要时根据医嘱使用退热剂；⑤遵医嘱按时服药，观察体温，若体温降而复升或3天后仍不降，应及时就医。

问题17. 日常生活中如何预防肺炎的发生？

答：平时要注意锻炼身体，增强机体抵抗力；流感流行期间，应根据天气变化增减衣服，尽可能减少公众集会和集体娱乐活动，暂不探亲访友，出门戴口罩；房间要保持清洁，室内每天开窗通风换气；对患者呼吸道分泌物、污物应消毒处理，对患者的食具、用具及衣服等宜煮沸并用含氯消毒液消毒或日光暴晒2小时；患者住过的房间可用过氧乙酸熏蒸，进行终末消毒。

问题18. 医生让留取痰标本时需要注意些什么？

答：痰标本应在抗菌药物使用前采集，最好留取清晨痰液，此时痰量多，含菌量较大。留痰前先用清水漱口3遍，以去除口咽部定植菌，深吸气后用力咳嗽，咳出呼吸道深部痰，并留置于无菌容器中，应尽可能防止唾液及鼻咽部分泌物混入样品。痰标本最好在半小时内送达实验室，不得超过2小时，否则应于4摄氏度冷藏，但放置时间不超过24小时。

肺 栓 塞

问题19. 乘坐飞机长途旅行为什么容易引起肺栓塞?

答：这是因为旅途中长时间静坐，双下肢静脉回流减慢、血液淤滞，导致下肢静脉血栓形成，血栓脱落后随血流进入肺动脉及其分支，引起肺栓塞。

问题20. 肺栓塞的常见症状有哪些?

答：急性肺栓塞的常见症状包括呼吸困难、胸痛、晕厥、烦躁不安、惊恐，甚至濒死感；咳嗽、咯血，常为小量咯血，大咯血少见；心悸等。临床出现呼吸困难、胸痛、咯血三联征，预示肺梗死可能性极大。

问题21. 什么检查可提示肺栓塞的存在?

答：最常见的检查有：①实验室检查：如D-二聚体检测，肺栓塞患者的血液D-二聚体水平往往升高；血气分析提示低氧血症或Ⅰ型呼吸衰竭。②CT肺动脉造影（CTPA）：显示段及段以上肺动脉内栓子形态、范围等，是无造影剂过敏的血流动力学稳定患者诊断肺栓塞的首选无创检查。③核素肺通气/灌注显像（V/Q显像）：显示段及段以下肺动脉内栓子形态、范围等，是造影剂过敏的血流动力学稳定患者诊断肺栓塞的首选无创检查。④超声心动图：显示右心房有无栓子、右室负荷有无增重表现，可直接或间接帮助诊断肺栓塞，是血流动力学不稳定患者诊断的首选无创检查。

问题22. 肺栓塞会有致命的危险吗?

答：肺栓塞是有生命危险的，部分高危或中危患者会出现心搏骤停、休克、晕厥、严重呼吸困难、难以纠正的低氧血症而危及生命。

问题23. 如何治疗肺栓塞?

答：①一般治疗：严密监测病情变化，积极呼吸循环支持，血流动力学稳定且抗凝充分情况下，早期下床活动。②抗凝治疗。③溶栓治疗。④介入治疗。⑤手术治疗。

问题24. 如何判断发生了下肢静脉血栓?

答：下肢静脉血栓分为深静脉血栓和浅静脉血栓。深静脉血栓可引起的症状为单侧或不对称性腿部肿胀、疼痛，腿部皮肤发红、发热。表浅静脉的血栓相对没那么危险，通常多为疼痛，可引起局部红肿、感染，有时血栓还会导致静脉硬化并鼓起，呈条索状。

问题 25. 肺栓塞介入治疗后可以下床活动吗？

答：术后早期下床活动不会增加肺栓塞的再发率，还可以减小肺炎等并发症的发生率。一般经股静脉穿刺者，术后 6 小时内术侧肢体伸直、制动；经颈静脉穿刺者取平卧位，头部平放或略偏向对侧，避免大幅度活动，活动范围双向不宜超过 30 度，卧床休息 24 小时，避免诱发局部出血，可以循序渐进地下床活动。

问题 26. 因肺栓塞放置了下腔静脉滤网，可以运动吗？有什么注意事项？

答：可以运动，术后运动应根据自身情况循序渐进，如避免久坐不动或长期卧床。若由于患者个人情况导致活动受限、不能自主活动，应由家属对其进行局部按摩并适当被动活动，间断抬高下肢，促进血液回流，必要时可以穿着弹力袜，3 个月内避免负重劳动及剧烈运动。

问题 27. 肺栓塞出院回家后还需要一直服药吗？

答：出院后的患者应接受至少 3 个月的抗凝治疗来预防肺栓塞复发。抗凝治疗应因人而异。

问题 28. 在服用抗凝药期间忘记服药怎么办？

答：抗凝药需严格按照要求服用，除非经过医生指导，切勿自行调整剂量。如果忘记服药，建议咨询医生或参考所服用药品说明书中的漏服处理措施进行处理，但不要因漏服而自行加倍服用，以免增加出血风险。

问题 29. 口服抗凝药后，发现牙龈出血，可以自行停药吗？

答：不可自行停药，需要咨询医生进行用药调整。所有抗凝药均有出血风险，因此需要密切监测出血的征象。如果服用华法林，服药期间，需定期采血监测国际标准化比值（INR），一般适宜范围在 2 ～ 3，若不在此范围，建议咨询医生调整华法林剂量。如果剂量不适宜，可能达不到抗凝效果，或者发生严重的出血。

问题 30. 肺栓塞出院回家后需要定期复查吗？

答：患者出院后至少进行复诊（2 周～ 3 个月），如果症状或病情需要，则应更早进行复诊，以便关注临床症状改善情况，及时调整抗凝方案（类型、剂量、持续时间、依从性和耐受性）。

问题 31. 肺栓塞出院后发生什么情况需要及时就医?

答：如发生了晕厥、呼吸困难加重、胸痛、胸闷、咯血及单侧肢体肿胀或疼痛等症状，有可能再次诱发肺栓塞，应及时就医。

问题 32. 旅途中如何预防下肢静脉血栓的发生?

答：旅途中可以进行一些活动来预防血栓的形成。每 1 ~ 2 小时站起来走动走动，如果是长途车司机或乘客，每 1 ~ 2 小时在服务区停车一次并在车周围转几圈；旅行前避免吸烟；穿宽松、舒适的衣服；经常变换坐姿、活动腿脚；喝充足的水；穿弹力袜；避免服用酒精或其他使人困倦的药物，从而避免影响活动能力。

哮　喘

问题 33. 长期咳嗽，是因为得了哮喘吗?

答：经常咳嗽是不是因为得了哮喘，取决于是否存在反复发作的胸闷、呼吸困难等其他哮喘症状。哮喘是一种慢性呼吸系统疾病，其特征是气道的慢性炎症和高反应性，导致气道狭窄和可逆性阻塞。哮喘的主要症状有反复发作的胸闷、气急、喘息或咳嗽，严重者可短时间出现呼吸困难和低氧血症。哮喘患者的气道经常处于炎症状态。炎症引起气道内膜的肿胀和黏液过度分泌，导致气道狭窄。是否诊断为哮喘，需要医生根据临床表现结合辅助检查结果，进行综合诊断。

问题 34. 哮喘会遗传吗?

答：哮喘是有遗传性的，但不是百分之百地遗传。如果父母都有哮喘，子女患哮喘的概率高达 60% ~ 70%。如果父母中只有一人患有哮喘，子女患有哮喘的概率会下降 20%。但并不是说父母患哮喘，子女就一定都会患哮喘。

问题 35. 有过敏性鼻炎，会患哮喘吗?

答：正常人群引发哮喘的比例只占 4% ~ 5%，而患有过敏性鼻炎的患者引发哮喘的比例约占 40%。因此，有过敏性鼻炎的患者出现哮喘症状的概率高于正常人，但并不是绝对会患哮喘。

问题 36. 引起哮喘发作的常见过敏源有哪些?

答：①室内的过敏原：如狗、猫等宠物身上的毛发，螨虫、蟑螂等；②室外的变应原：如花粉、灰尘；③食物的过敏原：如鱼、虾等海鲜类食物及牛奶、鸡蛋等高蛋白食物；④职业性的变应原：如油漆、染料；⑤上呼吸道感染：如病毒、支原体等感染；⑥其他：如冷空气、情绪波动、药物。

问题 37. 诊断哮喘之前需要做哪些检查?

答：诊断哮喘的主要评估方法有肺功能检测及气道反应性测定、小气道功能检测、外周血及诱导痰嗜酸性粒细胞检测、过敏原检测、外周血总 IgE 检测、呼出气一氧化氮（FeNO）检测、细胞因子检测、胸部 CT 评估。医生会根据患者自身情况来决定需要进行以上哪几种检查项目。

问题 38. 过敏原皮肤点刺试验是怎么做的?

答：过敏原皮肤点刺试验是在前臂上滴少量高度纯化的过敏原的液体，并用点刺针穿过液体轻轻刺入皮肤（轻点，并不会出血）。15 ～ 20 分钟后观察皮肤反应，如果出现风团或红晕，则提示呈阳性，说明对所检测的物质过敏。

问题 39. 有明显过敏症状，但又未测出过敏原，怎么办?

答：医生会根据过敏症状，结合血清总 IgE 来判断是否为过敏性哮喘。

问题 40. 奥马珠单抗对哮喘有作用吗?

答：奥马珠单抗是用于治疗中重度哮喘的生物制剂。奥马珠单抗通过阻断人体的过敏反应过程，减少炎症因子的释放，可以有效控制哮喘的症状和发作，特别针对 IgE 介导的过敏反应引起的支气管哮喘。

问题 41. 注射奥马珠单抗后可以不用其他药物吗?

答：开始奥马珠单抗治疗后，不建议自行停用治疗哮喘的相关药物，尤其是全身性或吸入型肾上腺糖皮质激素类药物，减量或停止治疗应在医师评估下逐步进行。

问题 42. 哮喘正在发作，可以注射奥马珠单抗吗?

答：不可以，奥马珠单抗不适用于治疗急性哮喘发作。

问题 43. 可以在家自己注射奥马珠单抗吗?

答：不可以，奥马珠单抗需要特殊的配制方式及留观时间，因此需由专业医护人员在医院内执行。

问题 44. 哮喘日记记录内容有哪些?

答：哮喘急性发作的症状（包括日间症状和夜间症状）、有无活动受限、急性发作可疑诱因、使用急救药物的频次及种类、规律用药名称及剂量、峰流速值等。

问题 45. 记录哮喘日记有什么作用?

答：记录哮喘日记的目的是为医生提供判断哮喘严重程度、制定治疗方案的主客观指标。不仅能预测哮喘患者早期气道阻塞的发生，而且对医生动态监测病情变化以及判断疾病严重程度、发作规律、对药物的治疗反应，及时地调整治疗方案，以及患者确定是否需要就医等方面均具有重要的指导意义。

问题 46. 得了哮喘，以后还能运动吗？

答：在哮喘控制良好的状态下可以运动。哮喘患者非急性期，建议采用适宜的体能锻炼，如慢跑、游泳、爬山、骑自行车、打太极拳，以及呼吸锻炼等，会对疾病的控制与治疗提供重要帮助。

问题 47. 得了哮喘，运动方面需注意什么？

答：哮喘患者在运动时需要注意以下事项：①遵循循序渐进的原则，运动量需从小到大逐渐增加，切勿突然增加运动量，否则易诱发哮喘；②运动前要进行一定的热身运动，使气道逐渐适应后再运动；③选择合适的运动环境，若患者对花粉过敏，则应避免到树木或花草较多的地方运动；④空气污染严重或空气过冷、过热、过于干燥时，也不适合运动，建议患者选择空气新鲜、阳光相对充足、气温适宜的地点和时间运动，这样相对较安全。

问题 48. 哮喘患者参加聚餐需要注意什么？

答：应避免接触可能诱发个体过敏症状的食物，如鱼、虾等海产品。此外，还应避免刺激性食物和产气食物，避免生冷、硬、油煎食物，并戒烟、限酒。

问题 49. 生活中该如何预防哮喘急性发作？

答：首先，哮喘患者查找过敏原十分必要，可以避免在生活中接触过敏物质，如致过敏的食物和药物、粉尘、油漆、电焊等。其次，预防呼吸道病毒或细菌感染也尤为重要，可防止哮喘的发生，减少因控制不佳而引发重度哮喘的风险。

阻塞性睡眠呼吸暂停

问题 50. 什么是阻塞性睡眠呼吸暂停？

答：阻塞性睡眠呼吸暂停是由于睡眠过程中上气道完全或部分塌陷，以睡眠中反复发生的呼吸变浅或暂停、白日嗜睡为主要特征的一种常见的睡眠呼吸疾病。

问题 51. 阻塞性睡眠呼吸暂停有哪些症状？

答：日间主要表现为嗜睡、疲倦乏力、认知功能障碍、头痛、头晕、个性改变等。还可继发高血压、冠心病、心律失常、肺动脉高压、缺血性或出血性脑卒中、心理异常和情绪障碍等。夜间主要表现为打鼾、呼吸暂停、憋醒、夜尿增多、睡眠行为异常等。

问题 52. 阻塞性睡眠呼吸暂停危险吗?

答：长时间出现阻塞性睡眠呼吸暂停症状的患者，极易引发高血压、冠心病、脑卒中等各种疾病，对患者的生命安全造成威胁。

问题 53. 怎样进行睡眠监测?

答：睡眠监测一般在医院进行，且通常在夜间，患者需要在医院专门的睡眠监测室住一晚，环境较普通病房好。患者入睡前，需要将必要的传感器固定在身体上，待患者正常入睡，医生监测患者在睡眠过程中的呼吸、血氧等变化情况，分析数据，从而判断患者是否存在睡眠呼吸暂停综合征。睡眠监测非常简单并且无痛，易于操作。

问题 54. 可以在家进行睡眠监测吗?

答：可以，目前便携式家庭睡眠呼吸暂停监测设备可以在家进行睡眠监测，比较便捷、舒适。只要在专业医师指导下正确操作并佩戴，即可完成家庭监测。

问题 55. 进行睡眠监测要注意什么?

答：进行睡眠监测当天不要午休，禁止喝酒、茶、咖啡等刺激性饮品，切勿使用镇静催眠药。保持面部清洁，不涂油、不化妆，长发需束起，男士下颌胡须刮干净，有指甲油的患者需卸掉一个手指的指甲油，以免影响电极的粘贴及监测效果。

问题 56. 阻塞性睡眠呼吸暂停为什么使用无创呼吸机治疗?

答：无创呼吸机的特点是在整个呼吸周期内持续提供一定水平的生理性正压，防止上气道阻塞和塌陷，维持上气道通畅。因此无创呼吸机是一个有效且无创的治疗手段，也是阻塞性睡眠呼吸暂停的首选治疗方案。

问题 57. 阻塞性睡眠呼吸暂停的家用无创呼吸机怎么选择?

答：不论选择何种品牌的无创呼吸机，均应尽量选择静音效果好的机型，以免影响休息。还应该考虑无创呼吸机的售后服务是否便捷，选择自带温度、自动调节加温湿化器的无创呼吸机，可以降低使用过程中的干燥等不适。

问题 58. 症状好转时是否就可以停用无创呼吸机?

答：症状好转时不可自行停止家庭无创通气，以防病情反复，应遵照医嘱执行。还需注意遵照医嘱进行无创呼吸机参数设定，使用前须检查无创呼吸机参数设定，避免因不适现象影响使用效果。

问题 59. 怎么选择和佩戴无创呼吸机面罩?

答：单纯的睡眠呼吸暂停综合征患者可以选择鼻塞或者鼻罩。如果合并慢性阻塞性肺疾病、心力衰竭以及夜间极度的低氧血症，应选用口鼻面罩。按照患者的面部轮廓、鼻梁高度，选取柔软、舒适、密闭性好的口鼻面罩，清除鼻翼两侧的油脂，保持脸部卫生。口鼻面罩头带松紧度以允许插入 2 个手指为宜，应及时调节面罩的松紧，防止影响治疗效果。

问题 60. 使用无创呼吸机会有哪些不适?

答：使用无创呼吸机治疗可能会出现佩戴面罩过紧导致的鼻面部皮肤破损，或者出现咽喉干燥、头痛、恶心、腹胀等问题。患者需采用正确的呼吸方法，闭嘴用鼻吸气，用口呼气，减少气体进入胃肠道。选用合适型号的鼻面罩，避免鼻面罩长期压迫面部，产生红肿疼痛，甚至溃疡。

问题 61. 无创呼吸机需要保养吗?

答：无创呼吸机需要保养。①不同型号的家用无创呼吸机，可根据说明书要求对管路进行消毒；②每日更换加温湿化器内的水，以不超过水位线为宜；③每次使用前需检查面罩及管道连接完好，开机后正常工作方可使用，使用完毕，关机后拔除电源；④仪器应存放在清洁、干燥的地方，如有故障，应及时维修。

问题 62. 哪些阻塞性睡眠呼吸暂停患者适用口腔矫正器?

答：口腔矫正器是通过前伸下颌，改变下颌、舌、软腭和腭垂的位置关系，增加舌肌张力，以达到开大和稳定上气道的目的。适用于单纯鼾症及轻中度的阻塞性睡眠呼吸暂停患者。不愿接受或不能耐受无创通气治疗、不能或不愿接受手术治疗或手术效果不佳者也可以试用，作为无创通气治疗的补充。

问题 63. 得了阻塞性睡眠呼吸暂停以后睡觉需要注意什么?

答：在睡觉时，应尽量采用侧卧位姿势入眠，不要平卧位入眠。必要时采取体位疗法，包括佩戴绑在背部的网球、背包或泡沫装置等，以最大限度地减少仰卧位的睡眠时间，可减轻部分患者阻塞性睡眠呼吸暂停的严重程度。

问题 64. 得了阻塞性睡眠呼吸暂停以后用药需要注意什么?

答：阻塞性睡眠呼吸暂停患者睡前禁止服用镇静、催眠药物，以免加重对呼吸中枢的抑制。鼾症患者多有血氧含量下降，故常伴有高血压、心律失常、血液黏稠度增高，使心脏负担加重，容易导致心脑血管疾病的发生，所以要重视血压的监测，按时服用降压药物。

问题 65. 应该怎么预防阻塞性睡眠呼吸暂停再发生？

答：①控制体重：避免高脂饮食，体重过大容易加重阻塞性睡眠呼吸暂停的程度；②加强运动：运动可以改善阻塞性睡眠呼吸暂停以及相关健康结局；③日常生活管理：戒烟、酒，规律作息，侧卧位入睡，避免服用镇静药物等；④治疗上气道炎症疾病：积极治疗可减少上气道阻塞。

问题 66. 阻塞性睡眠呼吸暂停还需要复诊吗？

答：阻塞性睡眠呼吸暂停确诊后需要每 3 个月进行整夜多导睡眠图检查（PSG）。评估阻塞性睡眠呼吸暂停的程度、呼吸紊乱对睡眠和血氧饱和度的影响，同时指导调整无创呼吸机的压力参数。

慢性阻塞性肺疾病

问题 67. 什么是慢性阻塞性肺疾病？

答：慢性阻塞性肺疾病（COPD）的特征为慢性呼吸系统症状与气道异常和（或）肺泡异常，通常表现为持续性（常为进行性）气流阻塞。

问题 68. 得了慢性阻塞性肺疾病会有哪些症状？

答：慢性咳嗽、咳痰、气短或呼吸困难、喘息和胸闷。

问题 69. 诊断为慢性阻塞性肺疾病，必须要戒烟吗？

答：吸烟是慢性阻塞性肺疾病的关键环境危险因素。被动吸烟也可能导致呼吸道症状及慢性阻塞性肺疾病的发生。长期吸烟患者的初吸年龄越早、吸烟量越大，造成的气流阻塞越重。烟草中的焦油、尼古丁和氢氰酸等化学物质具有多重损伤效应，使气道净化能力下降、黏液分泌增多、气道阻力增加。所以应尽早戒烟，越早越好。

问题 70. 接种流感 / 肺炎球菌疫苗对慢性阻塞性肺疾病有益处吗？

答：疫苗接种是预防相应病原体感染的有效手段。流感疫苗接种可降低慢性阻塞性肺疾病患者病死率，减少慢性阻塞性肺疾病急性加重；慢性阻塞性肺疾病患者接种肺炎球菌疫苗可以减小社区获得性肺炎的发病率，同样可降低慢性阻塞性肺疾病急性加重。

问题 71. 怎样判断慢性阻塞性肺疾病病情加重？需要立即就医吗？

答：慢性阻塞性肺疾病属于慢性疾病，病程分为稳定期和急性加重期。稳定期是指没有出现严重咳、痰、喘，病情比较平稳的时期。但即使在稳定期，疾病仍在缓慢进展，患者的肺功能仍然会持续下降。急性加重期是指患者呼吸道症状急性恶化，出现呼吸困难加重、咳嗽加剧、痰量增加、痰液颜色和黏度改变、伴或不伴发热等。出现慢性阻塞性肺疾病急性加重，需立即就医。

问题 72. 怎样预防慢性阻塞性肺疾病急性加重？

答：①戒烟：戒烟是所有吸烟引起的慢性阻塞性肺疾病患者的关键干预措施；②避免持续暴露于潜在的刺激物中，如避免职业粉尘，减少空气污染暴露；③避免呼吸道感染；④坚持长期治疗，不可自行停药；⑤自我监测，定期随访：学会用 CAT 问卷自我监测疾病是否加重，遵医嘱，坚持定期到医院进行随访。

问题 73. 慢性阻塞性肺疾病急性加重会导致什么后果？

答：每发生一次急性加重，不仅会加剧症状，还会加速肺功能衰退，未来急性加重的发生也越频繁。

问题 74. 气雾剂治疗慢性阻塞性肺疾病，会比注射、口服更有效吗？

答：气雾剂属于吸入治疗。吸入治疗是呼吸系统疾病的重要治疗方式，可直接、迅速地作用于呼吸道，减少全身用药可能产生的副作用，长期规律使用可有效改善症状，预防急性加重。

问题 75. 已经确诊慢性阻塞性肺疾病，还需要定期做肺功能检查吗？

答：肺功能是评估患者病情程度的重要指标。医生将会根据肺功能的气流受限程度进行分级治疗和管理。对于稳定期的慢性阻塞性肺疾病患者，也应进行每年至少一次的肺功能检查。

问题 76. 得了慢性阻塞性肺疾病，还能运动吗？

答：运动是康复治疗的重要部分，可以提升活动耐力、提高生活质量、改善呼吸能力。可以根据自身情况做适当锻炼，一般选择时间短和低强度的项目，如步行、打太极拳、做广播操等。适当增加户外活动，以适应气候变化，锻炼耐寒能力，增强呼吸道免疫力。腹式呼吸和缩唇呼吸训练可以锻炼膈肌功能，增加肺泡通气量，改善气体分布，延缓病情进展。

问题 77. 何种慢性阻塞性肺疾病患者需要进行家庭氧疗？

答：需要查血气分析，血气中氧分压（PaO_2）≤ 7.3 千帕（kPa），也就是 55 毫米汞柱（mmHg），或动脉血氧饱和度（SaO_2）≤ 88%，伴或不伴有 3 周发生 2 次高碳酸血症的情况。或者血气中氧分压（PaO_2）为 7.3 ~ 8.0 千帕（kPa），也就是 55 ~ 60 毫米汞柱（mmHg），患者出现肺动脉高压，外周水肿（有充血性心力衰竭迹象），或红细胞增多症（血细胞比容＞ 55%），才需进行家庭氧疗。氧疗方法一般为经鼻导管吸入，流量 1.0 ~ 2.0 升 / 分，一天吸氧量大于 15 小时。所以是否需要家庭氧疗，请谨遵医嘱。

支气管扩张

问题 78. 支气管扩张会有哪些症状？

答：典型症状有慢性咳嗽、咳痰、咯血、反复肺部感染。不典型症状有慢性感染中毒症状。

问题 79. 支气管扩张患者怎么总是有那么多痰？

答：支气管扩张患者有炎症时，上皮细胞受损，纤毛肿胀、脱落形成痰液。扩张的支气管失去弹性，支气管黏膜纤毛清除功能损害，使分泌物清除能力下降，黏液增多，产生大量痰液。

问题 80. 叩背可以帮助支气管扩张患者有效咳痰吗？

答：可以。晨起空腹或饭前 30 分钟进行，每次 5 ~ 15 分钟，每天 2 ~ 4 次。叩背时应侧卧位，家人手掌呈空杯状，以手腕力量，从肺底自下而上、由外向内、迅速而有节律地叩背，频率为 120 ~ 180 次 / 分。避开乳房、心脏和骨突部位。叩背过程中如有咯血、头晕、出汗等情况，应立即停止。叩背后，须将痰液咳出并及时漱口。

问题 81. 体位引流可以帮助支气管扩张患者有效咳痰吗？

答：可以。根据病变部位采取相应的体位，使病变部位处于高处即可。体位引流时辅以叩背，可以促进痰液排出。每天 2 ~ 3 次，每次 15 ~ 30 分钟，饭前 30 分钟或饭后 1 小时进行。引流过程中，如出现咯血、头晕、心悸、呼吸困难等情况，应立即停止。体位引流后，采取舒适体位，须将痰液咳出并及时漱口。

问题 82. 支气管扩张患者咯血时，饮食注意事项有哪些？

答：①咯血期间，因过冷或过热的食物均易诱发咯血，故以进食温凉食物为宜，少食多餐。大咯血者禁食（小量咯血：＜ 100 毫升 / 天；中等量咯血：100 ~ 500 毫升 / 天；大量咯血：＞ 500 毫升 / 天或＞ 100 毫升 / 次），并尽快就医进行止血、补液等治疗；②每日饮水量＞1500～2000毫升，有助于稀释痰液、排痰；③进食前后漱口，祛除痰臭，促进食欲。

问题83. 咯血了，要咳出来吗？

答：需要咳出来，以保持呼吸道通畅。如果确定病变部位，可以取患侧卧位，轻轻将血咳出。如果不确定病变部位，建议头低脚高位。咯血时不要屏气，以免诱发喉头痉挛，使血流不畅，形成血块，导致窒息。咯血后及时漱口，擦净血迹，防止口咽部异味刺激引起剧烈咳嗽而再次诱发咯血。

问题84. 居家期间突发咯血，该怎么办？

答：突发咯血时，应保持镇静，避免紧张情绪加重咯血症状，立即在家属陪同下前往医院就医。路途中保持患侧卧位，头偏向一侧，防止窒息。

问题85. 支气管扩张患者需要长期应用抗生素治疗吗？

答：对于每年急性加重≥3次的支气管扩张患者，推荐接受长期（≥3个月）口服小剂量大环内酯类抗菌药物治疗。在用药前，需明确有无活动性非结核分枝杆菌感染、肝肾功能不全等情况，每个月随访评估疗效、毒副作用，定期检测痰培养和药敏试验。在急性感染、病情需要时，应及时咨询医务人员，正确使用抗生素。

问题86. 支气管扩张可以通过手术治疗吗？

答：一般来说，支气管扩张患者内科药物治疗有效的情况下不考虑外科手术治疗。外科治疗主要是支气管扩张病变局限时行肺叶切除术，其适应证包括：①病变相对集中，而综合、规范的药物及非药物治疗长达1年仍难以控制症状者；②严重或频繁的急性加重，影响生活和工作者；③复发性难治性咯血，有介入治疗禁忌的患者，大咯血危及生命或经药物、介入治疗无效者；④肿瘤远端阻塞所致的支气管扩张；⑤局限性病灶。

问题87. 支气管扩张患者日常生活应该注意什么？

答：支气管扩张患者日常生活应该注意保持居室空气新鲜，定时通风，避免烟雾、灰尘及刺激性气体的刺激；积极防治麻疹、百日咳、支气管炎及肺结核等急、慢性呼吸道感染；戒烟、戒酒，因为烟草、酒精刺激性大，容易出现剧烈咳嗽，导致支气管扩张咳脓痰及咯血的发生与加重；加强营养对机体康复有促进作用，进食高蛋白质、高热量的食物；选择合适的体育锻炼项目，提高机体免疫力，从而减少支气管扩张反复感染的机会。避免受凉感冒、过度劳累，避免强度大的体力活动；建议中西医结合治疗、冬病夏治，接种流感、肺炎疫苗及口服疫苗。

问题 88. 支气管扩张患者能接种疫苗吗?

答：儿童时期接种麻疹疫苗、百日咳疫苗、卡介苗可以预防支气管扩张的发生。对于反复出现支气管扩张急性感染的患者，接种流感疫苗和肺炎球菌疫苗可能具有一定的帮助。可以咨询医生意见，根据个人情况（如是否合并慢性阻塞性肺疾病、免疫缺陷等），进行流感疫苗和肺炎球菌疫苗的接种。

消化内科篇

胃 息 肉

问题 1. 切除了胃息肉，回家后保护胃的药还需要服用多久？

答：依据情况而定，通常需要服用 6 ~ 8 周，医生会根据手术类型及息肉大小准备 2 周的出院带药量，护士在出院前会仔细讲解药物的作用及服用方法。可以在 2 周后的复诊中再次咨询医生是否需要继续服用，必要时门诊医生会继续开药。

问题 2. 切除了胃息肉，出院后什么时候能恢复服用抗血小板药？

答：恢复服用抗血小板药的时间是根据息肉大小和手术类型来调整的。若息肉较小，一般等恢复半流质饮食、无腹部不适且大便也没有异常后，就可以开始服用；若息肉较大，建议适当延长停用时间，避免造成手术创面出血。具体调整时间以医护人员告知为准。

问题 3. 切除了胃息肉，出院以后活动需要注意什么？

答：出院 14 天内应避免剧烈运动，如打球、长跑、游泳等，避免出血。但可以进行轻体力活动，比如扫地、散步。出院 14 天后可逐渐恢复体育活动，应循序渐进，注意劳逸结合。如一直有健身的习惯，14 天内应尽量暂停，14 天后可逐渐增加活动量。

问题 4. 切除了胃息肉，出院后能坐飞机吗？

答：由于每个人的手术方案及创面大小不同，14 天内建议多休息，不要太劳累。如果已经恢复正常饮食，且没有腹痛、腹胀等不适，大便也没有颜色及性状的改变，则可以选择短距离的飞行。

问题 5. 切除了胃息肉，出院后多久能进食正常饮食？

答：过早进食辛辣、油腻食物会加重胃肠道负担，刺激手术创面，造成不适。因此出院后建议再继续进食半流食 1 周，避免饮酒，避免进食辛辣刺激的食物，避免食物过烫诱发出血。1 周后可进食清淡、易消化的软食，2 周后逐渐恢复至正常饮食，少食多餐，循序渐进。

问题 6. 切除了胃息肉，出院以后还需要定期复查胃镜吗?

答：建议 40 岁以上的人群应每年复查胃镜，如是高风险人群，应遵医嘱 6 个月到 1 年进行复查。如果还有以下情况，也建议定期做胃镜检查，包括：①凡疑有食管、胃及十二指肠疾病，经全面检查未能确诊者。②胸骨后疼痛、烧灼感及吞咽困难，疑有食管疾病者。③食管、胃及十二指肠溃疡可由胃镜发现，随访其愈合情况，鉴别其良恶性。④疑有食管癌和胃癌患者，胃镜可提高诊断准确率，发现早期病例，并可进行治疗。⑤胃镜可诊断上消化道息肉及隆起性病变，并进行治疗。⑥胃镜急诊检查上消化道大出血病例，可确定病因，并进行止血治疗。⑦上消化道慢性炎症需借助胃镜检查进行诊断，对慢性萎缩性胃炎伴肠上皮化生或不典型增生，可通过胃镜诊断及随访。⑧胃手术后患者可经胃镜发现病变并随访。

问题 7. 我身体里放的那个“钛夹”出院后需要再入院取出来吗?

答：不需要取出，钛夹一般 7 ～ 10 天自然脱落，会随大便排出体外。钛夹体积小，表面光滑，排出的过程不会对消化道造成伤害。无需每次排便都观察是否有钛夹排出。

问题 8. 如果出院后每年都复查无痛胃镜，总是麻醉会不会有风险?

答：一般来说，麻醉风险是客观存在的，绝对安全又没有风险的麻醉是不存在的。造成麻醉风险的因素很多，有患者方面的因素，也有手术及麻醉意外的因素。所以麻醉前评估是极其重要的术前准备工作，可以有效降低麻醉风险。麻醉风险主要包括术中舌后坠、误吸、呼吸道阻塞、气道痉挛、低血压、心肌缺血，以及术后躁动、头晕、恶心、呕吐、寒战等。虽然麻醉存在风险，但也不必过于担心，麻醉医生会全程陪伴，严密监测，用心呵护您的生命安全。麻醉药物代谢需要一定时间，无痛内镜检查后可能出现轻微头晕、恶心等情况，您不必担心，这些症状可自行缓解。若不适症状持续存在，可及时就医。

消化性溃疡

问题 9. 什么是消化性溃疡?

答：消化性溃疡指胃肠黏膜被自身消化而形成的溃疡，可发生于食管、胃、十二指肠、胃 - 空肠吻合口附近以及含有胃黏膜的梅克尔憩室。其中，胃、十二指肠球部溃疡最常见。胃溃疡的疼痛多在餐后 1 小时内出现，经 1 ～ 2 小时后逐渐缓解，直到下次进食后复现上述节律性疼痛。十二指肠溃疡的疼痛一般出现在饭后 3 ～ 4 小时或空腹时，疼痛持续不减，直至下次进食或服用抑酸药物后缓解，被称为“饥饿痛”。部分十二指肠溃疡患者由于夜间的胃酸分泌较多，尤其在睡前曾进餐者，多在午夜睡眠中痛醒，即所谓的“夜间痛”。但出现“夜间痛”只是十二指肠溃疡的症状之一，并不作为诊断依据，还需到医院进行检查后明确。

问题 10. 得了胃溃疡，出院后就只能喝粥吗?

答：胃溃疡患者并不是只能喝粥，要根据病情变化选择不同的饮食。胃溃疡急性发作出血期间，医生会要求您禁食水，出血停止后可进食流食，如温凉的藕粉、米汤等，病情平稳后逐渐过渡到半流食，如米粥、面条汤、疙瘩汤。回家后应避免饮酒，避免进食辛辣刺激、油腻、过热、过硬的食物，如肥肉、麻辣火锅、酒等。黏膜修复需要过程，您可以吃一些优质蛋白、清淡、易消化的饮食，如蔬菜鸡蛋面、清炒时蔬、豆腐、鸡蛋羹、清蒸鱼。

问题 11. 得了胃溃疡就一点酒都不能喝、烟也不能吸了吗?

答：不建议胃溃疡患者饮酒，因为酒精会导致胃黏膜急性损伤，同时刺激胃酸分泌，加重溃疡。而吸烟也会导致胃黏膜萎缩，所以得了胃溃疡不建议吸烟。

问题 12. 治疗消化性溃疡的药回家后需要服用多久?

答：需要服用 6 ~ 8 周，之后建议到医院复诊，遵从医嘱，必要时 6 个月到 1 年还需要复查胃镜。如果是幽门螺杆菌导致的溃疡，请在停用四联抗菌药 1 个月后复查胃镜进行评估。

消化道出血

问题 13. 上消化道出血是怎么引起的?

答：消化性溃疡是消化道出血中最常见的病因。当消化性溃疡侵蚀周围或深处的血管，会产生不同程度的出血。此外，食管 - 胃底静脉曲张破裂、急性糜烂性出血性胃炎、肿瘤也是引起上消化道出血的常见原因。与此同时，饮酒后剧烈呕吐也可能导致贲门黏膜撕裂，出现消化道出血。根据出血量和出血部位的不同，消化道出血的表现也不同，轻者表现为粪便隐血试验阳性、黑便等，重者可出现大出血，表现为呕血或排暗红色血便。

问题 14. 回家后呕吐物是咖啡色的，还需要再去医院吗?

答：需要。咖啡色呕吐物不能排除上消化道出血的风险，因此需要到医院进行进一步检查以明确诊断。

问题 15. 回家后发现大便是黑色的，该怎么办？

答：首先需要排除饮食或药物导致的黑便，近 1 ~ 2 天内是否进食含铁食物、铋剂（如枸橼酸铋钾）、铁剂等，排除饮食和药物因素后，需要到消化科就诊，进行相关检查，排除疾病。

食管胃底静脉曲张

问题 16. 做完食管静脉曲张套扎治疗，套扎环多久可以脱落？

答：食管静脉曲张套扎环一般 7 ~ 10 天自然脱落，在此期间需要关注自己的大便颜色，若存在出血的情况（如大便发黑，甚至血便），需及时就医。

问题 17. 做完食管静脉曲张套扎治疗，回家后饮食需要注意什么？

答：回家后应以软烂、易消化的饮食为主，不宜食用纤维过粗的食物，如芹菜、韭菜、玉米等，肉类应烹饪至软烂后食用，不宜食用肉丸。吃饭时，应小口细嚼慢咽，充分咀嚼食物，不可大口快速吞食，不可食用坚硬的食物，如瓜子、花生、坚果等。

问题 18. 做完食管静脉曲张套扎治疗，为什么需要观察大便？

答：食管静脉曲张套扎环一般 7 ~ 10 天自然脱落，在脱落的过程中可能出现脱痂期出血。少量出血是不会呕出来的，会随着大便一起排出，此时排出的大便多为黑便，所以食管静脉曲张套扎治疗后需要观察大便，若存在出血的情况（如大便发黑，甚至血便），需及时就医。

肠息肉

问题 19. 出院后，在什么情况下需要做肠镜检查？

答：结肠镜检查是发现早期大肠病变最为有效的检查方法。研究数据表明，45 岁开始筛查可以延长寿命、降低癌症死亡率。建议自 40 ~ 45 岁开始行结直肠癌筛查。结肠镜检查可以观察结肠有无炎症、憩室、息肉及肿瘤等。如果有以下情况，建议行结肠镜检查：① 原因不明的便血和持续性便隐血阳性；② 间断腹痛、腹泻、便秘、腹部包块、大便习惯改变；③ 钡剂灌肠或影像学检查发现可疑病变，不能定性；④ 结直肠肿瘤术后或结直肠息肉切除术后的定期随访。

问题 20. 肠镜检查前需要注意什么问题?

答：①在肠镜检查前需要停服阿司匹林、氯吡格雷等抗血小板药物 1 周以上，避免造成活检后出血不止。②检查前 3 天避免食用带皮、带子类食物，如红枣、红豆、火龙果、猕猴桃、木耳、黑芝麻等；避免食用富含纤维素类食物。③便秘患者检查前 3 天可在医师指导下服用通便药物。④检查前 1 天应少渣饮食（如粥、稀饭、面条、面包、鸡蛋羹等），以提高肠道准备的清洁度。⑤检查当天早晨禁食，如果下午检查，中午仍需禁食。⑥高血压患者检查日晨照常服用降压药，糖尿病患者检查日晨停用降糖药或胰岛素。

问题 21. 预约的肠镜时间正赶上月经期，能做肠镜检查吗?

答：女性肛门与生殖器距离比较近，肠镜检查过程中会有粪便、肠液等顺着肛门流出体外，一些病原微生物可能进入阴道。月经期间更易出现逆行感染情况，引发子宫内膜炎、宫颈炎、盆腔炎等疾病，所以建议避开经期做结肠镜检查。

问题 22. 为什么每次做肠镜检查前都要喝洗肠液?

答：做肠镜检查前喝洗肠液是为了清除肠道内粪便，检查时利于肠镜通过，并且清楚地观察肠腔内黏膜的情况；如果需要取活检或切除息肉，良好的肠道准备能够避免术后感染的可能性。

问题 23. 洗肠液太难喝了，可以加饮料一起喝吗?

答：洗肠液不可以加在饮料里喝，因为可能影响泻药的作用，导致肠腔内大量粪便未排出，影响肠镜效果。喝完泻药之后可以适当喝些无颜色的饮料，以减轻泻药带来的刺激性。

问题 24. 清洁肠道需要喝大量的液体，哪些方法可以帮助清洁肠道?

答：目前可以选择的肠道清洁药物比较多，但总的液体摄入量都比较大，在服用药品时需要按照说明书进行配制，喝的过程中不要太着急，匀速喝药，同时可以用手顺时针按摩腹部。喝完后可以来回走动，不要久坐。如果有便秘病史，可以提前 3 天服用一些辅助通便的药物，让大便软化，有利于清洁肠道时大便排出。

问题 25. 喝口服洗肠液时，怎样判断肠道已清空?

答：观察到已经排出清亮无色或淡黄色液体，其中无固体、粪渣。

问题 26. 喝完洗肠液觉得饿怎么办? 可以进食吗?

答：喝洗肠液后原则上是不能再进食的，但如果觉得饿，可以适当口服糖块或无颜色的饮料，减轻饥饿感。需注意麻醉前 4 小时内不可再大量饮水，防止术中误吸。

问题 27. 肠镜检查过程中，医生为什么会让护士按压腹部？

答：正常的肠道会有很多弯曲，肠壁软，肠镜在肠道拐弯处会出现进镜困难的情况，患者会感觉腹部胀痛。这时护士会采用专业的手法，将手放在某些点位上，为医生进镜提供支点，辅助进镜，让进镜过程更加顺利，减少患者的痛苦。

问题 28. 做完肠镜后总感觉腹胀是怎么回事？

答：做完肠镜检查后腹部胀气是正常现象。肠镜过程中，医生会向肠腔内注入气体，撑起肠道，观察病变，检查完毕后会尽量吸净腔内的气体，但是难免有气体残留，所以胀气是正常现象。通常随着排气，症状也会自动减轻至消失。

问题 29. 肠镜检查后需要注意什么？

答：肠镜检查后，会有轻微腹胀，可以顺时针按摩腹部，去厕所排气，加快气体排出。如腹胀严重，要告知医生，医生会对腹胀情况做出专业评估并处理。饮食以清淡易消化为主，避免辛辣刺激食物。肠镜检查后如无不适，可以正常活动。无痛肠镜检查后，由于术中要进行全身麻醉，所以术后 2 小时才可以喝水，术后 4 小时才可以进食。

问题 30. 切除了肠息肉，回家以后什么时候可以正常吃饭？

答：肠息肉切除术后，一般需要吃 1 周半流食，应少量多餐，不宜过烫、过饱，保持大便通畅。半流食包括粥、面条汤、面片汤、疙瘩汤等。制作过程中，应少油、少盐，将食物煮至软烂、易消化为宜。半流食期间可吃水果、蔬菜，水果应吃常温的，避免坚硬、不易消化、籽多和颜色鲜艳的，如可以吃香蕉、橘子、梨、去皮苹果。吃蔬菜要切碎，应选择颜色较浅、易消化的，不可吃颜色深、纤维粗的蔬菜，如菠菜、韭菜、芹菜等；半流食期间可吃肉，将其剁碎放入粥中做成肉糜；在此期间应避免食用牛奶、豆浆、豆制品等蛋白质含量过高的食物，避免引起腹胀，鸡蛋可以做成蛋羹或蛋花食用；半流食 1 周后可以正常饮食，但术后 1 个月内应避免生冷、辛辣刺激的食物，如冰激凌、冷饮、生鱼片、海鲜、辣火锅、烧烤等，忌烟忌酒，忌浓茶、咖啡，不可食用黑巧克力。

问题 31. 做完肠息肉手术，回家需要一直躺着休息吗？

答：肠息肉手术出院回家 2 周内，可适当活动，如散步、买菜等，不可剧烈活动，如跑步、打球、游泳等。术后 1 个月内应避免骑自行车（包括电动自行车）、腰部用力的动作，不可从事重体力劳动，如搬运货物、做健身器械等，术后不宜劳累。

问题 32. 结肠息肉患者出院后该怎样预防疾病复发？

答：养成良好的生活和饮食习惯，宜清淡饮食，以免加重肠道负担，忌烟忌酒，按时休息，保证充足的睡眠，保持良好的心态，避免过于紧张、焦虑。积极参加体育运动，定期复查肠镜，早发现、早治疗。

胰 腺 炎

问题 33. 为什么大吃一顿后就得了急性胰腺炎？

答：在大量进食高脂肪、高蛋白的食物后会产生大量胃液、胰液，有可能出现胰管堵塞、胰液流出不畅，继而发生胰腺炎。进食荤食是急性胰腺炎发病的诱因，此外还要仔细寻找潜在的病因，由单纯的过度饮食作为病因的急性胰腺炎已经显著减少。

问题 34. 为什么急性胰腺炎患者腹痛严重？

答：在胰腺炎早期，腹痛主要是因为炎症渗出，对腹腔神经丛或腹膜的刺激所致，也有部分原因是胆道阻塞、胆石症引起的胆道痉挛或奥狄括约肌痉挛、胃肠痉挛引起的腹痛。因此在早期，对于胰腺炎的腹痛主要采取解痉、去除病因治疗。

问题 35. 担心胰腺炎复发，出院后饮食需要注意什么？

答：积极配合治疗+饮食控制。①积极配合治疗：早期积极治疗可以减少胰腺炎的后遗症、并发症、慢性胰腺炎的发生，对防止后期胰腺炎复发有重要意义。此外，胰腺炎诊疗中要尽量明确胰腺炎的病因。如果是胆源性胰腺炎，反复发作，可能需要采用胆囊切除术的方法来预防复发。酒精性胰腺炎需要戒酒。高脂血症性胰腺炎需要积极控制饮食，采用低脂饮食，服用降脂药治疗，严密监测血脂水平。患者一定要积极配合治疗，谨遵医嘱用药，术后做好护理，尽可能降低胰腺炎的复发率。②胰腺炎饮食应少油少盐、清淡饮食，不宜暴饮暴食，需戒酒，可以增加维生素的摄入，如新鲜蔬菜、水果，不可以吃油腻及脂肪含量过高的食物，如油条、肥肉、汉堡、炸鸡、奶油、动物内脏及含糖油糕点，如桃酥等。

问题 36. 得了胰腺炎出院后还能喝酒吗？

答：患有胰腺炎不可以喝酒，酒精可能会刺激胰腺，使胰液过度分泌，会对胰腺造成损伤，不利于病情恢复。所以要避免酒精摄入，否则可能会使病情反复发作，使病症更加严重。

问题 37. 胰腺炎出院后能吃肉补补身体吗？

答：急性发作期不能吃肉，因为可能会引起不适症状。非发病期可以适量吃肉，但要选择高蛋白质、少脂肪的肉，如鸭肉、鱼肉、虾肉、鸡胸肉、牛肉等。

问题 38. 得了胰腺炎出院后在活动方面应注意什么？

答：出院后应适当增加体育锻炼，保持愉悦的心情，养成良好的生活作息习惯，不熬夜，保证足够的睡眠，控制体重，切忌暴饮暴食。

问题 39. 以前没有糖尿病，这次胰腺炎血糖升高，出院后血糖还能恢复正常吗？

答：胰腺炎引起的血糖升高，部分患者会在胰腺炎恢复以后完全康复，如果是重症胰腺炎引起糖尿病的患者，会出现慢性高血糖状态，需要使用胰岛素补充替代疗法。

问题 40. 置入胰管支架出院后，需要观察什么？

答：出院后应注意观察体温有无升高，有无腹痛、腹胀等不适，如有上述情况，请及时就医。

炎症性肠病

问题 41. 炎症性肠病患者能喝牛奶吗？

答：乳糖是奶中含有的天然成分，在肠道受损时不太可能有足够的乳糖酶去消化乳糖，很多克罗恩病患者发现自己喝了牛奶或者奶制品后出现不适症状。溃疡性结肠炎患者发生乳糖不耐受的症状相对较少。但由于个体对乳糖的敏感性存在很大差异，且有些是暂时的，有些是永久的，每个人不同时期对乳糖的承受量也有差异。如果存在乳糖不耐受的情况且疾病处于活动期，那么应避免进食奶及乳制品，包括纯奶、调味奶、炼乳、冰激淋、酸奶、脱脂奶、奶油、奶酪、黄油和布丁等。另外，还有一些食物配料如酪蛋白、乳清等，也需要关注。

问题 42. 怎么知道哪些食物适合进食？

答：无论是否患有炎症性肠病，大多数人吃了某些食物，如豆类后也会出现腹胀的情况，但是对于炎症性肠病患者来说不好判断这些症状是食物引起的，还是由于免疫系统引起的，或者两者皆有。因此，更好的解决方法是记录自己的饮食日记。

问题 43. 什么是饮食日记？

答：对于炎症性肠病患者来说，养成记录饮食日记的习惯很有必要。可以按照一日三餐记录进食的时间、种类、数量，以及进食后有无不适症状。饮食日记的好处是便于发现特定食物对疾病的影响，有助于筛选出适合的食物种类。

问题 44. 炎症性肠病患者绝对不能吃粗粮吗？

答：人们常说的粗粮，其实就是富含纤维素的食物，纤维素经过食管、胃和小肠，不会受到消化酶的影响，可以使大便膨胀、变软，从而起到通便的作用。但是纤维素和食物残渣膨胀后会使肠道扩张，在肠道发生炎症的敏感时期会感到很不舒服，所以活动期要尽量避免摄入纤维素。当病情稳定处于恢复期时，适量补充纤维素对身体还是有益的。

问题 45. 如何补充纤维素？

答：如果需要补充纤维素，可以缓慢地增加纤维素的摄入量，比如从隔日吃过渡到每日吃，1 周后再逐渐增加量，直到达到医生推荐的标准。过渡期间需要随时观察自己的不适症状。如果疾病反复发作，就要很好地控制摄入量。

问题 46. 正在服用抑制肠道炎症的药物，为什么医生还让补钙？

答：身体需要大量的钙，而抑制肠道炎症的药物，如激素、甲氨蝶呤和环孢素等，会引起骨钙的流失，很容易发生骨量减少甚至骨质疏松。钙吸收不良、摄入不足和骨钙流失会导致严重缺钙。除了保持骨骼强壮外，钙在体内还有很多作用。因此，必须认真对待这个问题，增加高钙食物的摄入。另外，由于维生素 D 有助于骨骼吸收钙，所以补钙的同时还要补充维生素 D。

问题 47. 炎症性肠病会影响患者以后的生育能力吗？

答：炎症性肠病患者病情得到控制缓解后，在医生的指导下用药，是可以正常备孕的，但应避免在疾病活动期备孕，否则病情会持续进展，甚至恶化。而且在活动期妊娠，出现早产、死胎或者自然流产等的风险也会比普通孕妇高。而对于男性患者而言，通常不影响生育能力。建议在准备生育前及时与医生沟通，必要时调整治疗方案。

问题 48. 女性炎症性肠病患者已妊娠，是不是不能继续用药了？

答：治疗炎症性肠病的大多数药物对妊娠影响不大。不过不同时期妊娠者的药物治疗不同，需严格遵循医嘱，一定随时与医生密切联系。

幽门螺杆菌感染

问题 49. 幽门螺杆菌是什么菌？

答：幽门螺杆菌（HP）是一种革兰氏阴性、微需氧的细菌，生存于胃部及十二指肠的各区域内。它会引起胃黏膜轻微的慢性炎症，可以导致胃及十二指肠溃疡甚至胃癌。幽门螺杆菌的传播途径为粪 - 口途径或口 - 口途径，常以家庭为单位传播，经常是全家人一起聚餐时相互传染。

问题 50. 为什么胃酸不能杀死幽门螺杆菌?

答：幽门螺杆菌是一种微需氧、对生长条件要求十分苛刻的细菌，是目前人类发现唯一能在人体胃里生存的细菌，正常人的胃酸不能将其杀灭。

问题 51. 查出幽门螺杆菌感染，出院后还能和家人一起吃饭吗?

答：可以。查出幽门螺杆菌感染可以和家人一起吃饭，但是建议使用公筷，餐具专人专用，定期消毒，避免共用餐具，出现交叉感染。

问题 52. 查出幽门螺杆菌感染，出院后家里的餐具、牙具要更换吗?

答：不建议一定要把所有的餐具、牙具都换掉，或者都要蒸、煮或买特殊的洗涤剂、消毒柜。目前发现幽门螺杆菌在人体外的自然界中的抵抗力比较弱，所以通过常规的洗涤消毒足够杀菌。在根除幽门螺杆菌以后，医生没有要求患者采取上述的特殊处理，通过多年随访发现，患者没有明显的再感染迹象。这就说玥，目前的措施是足够的。

问题 53. 出院带的杀菌药多服用一段时间效果会不会更好?

答：临床上使用的一般是 14 天疗程，超过 14 天的疗程，杀菌效果并不玥显，反而会增加不良反应风险和花费。

问题 54. 服用抗幽门螺杆菌药为什么大便发黑?

答：因为抗幽门螺杆菌药中有枸橼酸铋钾（丽珠得乐），会造成黑便。丽珠得乐属于铋剂类胃黏膜保护剂，这类胃黏膜保护剂口服后会使大便发黑，属于正常现象，停药后，大便颜色一般会逐渐转为正常。

问题 55. 出院完成用药疗程，是不是就已彻底根除不用管了?

答：不是，建议在杀菌后停药 1 ~ 2 个月或者 2 ~ 3 个月，再到正规医疗机构进行尿素呼气试验，判断是否根除成功。一些细菌是耐药菌，第一次根除治疗可能会失败，这种时候就需要二线、三线治疗。

问题 56. 如果在备孕 / 妊娠 / 哺乳期感染了幽门螺杆菌，还要杀菌吗?

答：如果已经妊娠，或者正在哺乳，不建议杀菌。杀菌的过程中需要服用多种药物，这些药可能会通过胎盘、乳汁影响孩子，而幽门螺杆菌即使对胃黏膜有损伤，它的发展也是非常慢的，可能要几年才会出现。建议在正常的妊娠、哺乳期以后，再接受正规的幽门螺杆菌根除治疗。需要提醒的是，哺乳期时，母亲跟婴儿是密切接触的，所以提醒家长要做好防控，避免在这个阶段把幽门螺杆菌传染给婴儿，可以给婴儿准备一套碗筷，单独消毒，最大程度地减少相互传播的风险。但如果是在备孕期，建议尽量先杀菌再妊娠。一旦妊娠，再加上哺乳期，总共 2 年左右的时间，如果这 2 年间都不能进行杀菌，可能胃部会有炎症出现，同时，传染给家人和小孩的风险也会增加。近年来的一些研究提示，如果在备孕期根除幽门螺杆菌，可能对于孕妇的早孕反应、一些妊娠并发症的减少是有利的。所以建议备孕期的女性先进行幽门螺杆菌的根除。

问题 57. 感染了幽门螺杆菌，出院后患者家人需要进行幽门螺杆菌筛查吗?

答：幽门螺杆菌的传播途径是口 - 口传播和粪 - 口传播。长期在一起生活的家人亲密接触，一起吃饭，是有概率相互传播的。流行病学调查发现，幽门螺杆菌感染是有家庭聚集倾向的。换句话讲，如果家庭成员中的一个人感染幽门螺杆菌，其他成员就比一般人群的感染概率高。但是幽门螺杆菌感染的传染性没有那么强，如果到外面跟朋友偶尔聚餐一次，传染的概率是很小的，不用过于担心。长期在一起生活的家庭成员，是有概率感染的，也正是出于这种考虑，如果家庭成员中有人感染幽门螺杆菌，建议家庭中的其他成年人在有条件的情况下，进行幽门螺杆菌筛查。筛查的方式非常简单，只需吹两口气，通过幽门螺杆菌尿素呼气试验检测是否感染幽门螺杆菌。如果发现感染，建议积极根除，减小家庭成员间相互传播再感染的概率，保障家庭成员的身体健康。并不建议儿童进行幽门螺杆菌筛查，除非儿童有不舒服的胃肠道症状，且这个症状与幽门螺杆菌密切相关，这种情况下才会考虑杀菌。在绝大部分情况下，儿童的幽门螺杆菌感染是不需要治疗的。

问题 58. 家里老年人感染幽门螺杆菌，要杀菌吗?

答：对于老年人感染幽门螺杆菌，需要评判杀菌的获利和风险哪个更大。很多老年人患有心脑血管疾病，还有一些慢性基础疾病，平时每天要服用大量药物，比如抗血小板药物，或是骨关节炎要服用各种止痛药，这些药物可能提高胃肠道损伤、消化道出血的概率。面对这种情况，如果同时有幽门螺杆菌感染，出血的风险会增加 3 ～ 5 倍。如果能够把细菌根除掉，消化道出血的概率也会大大下降，对老年人来说，安全性会更好。另外，一些药物可能增加对胃的刺激，所以根除幽门螺杆菌对于防护胃肠道的损伤以及更好地使用这些药物也是有帮助的。不少家庭都是老年人帮着带孩子，带孩子时也会密切接触，担心传染给孩子，所以对于老年人根除幽门螺杆菌，建议保持比较积极的态度，结合老年人自身情况，由专业的医生和患者共同制定诊疗方案。

胃食管反流病

问题 59. 胃食管反流病有什么症状?

答：胃食管反流病的典型症状包括胃灼热（烧心）、反酸、食物反流等，不典型症状有胸骨后不适、背痛、嗳气、恶心、上腹痛等。此外，胃食管反流病还可能出现哮喘、牙腐蚀、咳嗽、咽喉不适等食管外症状。

问题 60. 出现以上这些症状一定是胃食管反流病吗?

答：不是，除了胃食管反流病外，烧心、反流等症状也可能存在于其他消化道疾病，例如食管癌、贲门失弛缓症等疾病。不典型症状如胸痛、背痛，有可能是冠心病等其他疾病导致。因此，如果初次出现上述症状，应及时就医，由医生判断患者的情况。

问题 61. 诊断胃食管反流病要做什么检查?

答：约 30% 的胃食管反流病患者通过胃镜检查可以发现食管糜烂等改变，但部分患者的胃镜检查结果不存在食管黏膜异常。如果出现相关症状，而胃镜检查并无特殊表现，医生还可以通过不同的方法如 24 小时食管 pH 阻抗监测、质子泵抑制剂试验等来判断是否存在胃食管反流病。

问题 62. 出院回家后需要调整哪些生活方式?

答：饮食方面，应以稠厚、成型食物为主，少进食稀食。细嚼慢咽，饮食不宜过快、过饱。避免酸性食物与水果，避免甜食、油炸食物、咖啡、浓茶。戒烟、戒酒。餐后不要立即平卧休息，也应避免弯腰或其他增加腹腔压力的活动。休息方面，保持规律健康的生活，保证良好的睡眠质量。餐后不要立即平卧休息。晚上睡前 3 小时避免进食，避免大量饮水。夜间反流明显的患者，如发生夜间反流、呛咳、烧心等症状，可抬高床头 30 度左右。长期抬高床头睡眠可能导致颈部、腰部问题，应积极咨询医生，寻求其他解决方式。降低腹腔压力，肥胖会导致腹部压力增加，从而将胃内食物“挤”回食管，应控制体重在理想范围。注意运动方式，适宜慢跑、快走等；不适宜做明显增加腹压的运动，如仰卧起坐、弯腰够脚尖等。日常生活中的一些劳作，应注意方式和时间，例如，刚进食后不要弯腰扫地、长时间弯腰擦桌子、擦地等。

神经内科篇

脑血管疾病

问题 1. 发作性眩晕很快就能缓解，还需要去医院就诊吗?

答：需要。引起眩晕的原因有很多，如心血管系统疾病、耳鼻喉方面的疾病等。眩晕是脑血管疾病中最常见的临床表现，如短暂性脑缺血发作会导致眩晕的发生，所以需要积极查明导致眩晕的具体病因，在医生的指导下，对有可能存在的危险因素进行有针对性的积极有效的干预，从而避免眩晕的再次发生。

问题 2. 什么是短暂性脑缺血发作?

答：短暂性脑缺血发作是指由于脑或视网膜局灶性缺血所致的、不伴急性梗死的短暂性神经功能缺损发作。短暂性脑缺血发作一般在 1 ～ 2 小时内恢复，最长不超过 24 小时，不会遗留神经功能缺损的症状和体征，并且影像学检查正常。但是短暂性脑缺血发作患者发生脑卒中的风险要明显高于一般人群。所以，需要给予足够的重视，积极筛查病因和危险因素，全面评估，遵循个体化的原则，给予积极有效的治疗。

问题 3. 进行什么检查可以评估脑血管情况?

答：可以进行经颅多普勒超声检查（TCD）。是指利用超声多普勒效应，通过颅骨薄弱部位，以获取颅底动脉血流动力学参数，来反映脑血管功能状态的一种无创性检查方法，能够早期发现脑血管疾病或有脑血管疾病发病趋势的脑血管变化，对脑血管疾病的发生及发展起到早期预警作用。

问题 4. 什么情况下需要做经颅多普勒超声检查?

答：经颅多普勒超声能分别检测颅内及颅外各血管及其分支，对脑动脉硬化、脑动脉供血不足、脑血管痉挛、脑血管闭塞、脑出血及缺血性脑卒中等脑血管疾患的诊断及鉴别有重大作用。此外，有高血压、糖尿病、高血脂、吸烟、酗酒、高龄、超重、冠心病、房颤、精神紧张、失眠、颅脑损伤和脑卒中者，合并或出现头痛、头晕、眩晕、晕厥、一侧肢体麻木无力、乏力、言语不清、一过性黑矇、视觉异常等与脑血管症状有关的患者，需要进行此项检查。

问题 5. 什么是脑卒中？

答：脑卒中俗称脑中风，是指多种原因导致脑血管受损而引发的组织损害。其又分为出血性脑卒中和缺血性脑卒中。脑卒中发生后，会使脑组织及其所支配的运动、认知、语言及情感等多个功能丧失，但是如果能够得到及早的识别和规范的诊治，大多数患者会得到明显的恢复，对于其以后良好的生活质量也会有积极的作用。

问题 6. 老百姓口中的脑血栓和脑淤血是同一种病吗？

答：不是。脑血栓属于缺血性脑卒中，脑淤血属于出血性脑卒中。缺血性脑卒中是指因脑部血液循环障碍，缺血、缺氧所致的局限性脑组织缺血性坏死或软化。而出血性脑卒中是指非外伤性脑实质内出血，常形成大小不等的脑内血肿，有时穿破脑实质形成继发性脑室内及（或）蛛网膜下腔积血。所以，脑血栓和脑淤血完全是两个不同的概念，它们的治疗方式也完全不同。

问题 7. 脑卒中包括哪些疾病？

答：脑卒中通常分为缺血性脑卒中和出血性脑卒中两大类。缺血性脑卒中占脑卒中患者总数的 60% ～ 70%。常见的有短暂性脑缺血发作和脑梗死，多由动脉粥样硬化、各种动脉炎、外伤及其他物理因素、血液病等引起脑血管局部病变，形成血凝块堵塞，或由多种疾病所产生的栓子进入血液，阻塞脑部血管而发病。出血性脑卒中患者占脑卒中患者总数的 30% ～ 40%。常见的有脑出血和蛛网膜下腔出血，由于脑实质血管破裂出血或破裂血管的血液直接流入蛛网膜下腔所致。不包括外伤性脑出血，多由动脉瘤破裂、高血压、血管畸形、脑动脉硬化、肿瘤、血液病等引起。

问题 8. 什么是“青年卒中”？

答：“青年卒中”目前没有统一的定义，大多数研究将其定义为 18 ～ 45 岁发病的卒中。“青年卒中”占所有卒中患者的 10% ～ 15%，全世界每年约有 200 万青年人罹患卒中。中国卒中联盟统计了 160 万在院卒中患者，“青年卒中”发病率在 8.7% 左右。

问题 9. 青年人发生卒中的主要原因有什么？

答：主要原因有青年人久坐、熬夜、肥胖、吸烟、饮酒、高脂肪 / 胆固醇饮食，这些都是导致动脉硬化的因素；剧烈运动、按摩可能引起动脉夹层；滥用药物、某些特殊感染，如梅毒、艾滋病（HIV 感染）可以引起血管内膜炎，造成血管狭窄而引发卒中；口服避孕药也可能引起体内激素水平变化，造成血液高凝等而引起卒中。

问题 10. 什么是发泡试验?

答：发泡试验是在连接 TCD 设备后进行检查，在患者休息和进行深吸气、屏气动作时从静脉注射盐水和空气的混悬液，微泡将随着静脉血流从肘前静脉流到右心房。当受检患者不存在右向左分流时，微泡将进入右心室，沿肺动脉进入肺循环，TCD 显示屏上将不会有频谱的变化。当受检患者存在右向左分流时，微泡可从右房直接进入左房，而不经肺循环滤过。再从左房到左室进入主动脉，然后从主动脉三个分支进入体循环，TCD 设备就可在脑部探测到微泡信号。

问题 11. 为什么要做发泡试验?

答：用于发现心脏右向左分流的疾病，常见的原因是卵圆孔未闭。多应用于不明原因的卒中，尤其是青年卒中患者，应进行此项检查，发现栓子，协助患者尽早诊断与治疗。另外，偏头痛，特别是有先兆的偏头痛；短暂性脑缺血发作，并且无明显的颈动脉狭窄及易形成栓塞的心律失常；不明原因的晕厥；肺动静脉瘘等为明确病因，都应进行此项检查。

问题 12. 女性发生脑卒中的原因有哪些?

答：高血压、高血脂、糖尿病、吸烟、肥胖等可控因素影响着脑卒中发生的概率。调查显示，这些传统的影响脑卒中的因素，在女性脑卒中影响因素中只占了三成左右，所以还有很多其他的因素影响着女性脑卒中，如口服避孕药、妊娠、更年期等，都加大了女性脑卒中的风险。

问题 13. 女性发生脑卒中的特点有哪些?

答：①妊娠：妊娠期间由于止血剂的变化导致凝血因子增加以及抗凝和纤溶因子的降低，从而使血栓形成的风险增加。妊娠高血压综合征是妊娠期和产后女性卒中的首要原因。②口服避孕药：其所含的成分是各种雌、孕激素。外源性雌激素在进入体内之后，能够扰乱糖分、脂类物质的代谢，促使凝血因子、血脂水平升高，导致血液处于高凝状态，增加了女性患脑卒中的概率。③女性更年期：女性绝经期开始的平均年龄为 50 岁，伴随绝经期的主要病理生理改变使心脑血管病的危险因素增加，如腹型肥胖、高血压、高血脂、高血糖、胰岛素抵抗和体质指数的增高等。④绝经后激素替代治疗：激素的副作用能使血压、血糖、血脂升高，进而导致血栓和栓塞的出现。

问题 14. 如何关注女性生理期变化，预防脑卒中发病?

答：有原发性高血压、继发性高血压或妊娠相关高血压的妇女可以从妊娠第 12 周开始遵医嘱服用低剂量阿司匹林。口服避孕药人群应严格控制脑卒中危险因素，包括高血压、肥胖、吸烟、高血糖和高脂血症等。绝经后妇女不应将激素替代治疗用于卒中的一级和二级预防。

问题 15. 脑卒中为什么这么可怕？

答：脑卒中是我国成人致死、致残的首位病因。其具有高发病率、高复发率、高致残率、高死亡率的特点。脑卒中年发病率为 276.7/10 万，年患病率为 2022.0/10 万，且发病率每年增加 6.2%，其中，缺血性脑卒中占我国脑卒中病例的 72.9%。一旦发生卒中，70% ～ 80% 的患者会留有不同程度的后遗症，如肢体瘫痪、语言障碍、吞咽障碍、大小便失禁、癫痫、认知障碍以及焦虑、抑郁等，严重影响患者的生活质量，也给家庭带来沉重的负担。

问题 16. 脑卒中是否无法预防？

答：可以预防，并且还是防治脑卒中至关重要的一环。研究显示，90% 的脑卒中是可以预防的。这需要我们改正错误的观念和不健康的生活方式，学会识别脑卒中的危险因素，并有意识地避免。即使有些危险因素不可避免，也可以定期做好脑卒中的筛查，及早发现疾病的苗头，才能做到早发现、早诊断、早治疗，将脑卒中扼杀在“摇篮”里。

问题 17. 脑卒中的一级预防是什么？

答：脑卒中的一级预防即患者没有得过脑卒中，但有脑卒中的危险因素，如年龄超过 60 岁，有高血压、糖尿病、血脂异常、颈动脉粥样硬化斑块形成、同型半胱氨酸增高，或者是有其他代谢问题如尿酸高、肥胖、有吸烟、饮酒等危险因素存在，那么就要预防卒中的第一次发生。

问题 18. 脑卒中的二级预防是什么？

答：即有过一次卒中，预防再发卒中。二级预防同样也是针对不同人引起卒中的不同危险因素来进行控制，不管是高血压、糖尿病，还是血脂异常和同型半胱氨酸增高，进行药物治疗，再加上生活习惯和生活方式的改变，降低卒中的再发风险。

问题 19. 脑卒中的三级预防是什么？

答：三级预防主要是让卒中患者积极长久地进行合理的康复治疗。卒中以后，患者出现运动障碍（即肢体的活动障碍）、语言障碍（即说不清楚话）、认知障碍（即反应慢）、智能下降，或者是吞咽障碍（不能咽东西），这时要进行相应的康复治疗。康复治疗可降低致残程度，或者减少致残，甚至让患者达到完全康复。

问题 20. 如何预防脑卒中？

答：脑卒中的危险因素分为可控危险因素（可以人为进行干预的）和不可控危险因素（人为不能干预的），这些危险因素占得越多，得脑卒中的概率就越大。

不可控因素	年龄、性别、种族、遗传因素	
可控因素	疾病方面	高血压、糖尿病、血脂异常、颈动脉狭窄、房颤、其他心脏病、镰状细胞贫血等
	生活方式方面	吸烟、饮酒过量、超重与肥胖、不当饮食、缺乏运动等

问题 21. 脑卒中患者如何改善饮食习惯?

答：脑卒中患者良好的饮食习惯，主要包括限制食盐摄入量、禁止摄入胆固醇含量高的食物、低脂肪饮食等。应做到低盐饮食，建议每日摄盐量不超过 5 克，防止摄盐量过高而导致血压升高，不利于疾病恢复，还可能会增加疾病复发的风险；禁止摄入胆固醇含量高的食物，如牛油、猪油、奶油等，这些食物含有较多的胆固醇成分，大量食用容易加重动脉粥样硬化，从而不利于疾病恢复，还可能会增加脑卒中的复发概率；低脂肪饮食，如蔬菜、水果、蛋类、豆类、粗纤维谷物、各类奶制品等，对于患者血脂的影响较小。尽量避免吃肥肉、油炸食品等食物，以防止血脂升高，而加重病情。

问题 22. 肥胖与脑卒中的关系大吗?

答：肥胖是指体重超过正常值的 20%，并对健康造成了严重危害的一种超体重状态。肥胖者多伴有内分泌紊乱，血中胆固醇、甘油三酯含量增高，高密度脂蛋白降低，容易发生动脉硬化。此外，肥胖又易引起糖尿病、冠心病和高血压等疾病，这些都是脑卒中的危险因素。

问题 23. 哪些运动可以预防脑卒中?

答：预防脑卒中的运动主要包括有氧运动、抗阻运动和平衡训练等。有氧运动包括慢跑、快走、骑自行车、游泳等，可以促进血液循环，增强心肺功能，提高身体免疫力，从而降低患脑卒中的风险。但要注意避免剧烈运动，以免导致血压升高，诱发脑卒中。抗阻运动主要是指力量训练，如举哑铃、引体向上等，可以增加肌肉的力量和耐力，改善身体的代谢水平，有助于控制体重。但是要注意避免过度劳累和受伤。平衡训练包括打太极拳、瑜伽、八段锦等，可以锻炼身体的协调性和平衡感，减少跌倒的风险。但是要注意避免过度疲劳和受伤。

问题 24. 脑卒中高危人群该怎么运动?

答：运动时要循序渐进，持之以恒。每次运动前要有准备活动，运动后要有整理活动。避免运动突然开始、突然停止。如果气候异常，应尽量避免室外运动，并适当减少当日的活动量。如果身体状况欠佳，如感冒或有特别的疲劳感等，应暂停运动，不应勉强进行。要在症状和体征消失 2 天以上才能恢复运动。如果在运动过程中出现胸闷、胸痛、憋气、无力等不适症状，应立即停止活动。饭前、饭后 1 小时内不要进行大强度运动。运动后不要立即进行热水浴，休息 30 分钟以上再用温水淋浴。不要进行过于剧烈或要求爆发力的运动，尤其是竞争性强的运动，不要进行高强度的力量训练。

问题 25. 脑卒中患者血压高，能不能快点降血压?

答：一些患者在知道自己血压高后，希望可以快速将血压降至正常，但是这种想法是不正确的。降压速度过快，机体会无法适应快速降压所导致的供血不足，出现头晕、乏力等症状。因此，在降压时需注意平稳、缓慢。普通高血压患者控制在 140/90 mmHg 以下；合并糖尿病或肾病的患者血压一般控制在 130/80 mmHg 以下。老年人（年龄＞ 65 岁）收缩压一般应降至 150/90 mmHg 以下；如能耐受，可进一步降低。

问题 26. 血脂正常了，为什么还要服用降脂药?

答：血脂正常仍需要坚持服用降脂药物。是因为降脂药物的作用不仅在于降低血脂、预防粥样硬化斑块形成，还包括稳定已有斑块、防止心脑血管疾病复发、改善血管功能等。血脂异常会损伤血管内皮细胞，脂类物质沉积形成粥样硬化斑块，堵塞血管，致使血管管腔狭窄，血流不通畅，造成重要脏器供血不足；如果斑块脱落，就会形成血栓，导致心脑血管事件的发生。因此在首次心脑血管疾病发生后需积极监测血脂水平，并实施饮食控制和药物治疗等干预措施，使患者的血脂水平稳定在理想的范围内，以减少心脑血管事件的发生、复发和死亡。

问题 27. 如何控制糖尿病患者发生脑卒中的危险因素?

答：为了防止脑卒中的发生，需要早期筛查、早期诊断糖尿病。糖尿病患者应定期测量血糖，必要时测定糖化血红蛋白。早期发现血糖升高，应控制饮食、加强体育锻炼活动，2 ～ 3 个月血糖控制仍不佳，应遵医嘱使用药物治疗。同时，应积极控制血压、体重和降低血脂水平，全面控制心脑血管病的各项危险因素。

问题 28. 脑卒中患者如何管理血糖?

答：高血糖可以增加卒中发生率，是卒中的独立危险因素。当血糖高于 10.0 mmol/L 时，应该给予降糖治疗。急性期首选胰岛素，并注意防止低血糖发生。长期管理推荐目标血糖浓度为 7.8 ～ 10.0 mmol/L。目标血糖越接近以上范围的低值，获益越大，对于部分患者，只要不发生严重低血糖，6.1 ～ 7.8 mmol/L 的血糖是合理的。对于血糖低于 3.3 mmol/L 的患者，应该尽快给予补糖治疗，纠正血糖的目标为正常血糖即可，避免血糖过高。

问题 29. 吸烟对脑卒中有哪些影响?

答：吸烟是脑卒中发病的一个重要危险因素。吸烟者发生卒中的风险是不吸烟者的

2～3倍。戒烟是预防脑卒中最有效的措施。研究发现，卒中风险在戒烟后2年开始显著下降，戒烟5年脑卒中风险基本可以降到接近不吸烟者水平。长时间吸烟者导致的动脉粥样硬化难以被逆转，但吸烟导致的血液高凝状态则可以完全被逆转，戒烟2周后，血流速度几乎可以恢复到正常，碳氧血红蛋白指标也可以很快被改善。戒烟2个月后，这两项指标则完全恢复到正常。

问题30. 酗酒对脑卒中有哪些影响?

答：少量饮酒对脑卒中几乎不会产生影响，但酗酒会导致脑卒中发生，且发病率会高于正常人3倍。经常饮酒一方面能够影响血压，使血压升高，也会导致脑动脉硬化，还容易影响肝，引起血脂升高，降低人的免疫能力。由于缺血性脑卒中的发生与血脂高和动脉硬化有很大的关系，所以饮酒会增加缺血性脑卒中的发病率。另一方面，酗酒后会出现交感神经兴奋、心率增快、血压增高，继而诱发脑血管破裂，导致出血性脑卒中发生。

问题31. 心理问题对脑卒中有哪些影响?

答：随着社会发展，人们生活节奏变快，精神压力大，心情紧张，许多人会存在心理问题。很多人不把心理问题当作疾病，只认为是个人思想有问题。而心理问题也是脑卒中的致病因素。心理疾病会诱发或加重高血压、糖尿病等常见疾病。心理状态不正常的人会产生紧张、焦虑情绪，频频给机体自主神经不良的刺激，会产生各种应激信号，扰乱内分泌的良好均衡状态，导致各种疾病的发生。预防心理疾病的发生要做到：丰富精神文化生活；多与他人沟通，加强人际交往；经常调整心态，充实生活，加强学习，关心自己，安慰自己，保持心理平衡。

问题32. 脑卒中发病与季节有关系吗?

答：脑卒中的发生与季节是有一定的相关性的。当季节交替的时候，气温发生骤然变化，容易发生脑卒中，其原因可能是气温突然变换，造成脑血管的急剧收缩或扩张。在夏季，随着气温的升高，血管会扩张，一般认为发生脑卒中的概率会降低，其实不然，气温过高，血管扩张以后患者可能出汗、水分消耗多，造成脱水，诱发脑卒中。在冬季，患者可能出现血管收缩，导致血压升高等危险因素的控制不佳。因此，冬季要注意保暖，多晒太阳，天冷时减少户外活动；夏季避免大量出汗，并要及时补水。

问题33. 脑卒中有什么表现?

答：脑卒中分为缺血性脑卒中和出血性脑卒中，发生部位不一样，临床症状也不完全一样。缺血性脑卒中多在安静状态下发病，表现为言语不利、吐字不清、口角歪斜、吞咽障碍、偏瘫、感觉障碍，严重者可出现大小便失禁；出血性脑卒中起病急，多在活动状态下发病，表现为头痛、恶心、喷射样呕吐、肢体偏瘫、感觉障碍，严重者可出现意识障碍、昏迷。

问题 34. 怎样快速识别脑卒中？

答：在 2017 年世界卒中日，正式向全球发布“中风 120”，是适合中国国情的迅速识别脑卒中的方法，把数字变为行动，为脑卒中患者赢得抢救时间，降低致残率和死亡率，改善预后，提高卒中患者的生活质量。“1”看一张脸，即是否出现面部不对称、口角歪斜；“2”查两只胳膊，即是否能平行举起，是否单侧无力；“0”聆听言语，即是否有言语不清，表达困难。如果出现任何一项的改变，迅速拨打电话 120。

问题 35. 自己或身边人突发疑似脑卒中症状时该怎么办？

答：发现自己或者身边人有疑似脑卒中的症状时，不要慌张，应立即拨打 120 急救电话，并叙述清楚以下情况：自己或其他现场联系人的姓名和联系方式；患者大致情况，如姓名、性别、年龄、发病原因及主要症状；需要急救车到达的具体地点和该地点附近的明显标志，如建筑物或公交车站等。待急救电话接听员告诉您可以挂断电话时再挂断，立刻派人去等候急救车，同时保持电话通畅。必要时，可不挂断电话，询问并听从医生的指导处理。

问题 36. 可以选择送急性脑卒中患者到附近的社区医院就诊吗？

答：脑卒中患者早期的处理一刻千金，必须分秒必争，但并不是越快到达的医院越好，更不应该一味追求好名气的医院而延误救治时机。脑卒中患者溶栓的时间在发病后的 4.5 小时内，静脉溶栓可以明显减少梗死面积的扩大，挽救即将坏死的脑组织。不是每家医院都有溶栓或者取栓治疗的资质，可以微信关注“卒中地图”公众号，或者网页搜索“中国卒中急救地图”，选择最近的卒中中心医院，挽救生命。最快的选择还是呼叫 120，医生会把患者送到最近且有条件的医院救治。

问题 37. 等待急救车到来时，应帮患者做些什么？

答：要让患者平卧休息，松解衣领、裤带等，取出义齿（假牙），保持呼吸道通畅；帮助患者头偏向一侧，便于口腔分泌物自行流出，也有利于防止舌后坠而引起窒息；如有分泌物、呕吐物，要及时清除，防止误吸。如患者未清醒，切忌盲目喂食水。如果患者清醒，要安慰患者，缓解紧张情绪，保持镇静。在没有明确诊断前，切忌给患者服用药物，如安宫牛黄丸。运送过程中，应听从急救医生的建议。

问题 38. 对脑卒中患者的正确搬运方法是什么？

答：脑卒中患者发病后，要及时送到医院救治，在搬运的时候要切记，不能扶其坐起，不能怀抱着或背着患者，不能使患者处于头低脚高位。应该至少 3 人同时将患者平托，第一个人保护着患者的头部，双手托住患者头部和肩部，避免头部受到震动和过分的扭曲。第二个人托住患者的背部、腰部及臀部。第三个人则托起患者的双腿和腰部。三人要同时用力均衡，使患者保持平卧位，将患者移至医用担架上。

问题 39. 什么是脑卒中急救绿色通道?

答：指的是有卒中救治能力的医院，在急诊会建立卒中急救的绿色通道，主要的目的就是给卒中患者在时间窗之内开设一个特殊、及时、快速的救治通道，能够让患者以最快的速度得到救治。2022 年，国家卫健委将卒中患者从入院到开始静脉溶栓时间的满分标准设为≤ 35 分钟，最长时间不超过 60 分钟。患者进入绿色通道后，会有专人陪诊，进行各项检查和治疗，以最快的速度为患者静脉用药。

问题 40. 什么是脑卒中静脉溶栓治疗?

答：是指通过溶栓药物把堵在脑血管里的血栓溶解掉，使闭塞的血管再通，恢复脑组织供血，减少脑组织损伤，挽救神经功能。目前，我国最常用的溶栓药物是重组组织型纤溶酶原激活剂（爱通立，rt-PA）。溶栓药物的使用有严格的时间窗，使用时间是发病后 4.5 小时内，错过这个时间，缺血区的脑组织就会逐渐坏死，遗留严重后遗症，所以时间就是大脑!

问题 41. 什么是脑卒中取栓治疗?

答：脑卒中取栓治疗主要针对颅内大血管闭塞。通过导管经血管内到达闭塞的部位，使用特殊的取栓装置将血栓取出，恢复闭塞部位血流。指南指出：对于符合静脉溶栓条件的患者，应先静脉溶栓，再进行机械取栓。发病 24 小时内、存在大血管闭塞且有静脉溶栓禁忌证的患者，推荐用机械取栓。急性缺血性脑卒中就如同庄稼地缺水，缺水时间久了，禾苗就会旱死；如果可以尽早开通水渠灌溉，有些禾苗就可以被挽救回来。所以时间就是大脑，发病后一定要尽早进行溶栓或取栓治疗。

问题 42. 所有脑卒中患者都可以溶栓吗?

答：不是所有脑卒中患者都可以进行溶栓治疗。除了 4.5 小时的时间窗要求，如果患者是大面积脑梗死、血小板异常、凝血异常、有血液系统疾病或者其他部位的严重出血、近期有大手术、脑外伤、脑出血病史，都是禁忌证。所以能否进行溶栓治疗，必须要结合患者的病史，经过医生的综合评估才可以做决定。

问题 43. 错过了溶栓治疗，该选择什么药物治疗?

答：可使用抗血小板聚集药物，抑制血栓形成。常用药物有氯吡格雷、阿司匹林等。急性缺血性脑卒中患者在发病后 24 ～ 48 小时内可服用抗血小板聚集药物。对于静脉溶栓治疗的患者，也会在 24 小时复查 CT，判断无脑出血后开始服用此类药物。对于轻型脑卒中、高危短暂性脑缺血发作、合并高危颅内动脉狭窄患者，还会启动双重抗血小板治疗，即阿司匹林联合氯吡格雷，根据病情逐渐减量，维持一种药物长期服用。

问题 44. 预防缺血性脑卒中复发的“三大基石”是什么?

答：抗血小板药、他汀类降脂药和抗高血压药物是预防缺血性脑卒中复发的“三大基石”。阿司匹林或氯吡格雷单药均可以作为抗血小板首选药物。总胆固醇和低密度脂蛋白胆固醇水平升高与缺血性脑卒中密切相关。他汀类药物能够降低血脂水平，进而降低缺血性脑卒中的发病率，首选此类药物控制高脂血症已成为共识。对于发生缺血性脑卒中和短暂性脑缺血发作的患者，目标血压应控制在≤ 140/90 毫米汞柱；对于合并糖尿病和慢性肾病的患者，其目标血压应控制在≤ 130/80 毫米汞柱。

问题 45. 疾病稳定后，可以停用抗血小板药吗?

答：不能。多数患者在恢复阶段，尤其是病情较轻或短暂性脑缺血发作患者，都会感到症状缓解，以为完全康复了。但是血栓形成是一个逐渐的过程，不达到严重程度，患者感觉不到症状；动脉粥样硬化血栓形成而导致下一次疾病发作是不可预测的，无法预知它会在何时、何地发生。因此，长期的预防性治疗尤为重要。请不要因为感觉良好而自行停药，应根据医生的建议使用药物。

问题 46. 患有慢性胃病，空腹服用阿司匹林肠溶片会刺激胃吗?

答：应该空腹服用。阿司匹林肠溶片的外层有一层肠溶性的包膜，可防止药物在酸性的胃液环境中被崩解吸收，对胃黏膜造成损害。当药物到达肠道后，肠溶包膜才开始融化，所以不会对胃造成损伤。

问题 47. 脑卒中患者什么时候需要使用抗凝治疗?

答：缺血性脑卒中又分为两大类，即心源性卒中和非心源性卒中。心源性卒中是由心脏疾病，特别是心房颤动造成的脑栓塞。如果是心房颤动造成的脑栓塞，才考虑用抗凝治疗，而且抗凝治疗不能在急性期用，必须在急性期过后的恢复期选择恰当时机介入抗凝治疗，作为心源性脑栓塞的二级预防。

问题 48. 使用抗血小板药物和抗凝药物需要注意观察什么?

答：这两类药物可能会引起一些副作用和风险，要评估是否存在出血等高危因素，如溃疡或者以前有过脑出血病、其他血液系统疾病。对于存在高风险的患者，在使用药物时，要注意观察。如消化系统出现腹痛、腹胀、黑便、呕血或者皮肤、牙龈或者小便有出血现象，则应及时到医院就诊，根据病情调整治疗方案。

问题 49. 脑血管狭窄可以手术治疗吗?

答：是否可以手术治疗，需要根据狭窄的程度和部位进行判断。如果脑血管狭窄的病情比较严重，比如颈内动脉起始处狭窄超过 70%，或者椎动脉开口、基底动脉、大脑中动脉重度狭窄等，已经出现脑梗死的症状，就应该限期选择手术治疗。颈动脉狭窄手术治疗也分两种情况，一种是选择支架治疗，可以直接在颈动脉狭窄处放一个支架，达到支撑血管的效果，改善血管狭窄问题；另一种是直接选择内膜剥脱手术，将血管里的斑块全部切除，这种手术相对来说创伤比较大。

问题 50. 通过什么检查可以知道脑血管狭窄的程度？

答：可以进行脑血管造影检查。是经肱动脉或股动脉插管，在颈总动脉和椎动脉注入含碘造影剂，然后在动脉期、毛细血管期和静脉期分别摄片，即可显示颅内动脉、毛细血管和静脉的形态、分布和位置。用于颅内外血管性病变，例如动脉狭窄、侧支循环评估、动脉瘤、动静脉畸形、颅内静脉系统血栓形成等，以及自发性脑内血肿或蛛网膜下腔出血病因检查，观察颅内占位性病变的血供与邻近血管的关系及某些肿瘤的定性。

问题 51. 脑血管造影检查结束后，需要注意什么？

答：患者如进行下肢股动脉穿刺，穿刺侧下肢应该保持伸展位，穿刺处加压包扎 6 小时，卧床休息 24 小时，避免穿刺侧的髋关节有大幅度的运动。对于使用闭合器闭合的患者，可以稍早进行下床活动，一般建议患者至少患肢制动 8 ～ 12 小时，具体制动的情况，需要根据临床医生的经验和患者的情况确定。一般建议患者不要过早下床活动，以免股动脉局部形成血肿。观察穿刺部位情况，有无局部淤血、渗血等，注意观察局部皮温、颜色和足背动脉搏动情况。配合进行心电监护、血氧饱和度监测等，密切观察生命体征变化。适当多喝水，有利于造影剂的排出。

问题 52. 所有的狭窄血管都可以置入支架治疗吗？

答：脑血管狭窄能不能置入支架，要具体情况具体分析。第一，要考虑狭窄的程度，狭窄超过 70% 才考虑置入支架。第二，考虑脑血管狭窄有没有症状、周围脑组织灌注如何，如果周围脑组织侧支循环开放、代偿良好，就不需要置入支架。第三，要考虑狭窄能不能置入支架，如果是比较长节段的狭窄，接近于闭塞，如颈动脉分叉处狭窄，多数情况下建议做内膜剥脱术，其优于置入支架。第四，置入支架只是治疗手段，更重要的是要控制好危险因素，如“三高”、烟酒、超重等，置入支架只是对症治疗。

问题 53. 脑卒中后，为什么喝水会呛咳？

答：患脑卒中之后喝水呛咳是一种常见的症状。脑卒中如果病变部位在脑干、延髓等部位，或病变累及舌咽神经或舌咽神经核，都会出现饮水呛咳的症状。卒中患者如果吃饭、喝水总发生呛咳，就会害怕并减少进食水，时间一长，不但会影响心情，还会引发吸入性肺炎、脱水、营养不良等一系列并发症，严重的甚至会危及生命。

问题 54. 如何判断脑卒中后能不能经口进食?

答：有些部位的脑卒中会影响患者的吞咽功能。吞咽功能就是从口腔咀嚼食物开始，到食物经过咽喉吞咽至胃内的过程。吞咽功能出现问题的时候，可能会导致营养不良、肺炎甚至窒息，所以卒中后吞咽功能的评估尤为重要。误吸又分为显性误吸和隐性误吸，显性误吸很好识别，就是当误吸发生后，患者立即出现刺激性咳嗽、气急甚至哮喘；隐性误吸难以观察，患者误吸当时不出现咳嗽等外部体征，没有刺激性呛咳、气急等症状，如出现口咽部分泌物增多、胃食管反流、不明原因发热、反复支气管炎或肺炎、发声改变等情况，就应当及时就医。

问题 55. 患了脑卒中后，能吃什么食物?

答：饮食种类应多样化，可增加纤维素、钾等营养素的摄入，含纤维素较多的食物如芹菜、韭菜，含钾较多的食物如香蕉、橙子。建议全谷物、杂豆、薯类、水果、蔬菜、奶制品等饱和脂肪含量较低的膳食。建议多吃水果，摄入水果的量越多，发生脑卒中的风险就越低，但前提是血糖正常。控制脂肪的摄入，《中国居民膳食指南（2022）》指出，成年人每天烹调油的摄入量为 25 ~ 30 克，相当于 2 勺家用搪瓷勺的量。尽量多吃红肉，也就是老百姓说的瘦肉，也可以选择鱼、虾等海产品，少吃或不吃五花肉、肥肉。烹饪方式尽量选择蒸、煮等少油的方式，避免食用油炸食品。控制每天摄入食盐不超过 5 克，约等于 1 个啤酒瓶盖的量。除了看得见的盐，也要小心“看不见”的盐，比如腐乳、腊肉、泡菜、火腿肠等，虽然吃起来不觉得咸，但是这些食物所含的盐也同样不能忽视。

问题 56. 吞咽障碍患者经口进食的注意事项有哪些?

答：①注意进食体位：采取坐位，不能坐起者采取半坐卧位，将上身抬起大约 30 度。②注意食物的性质：如果太稀，很容易会发生呛咳，可将食物搅拌成糊状给患者食用，饮水可使用增稠剂。③注意精神状态：患者吃东西的时候必须要处于清醒的状态，昏睡的时候不可以给患者喂东西。④避免黏腻的食物：比如汤丸、粽子、糯米饭等，这些食物会黏在咽喉、食管，导致患者出现呛咳、窒息。⑤注意食物的量：每口大约在 5 毫升，也就是一小汤匙，每吃完一口食物，再吃下一口，不要连续喂食。⑥注意饮食环境：保持安静，不要和患者说话，也不要在吵闹嘈杂的环境中进食，会分散患者的注意力，引起呛咳的情况发生。

问题 57. 一侧肢体偏瘫该怎么办?

答：家人偏瘫了不要着急，要时刻注意保护患者的患侧。扶着患者的时候不要拖、拽，以防肩部拉伤。给患者翻身的时候，要注意扶着肩膀、臀部，往自己的怀里“搂过来”，以协助翻身，大部分人可能下意识地拉着患者肩膀使劲儿拽，这样是不对的，可能会造成患者的肩关节脱位。床上水平移动患者的时候，要双手先扶着肩膀，将上身相对移动一些，再抬臀部，把下半身移动过去，并且患者改变体位后，要询问患者是否舒适。

问题 58. 什么是良肢位摆放？

答：中国每年约有 200 万例新发卒中患者，其中约 80% 的患者经治疗后仍存在肢体功能障碍，无法独立生活。良肢位摆放是可以防止肌肉痉挛的一种早期康复姿势，对脑卒中偏瘫患者，及早进行良肢位摆放将改善其肢体功能缺失，提高生活质量。当患者生命体征平稳、症状不再进展 48 小时后，需要进行良肢位摆放。建议良肢位摆放时间≥ 4 周。

问题 59. 偏瘫患者平躺时应注意什么？

答：平躺时，头下垫软枕。患侧肩下和上肢垫长枕，上肢向外展开 20 度～ 40 度，肘关节和腕关节都要伸直。手指伸展开，掌心向上，以防手部出现挛缩、畸形，如手部无法自行保持伸展状态，可使用矫形器分指板辅助。髋下、臀部和大腿外侧要垫软枕，膝下用软垫稍微垫起，脚腕保持直立，足尖要向上，必要时可使用矫形器足托保持；使用矫形器时要注意定时放松肢体。

问题 60. 偏瘫患者卧床时，患侧卧位应注意什么？

答：患侧卧位是指偏瘫侧在下面时：①头下垫软枕，背后垫 R 形垫，身体稍往后仰。②偏瘫侧肩部向前伸展，偏瘫侧上肢向外、向前伸展，上肢和躯干呈 90 度，肘和手腕都伸直，掌心向上。③偏瘫侧下肢轻度屈曲放在床上，健侧下肢屈髋屈膝向前放于长枕上；健侧上肢放松，放在胸前的枕上或躯干上。

问题 61. 偏瘫患者卧床时，健侧卧位应注意什么？

答：健侧卧床是指偏瘫侧在上面时：①头下垫软枕，背后垫 R 形垫。②身前用枕头支撑，偏瘫侧上肢向前伸展放在软枕上，使偏瘫侧肩胛骨向前向外伸展 90 度～ 100 度。手指伸展，掌心向下。③偏瘫侧下肢轻度屈曲位，放于长枕上，偏瘫侧踝关节不能内翻悬在枕头边缘，足底与踝关节呈 90 度，防止足内翻下垂。

问题 62. 如何为偏瘫患者翻身？

答：一个人帮患者翻身的时候，面向患者，需要把患者的膝部和肩部向同一侧弯曲，把手臂交叉在胸前，再缓慢翻转。两个人翻身时可以站在患者的两侧，将患者手臂交叉在胸前，一个人扶住患者的肩部，另一个人扶住患者的髋部，同时慢慢将患者向另一侧翻转。在翻身的过程中，应该缓慢、平稳地进行，以避免患者受伤或不适。同时需要保持患者的头颈和脊柱处于中立位置，避免过度弯曲或扭曲而造成损伤。侧卧位时将枕头倚在背部，作为身体的依托，翻身角度 30 度即可，避免所有身体重量压在下方的肢体。

问题 63. 长期卧床患者，压力性损伤（压疮）好发的部位有哪些？

答：根据卧位不同、受压点不同，好发部位也不同。①仰卧位：枕后、肩胛部、肘部、后背脊椎体隆突处、骶尾部、足跟；②侧卧位：耳廓部、肩峰、肘部、髋部、膝关节的内外侧和内外踝；③俯卧位：耳廓、面颊部、肩部、女性乳房、男性生殖器、髂前上棘、肋缘突出部、膝部、足趾；④坐位：坐骨结节、肩胛骨、足跟等处。

问题 64. 预防压疮的方法有哪些？

答：对长期卧床或活动受限的患者可以制定翻身记录表，定时（每 2 小时）帮助患者进行翻身，注意避免拖、拉、拽等动作。注意皮肤清洁，尤其汗液或大小便浸渍后，用温水清洁皮肤，擦干后可涂抹润肤乳。加强营养，建议高维生素、高蛋白饮食，多食用瘦肉粥、牛奶、果汁等，增加皮肤的抵抗力。如果已经出现压疮，需及时就医。

问题 65. 偏瘫患者床上坐起时应注意什么？

答：①将床头摇起或背部用枕头支撑好，保持躯干挺直 90 度，不可倾斜。②偏瘫侧上肢垫软枕，偏瘫侧肩部向前伸，肘关节伸直，双侧上肢伸展放于床上餐板或调节板上。③髋关节屈曲，稍大于 90 度，双膝关节微屈，膝下垫软枕，偏瘫侧足底放软枕。

问题 66. 偏瘫患者坐轮椅时应注意什么？

答：①背部伸直，靠住椅背，臀部坐在轮椅坐垫的后方，在偏瘫侧腿的外侧放软垫，膝关节、踝关节均保持 90 度。②偏瘫侧上肢放于胸前软枕上，保持姿势的对称，可前伸或屈曲靠近身体，避免肘关节过度屈曲，手指自然伸展。③双脚垂直于膝下，平放在踏板上，双脚分开与肩同宽，保持两脚尖对称、向前。

问题 67. 什么是矫形器？

答：矫形器是指用于人体四肢、躯干等部位，通过力的作用预防、矫正畸形，治疗骨关节及神经肌肉疾患，补偿其功能的体外装置。主要功能包括：①稳定与支持关节，恢复承重或运动能力。②固定与矫正已出现畸形的肢体或躯干，防止畸形加重、保护病变的肢体，减轻负荷。③代偿已经失去的肌肉功能，辅助肢体活动。卒中后最常用的矫形器有肩部矫形器、腕手矫形器、踝足矫形器。

问题 68. 佩戴矫形器应该注意什么？

答：矫形器是用于改变神经 - 肌肉功能特性的体外装置，使用不当可能会出现肌肉萎缩、肌无力、关节活动度减低、压疮等不良反应。在使用过程中应养成定期检查皮肤的习惯，如皮肤表面红肿或擦伤等情况；定期调整矫形器松紧度；使用前还应该完善相关的检查；在医师的指导下进行康复训练，并定期复查。如出现上述不良反应，应及时就医。

问题 69. 脑卒中患者需要康复治疗吗?

答：脑卒中患者常存在各种后遗症和功能障碍，包括肢体活动不利、感觉麻木、言语不清、吞咽困难、大小便失禁等，导致患者生活不能自理，甚至长期卧床。康复治疗就是综合应用各种治疗手段，尽可能地纠正或改善脑卒中的各种后遗症，提高患者的生活自理能力，包括独立穿衣、吃饭、洗漱、步行等方面，从而提高患者的生活质量，使患者可以重返社会。

问题 70. 脑卒中患者康复治疗方法包括哪些?

答：早期良肢位摆放、体位转移和关节活动度训练；脑卒中早期站立、步行康复训练；脑卒中后的肌力训练、肌张力变化和痉挛的康复；早期语言功能的康复；认知功能康复；吞咽功能康复；心脏功能和呼吸功能康复；并发症（深静脉血栓和肺栓塞）的预防和康复等。

问题 71. 脑卒中后患者什么时候开始进行康复训练?

答：在脑卒中急性期病情稳定之后，就应该开始进行早期康复训练。从锻炼肌肉功能开始，可以同时配合针灸、推拿、按摩、理疗等各种治疗措施，逐步恢复一定的神经功能之后，就要进行主动的功能训练和锻炼。康复训练是一个循序渐进的系统工程，需要付出长期的努力和坚持，应该以积极主动的姿态去进行康复治疗，抓住脑卒中后最初 3 个月的黄金时间，树立信心，积极训练，尽可能地减少功能障碍，提升生活质量。

问题 72. 脑卒中患者是不是越早下床活动越好?

答：很多患者在脑卒中后出现肢体瘫痪等功能障碍，部分家属为了让患者快点恢复，早早地让患者下地走路，这样的行为对患者的康复进程是非常不利的。卒中后偏瘫患者，肢体功能康复过程就像婴儿期一样，要遵循翻身 - 坐 - 站逐步训练，再到迈步走。急于求成地拖、拽、架、搀患者勉强站立、行走，会导致或加重关节损伤，引起不良步态，反而影响肢体功能恢复。

问题 73. 脑卒中患者如何使用手杖帮助行走?

答：手杖的长短要合适。一般要求手杖的长度约等于地面到患者股骨大转子（髋关节外侧皮肤凹陷处）的高度，并且在肘关节屈曲 20 度。健康的一侧手持手杖，手杖底部应距离足尖前外方 15 厘米左右。如果患者持普通手杖步行，仍感觉不稳定，则可以选用四脚手杖。持手杖步行多采用“三点步行法”，健康的一侧手先持手杖，而后活动受限的一侧腿迈出，然后健康一侧腿迈出。也可以采用“两点步行法”，先是手杖和活动受限一侧的下肢同时向前迈出，再迈出健康一侧的下肢。与“三点步行法”相比，这样步行速度较快，但稳定性稍差。

问题 74. 脑卒中后患者出现肢体痉挛应该怎样处理?

答：有很多方法能够缓解和治疗痉挛：①通过良肢位的摆放可以减少痉挛的发生，尤其在疾病早期、软瘫期的时候就要开始进行。②康复方面的综合理疗，比如温热的刺激，包括低频电刺激、康复手法等，均可以改善痉挛的发生。③应用康复设备，比如目前常用的等速肌力训练，包括机器人训练等，都可以有效改善痉挛。④通过口服一些药物也可以改善痉挛的程度。

问题 75. 脑卒中卧床患者怎样预防便秘?

答：脑卒中后患者卧床，便秘是其最常见的并发症之一，可以采取以下方法加以预防。①要注意饮食的调整。选择高纤维食品等能增加粪便体积的食物、增加水分的摄入以防止粪便干燥，每天饮用 2000 ~ 3000 毫升的水。②要养成良好的定时排便习惯，排便的时间最好在早晨起床以后或者早餐后 20 分钟左右，即使这个时间没有便意，最好也要排一次大便，促进正常排便反射的形成。③可以辅助使用一些治疗便秘的药物，比如乳果糖、通便胶囊等。

问题 76. 脑卒中患者出现便秘，应该如何处理?

答：脑卒中患者出现便秘后不可用力排便，照顾者可按照顺时针方向按摩患者的腹部，促进患者肠道的蠕动。经常用温热水擦洗肛周皮肤，促进肛门的收缩。对于异常干硬、难以排出的大便，给予开塞露或肥皂水灌肠。也可以戴上医用手套，涂上润滑油，用手指协助患者排便。但患者会很痛苦，协助排便动作要轻柔，避免损伤患者的肠道黏膜。

问题 77. 与失语患者沟通的方法有哪些?

答：患者出现失语的情况，与家人的沟通交流成为首要问题，掌握简单的沟通交流方式有助于及时了解患者的需求并发现患者的病情变化。具体方法有：①手势法，与患者共同约定手势示意图，如上竖拇指表示大便，下竖拇指表示小便，张口是吃饭，手掌上下翻动是翻身，手捂前额表示头痛，手在腹部移动时表示腹部不适，除双侧肢体瘫痪和理解障碍的患者不能应用外，一般患者均可以用此法。②实物图片法，利用一些实物图片进行简单的思想交流以满足生理需要，解决实际困难。利用常用的物品如茶杯、便器、病床，反复教患者使用，如茶杯表示要喝水，病床表示要翻身，这种方法最适合用于听力障碍患者的交流。③文字书写法，适用于文化素质高、无机械书写障碍和空间书写障碍的患者。

问题 78. 脑卒中患者出院后需要注意什么?

答：脑卒中患者的恢复是一项长期的任务，不可一蹴而就，除了住院期间及时有效的治疗之外，出院后家人也要和患者同心协力，抓住黄金恢复期，也就是脑卒中后最初的 3 个月。首先患者要坚持服药，定期复诊，生活规律，劳逸结合，坚持科学的、和自己能力相匹配的康复训练，家人也要付出爱和耐心，使患者保持良好的心情，共同努力帮助患者恢复健康。

问题 79. 照顾卧床的患者，需要监测哪些指标？

答：进行居家照护的人需要进行身体检查，包括体温、脉搏、呼吸、血压等基本指标的测量。这些检查可以帮助照护人员了解被照护者的身体状况，及时发现异常情况并采取措施。

问题 80. 如何正确观察和测量体温？

答：一般可以使用水银温度计进行腋窝处的测量，正常值为 36 ～ 37 摄氏度。体温计甩至 35 摄氏度以下后，将其夹在腋下，10 分钟后读取数值。测量前应擦干腋窝，使其处于干燥状态。测温期间需要夹紧上臂，以免出现误差。

问题 81. 如何正确观察和测量脉搏？

答：脉搏的正常值为每分钟 60 ～ 100 次。测量脉搏一般会选用桡动脉，即在手腕部位的脉搏搏动，安静状态下测量 1 分钟。在触诊脉搏时，记录每分钟脉搏搏动次数，可反映心脏搏动的频率。同时还要特别注意观察脉搏的搏动是否规整、在 1 分钟内是否平均。

问题 82. 如何正确观察和测量呼吸？

答：呼吸正常每分钟 16 ～ 20 次。可以通过观察胸或腹壁起伏的次数测量，一呼一吸为一次，节律规整，呼吸均匀。对危重患者，可用少许棉花置于鼻孔前，观察棉花吹动的次数，1 分钟后计数，要在安静环境、患者情绪稳定时测量呼吸。

问题 83. 如何正确观察和测量血压？

答：血压正常范围是收缩压（高压）90 ～ 139 毫米汞柱，舒张压（低压）60 ～ 89 毫米汞柱。被测量者应在安静的状态下休息至少 5 分钟。采取坐位或平卧位，上臂与其心脏放置在同一水平线上，充分暴露手臂后将手臂自然放松，手心朝上。电子血压计袖带绑在肘关节上距离肘窝 1 ～ 2 厘米处，松紧以能插入 1 根手指为宜，点击“测量”按钮后读数。

问题 84. 脑卒中患者为预防复发要定期输液吗？

答：不需要定期输液。没有任何证据表明定期输液可以预防脑血管病。脑血管病患者应该在专业医师指导下，做好巩固治疗，包括药物治疗、康复治疗、物理治疗等各方面治疗手段，进行综合治疗。还应做好二级预防，控制危险因素，包括控制高血压、治疗血脂异常、治疗糖尿病、治疗心脏病控制体重、戒烟限酒、治疗高同型半胱氨酸血症等来防止疾病复发。必要情况下的输液，也应该由医师开具处方，根据病情有针对性地进行，而不能作为预防手段。

问题 85. 预防脑卒中应用中药还是西药？

答：很多患者出院时并不希望带太多的西药，认为吃太多药对身体不好，过分相信中成药。如阿司匹林类抗血小板聚集的药物、他汀类降脂药，已经通过大规模的临床试验证实，对预防脑卒中有肯定的作用，推荐长期使用。中成药在我国广泛用于治疗缺血性脑卒中已有多年，汲取了数千年中医理论的精华，对于改善脑循环有一定的作用，可以根据患者的具体情况使用。中药对于脑血管病的治疗作用不能取代西药，但可以联合用药，给患者提供更好的预防脑卒中的治疗方案。

运动障碍性疾病

问题 86. 只要出现手抖就预示患帕金森病吗？

答：手抖不一定预示患帕金森病。手抖是帕金森病的一个主要临床表现，但不是手抖就一定是因为帕金森病。手抖称为震颤，导致出现震颤的原因有很多，主要分为生理性的和病理性的。生理性震颤主要是情绪紧张、激动时出现的；病理性震颤常见于原发性震颤、甲状腺功能亢进、小脑性震颤、药物性震颤、长期饮酒等。因此，出现手抖就等同于患上帕金森病的说法是不正确的，但需要及时就医。

问题 87. 帕金森病的运动症状有哪些？

答：帕金森病的运动症状常开始于一侧上肢，逐渐累及同侧下肢，再波及对侧上肢及下肢，包括：①静止性震颤：常为首发症状，静止时发生，用力活动时减轻，睡眠时消失。典型表现为拇指、示指（食指）搓丸样震颤，频率 4 ～ 6 赫兹。②肌强直：被动运动关节时阻力增高，类似弯曲软铅管的感觉，故称“铅管样强直”。③运动迟缓：随意运动减少，动作缓慢、笨拙。④姿势平衡障碍：走路时患侧上肢摆臂幅度小或消失，下肢拖拽。

问题 88. 帕金森病的非运动症状有哪些？

答：帕金森病的非运动症状可以发生于运动症状出现之前甚至多年或之后，包括：①感觉障碍：早期出现嗅觉减退，中晚期常有肢体麻木、疼痛；②睡眠障碍：出现夜间多梦症状；③自主神经功能障碍：出现便秘、多汗、脂溢性皮炎、流涎，后期可出现性功能减退、排尿障碍或直立性低血压；④精神障碍：近半数患者伴有焦虑、抑郁，15% ～ 30% 的患者在疾病晚期发生认知障碍、痴呆以及幻觉。

问题 89. 什么情况下可以手术治疗帕金森病？

答：药物治疗对于早期帕金森病效果明显，但长期疗效明显减退，出现严重的症状波动或异动症的患者可考虑手术治疗帕金森病。需要强调的是，手术可以明显改善运动症状，但不能根治疾病，术后仍需应用药物治疗，但可减少剂量。手术对肢体震颤和（或）肌强直有较好的疗效，但对躯体性中轴症状如姿势、步态障碍无明显疗效。手术方法主要有神经核损毁术和脑深部电刺激术（DBS），DBS 相对无创、安全，是手术的主要选择。

问题 90. 服用复方左旋多巴时要注意什么？

答：复方左旋多巴是治疗帕金森病最基本、最有效的药物，对震颤、强直、运动迟缓等均有较好的疗效。用药期间要注意服药时间，最好在餐前 1 小时或者餐后 1 个半小时服用，帕金森病患者本身对蛋白质饮食无限制，但蛋白质饮食会影响左旋多巴的药效。因此食用适量的优质蛋白，注意与左旋多巴分开摄入。此外，还要注意药物不良反应，比如会出现恶心、呕吐、低血压、心律失常、症状波动、异动症和精神症状等。活动性消化道溃疡者谨慎使用，闭角型青光眼、精神病患者禁止使用。

问题 91. 什么是帕金森病的剂末现象？

答：剂末现象是长期应用左旋多巴治疗帕金森病后期出现的一种药效减退的现象。表现为服药后起效时间延长，从原来的 30 分钟延长至 1 小时左右，以及药效维持时间缩短，从原来的 4 ～ 5 小时缩短至 1.5 小时左右。剂末现象包括运动症状和非运动症状，运动症状表现为震颤、动作缓慢、发僵感、肌肉痉挛、全身无力、平衡障碍、难以从椅子上起坐、动作的灵活性降低、吞咽和言语障碍等；非运动症状表现为思维迟钝、胸部和腹部不适、不能耐受冷热刺激、多汗、容易疲劳、便秘、睡眠障碍等。

问题 92. 什么是帕金森病的开关现象？

答：是指帕金森病患者长期应用左旋多巴类药物后出现的药效波动现象，是该类药物产生的一种副作用。“关”主要表现为突然出现肢体僵直，运动不能，就像断电一样，比如在走路时突然迈不开步子，脚上好像戴了镣铐，举步维艰。“开”时尽管未加用任何相关治疗，却突然活动正常，肢体僵硬消失，活动自如。这种变化速度非常快，且不可预测，如同电源开关一样，临床上形象地称其为开关现象。开关现象不可预测，使得帕金森病症状在突然缓解和突然加重之间转换，缓解时常有不自主运动，加重时全身僵硬、寸步难行。

问题 93. 什么是帕金森病的晨僵现象？

答：晨僵现象是指帕金森病患者每天早晨起床后的一段时间内症状非常重，全身僵硬，很难活动，表现为起床困难，如厕困难，不能独立完成穿衣、洗漱、吃早饭，需要家人帮助。患者晨僵基本是因为前一晚口服的左旋多巴在一晚的代谢后药效不足所致的，为克服这一现象，需要寻求医生的帮助，调配药物的剂量和服用时间，充分发挥药效，有利于减轻晨僵。

问题 94. 什么是肝豆状核变性？

答：肝豆状核变性是一种常染色体隐性遗传的铜代谢障碍性疾病，由铜在体内各组织中的异常沉积所导致，发病年龄为 3 ~ 60 岁，儿童期和青少年发病占大多数。特征性临床表现为急性或慢性肝病症状、进行性加重的锥体外系症状、精神症状和角膜色素环。以肝症状起病者平均年龄为 11 岁，以神经症状起病者平均年龄为 19 岁，其他常见的临床症状包括溶血性贫血、骨关节症状、血尿等。

问题 95. 肝豆状核变性患者饮食上需要注意什么？

答：肝豆状核变性患者的饮食治疗可分为减少铜摄入和增加铜排出。需严格注意限制含铜多的饮食，予以低铜饮食，避免或限制富含铜的食物，如动物肝和血、豌豆、蚕豆、玉米、贝类、螺类、坚果、巧克力、蘑菇等。可食用高氨基酸、高蛋白质饮食促进尿酮的排泄，如奶类、动物精瘦肉、各种蛋类等。也要注意控制饮用水的铜摄入量，有条件者可以选用家用水净化器。

问题 96. 饮酒可以改善震颤症状，为什么？

答：饮酒后震颤症状减轻，这种情况最常见的原因称为原发性震颤，也称特发性震颤，是一种原因未明的具有遗传倾向的运动障碍性疾病。50% ~ 70% 的患者喝了酒以后会出现抖动的减轻。这可能是因为酒精具有镇静和抑制神经系统的作用，饮酒后麻痹了大脑中负责控制肌肉运动的神经递质的活动，所以抖动会短暂减轻，酒精消散之后会加重，所以不建议饮酒。

周围神经疾病

问题 97. 什么是三叉神经痛？

答：三叉神经痛是生活中最常见的脑神经疾病，通常为三叉神经分布区内反复发作的阵发性、短暂、剧烈疼痛而不伴三叉神经功能破坏的症状，常于 40 岁后起病，女性较多。多为骤然发生的剧烈疼痛，但严格限于三叉神经感觉支配区内。有的在发作时不断做咀嚼动作，严重者可伴有同侧面部肌肉的反射性抽搐，又称痛性抽搐，每次发作仅数秒至 1 ~ 2 分钟即骤然停止，间歇期正常，病程初期发作较少，间歇期长。随病情进展，间歇期逐渐缩短。

问题 98. 三叉神经痛患者预防疼痛的小妙招有哪些？

答：第一，吃饭、漱口、说话、刷牙、洗脸动作宜轻柔，不宜食用刺激性食物，以免诱发三叉神经痛；第二，注意头面部保暖，避免局部受凉，不要用过热、过凉的水洗脸；第三，保持情绪稳定，保持充足的睡眠，饮食要有规律，宜选择质软、易嚼的食物，因咀嚼诱发疼痛的患者则要进食流食；第四，保持精神愉悦，避免精神刺激；第五，遵医嘱正确规律服药。

问题 99. 空调吹一夜，一觉醒来嘴突然歪了，这是为什么？

答：面瘫俗称口眼歪斜，西医称面神经炎，是因面神经受损导致面部肌肉瘫痪而出现的一系列症状，临床表现为一侧口眼歪斜、鼻唇沟变浅、眼睛闭合不全、迎风流泪、刷牙漏水、吃饭时腮部存食等。以下几方面均会导致面瘫：①机体免疫力降低：生活作息不规律、熬夜、工作压力大等原因导致机体免疫力降低而出现面瘫，或既往有基础疾病，使机体免疫力受损等。②受寒：天气剧烈变化，防寒保暖措施不得当，导致面部、颈部受寒而出现面瘫；夏季因贪凉喜冷，喜食冷饮，吹空调、风扇不当，洗头、洗澡后吹风受寒，均会导致面瘫。③感染病邪：感染流感病毒、水痘病毒、疱疹病毒等引起面神经炎。

问题 100. 面神经炎后如何快速恢复？

答：应设法促使局部炎症和水肿及早消退，并促进面神经功能恢复，使用皮质类固醇激素、维生素 B 族，病毒原因引起的使用抗病毒药物，还可以使用理疗及针灸治疗、物理治疗。日常天气变化时要注意保暖，劳累时要注意身心调节，如保证充足的饮水和足够的维生素摄入，长期不愈者可考虑局部手术治疗。

问题 101. 如何预防面神经炎？

答：①日常锻炼：根据自身的情况选择一些项目来进行锻炼，提高对疾病的抵抗能力。②避免面部长时间受凉：因长期让面部受凉会引起面部神经受损，故不要让面部长时间受到冷风吹袭。③保证充足的睡眠：想要预防面神经炎的发生，还应该在生活中保证充足的睡眠，并且要禁止熬夜，因为一旦睡眠不充足，面部神经就会过度疲劳。④饮食规律：预防面神经炎应规律饮食，食物不油腻，多食蔬菜、水果，保证维生素的摄入。

问题 102. 什么是吉兰 – 巴雷综合征？

答：吉兰 - 巴雷综合征（又称格林 - 巴利综合征）是一种以周围神经炎症伴髓鞘脱失改变为主的自身免疫性多发性神经根神经病。至今确切的病因未明，任何年龄的男女都可患病，但是男性多于女性，是世界范围内引起急性弛缓性瘫痪的最常见的疾病。多数患者呈急性或亚急性起病，患者多在起病前 1 ～ 4 周有胃肠道或呼吸道感染史，迅速出现的四肢瘫痪是其典型的临床表现。

问题 103. 吉兰 – 巴雷综合征发生什么症状时应该引起注意？

答：吉兰 - 巴雷综合征严重者会出现颈肌和呼吸肌无力，导致呼吸困难。当出现呼吸困难时，应保持呼吸道通畅，尤其注意加强吸痰及防止误吸。对病情进展快、伴有呼吸肌受累者，应严密观察病情。若有明显呼吸费力、肺活量明显降低、血氧分压明显降低，应尽早进行气管插管或气管切开，呼吸机辅助通气。

问题 104. 吉兰 – 巴雷综合征的康复护理方法有什么？

答：吉兰 - 巴雷综合征患者常发生肢体瘫痪。肢体的康复方法包括：①早期注意保持肢体功能位，预防足下垂等并发症。②指导患者进行被动的关节活动训练，每天 2 次，以此预防关节挛缩。③在各项活动中，应动作缓慢，力度适中，循序渐进，以免引起疼痛。同时辅助按摩，以免肌肉萎缩，每天 3 ～ 4 次，时间为 30 分 / 次。

问题 105. 如何预防吉兰 – 巴雷综合征的复发？

答：吉兰 - 巴雷综合征可能会复发。日常生活应注意以下几点：①预防感染：由于空肠弯曲菌感染，可能会导致疾病的发生，因此被空肠弯曲菌感染的未加工或者加工不当的肉类、奶类、蛋类等均可造成传播。注意食物安全和饮食卫生，减少胃肠道细菌感染的机会。日常要注意按照季节变化穿衣，增强体质，预防呼吸道感染。②注意营养均衡：可以多吃高蛋白质、高维生素的食物，比如鸡蛋、牛奶、苹果等，有利于提高身体的免疫力。③保证休息：每日保证充足的睡眠，避免熬夜。④关注诱发因素：疫苗接种、妊娠、手术可诱发本病。

中枢神经系统脱髓鞘性疾病

问题 106. 什么是多发性硬化？

答：是一种中枢神经系统慢性炎性脱髓鞘性疾病，免疫系统参与其发生、发展。神经纤维外包裹有髓鞘，免疫系统错误地攻击髓鞘，可导致神经功能受损，进而影响神经信号的正常传递，出现相关症状，如肢体无力、感觉异常、视力减退、共济失调，常反复发作。

问题 107. 多发性硬化患者使用激素治疗的注意事项有哪些？

答：糖皮质激素是多发性硬化的一线用药，可以促进患者的神经功能恢复。药物存在一定的副作用，在使用过程中应注意以下几点：①消化道症状的观察：应用大剂量激素的同时，加强胃黏膜的保护。饮食上注意给予清淡、易消化的食物，食物温度不宜过高。②积极防治感染：搞好个人卫生，注意保暖。注意观察有无咳嗽、咳痰、发热等症状以及全身皮肤有无痤疮、丘疹等，如有异常，及时就医处理。

③观察血糖、血压及电解质的变化：用药前检查血糖、血压，用药后密切观察。用药期间及时复查电解质，指导患者多食含钾丰富的食物，防止血钾下降。定期测量体重，控制钠盐的摄入。

问题 108. 如何预防多发性硬化复发？

答：多发性硬化容易复发，正确的治疗和日常管理可预防复发。包括：①遵医嘱服用药物，控制疾病进展，不得擅自停药。②均衡饮食，包括水果和蔬菜、全谷物、健康脂肪和瘦肉蛋白。③定期锻炼，多发性硬化可导致肌肉无力、失去平衡和行走困难。有氧运动、柔韧性和力量训练对于帮助保持肌肉强壮和维持身体功能至关重要。④学会释放压力。压力会造成身体和情绪上的损失，还会干扰睡眠，从而使与多发性硬化有关的疲劳恶化。⑤不吸烟和限制酒精摄入，吸烟和酗酒与多发性硬化的症状恶化有关，并可能加速疾病的进展。

问题 109. 什么是视神经脊髓炎？

答：视神经脊髓炎是由免疫介导的主要累及视神经和脊髓的中枢神经系统炎症性脱髓鞘疾病。中国和日本等亚洲人群较多见，视神经脊髓炎的病灶主要位于视神经和脊髓，多在 5 ～ 50 岁发病，女性多发，以单侧或者多侧视神经炎以及急性脊髓炎为主要表现，视神经炎可单眼或双眼间隔或同时发病，起病急，进展快，视力下降可至失明，伴有疼痛，多遗留显著视力障碍，横贯性脊髓炎症状常在几天内加重或可达高峰，表现为双下肢瘫痪、感觉障碍、尿潴留。

问题 110. 如何对视神经脊髓炎患者进行护理？

答：经过头部颈胸段磁共振及眼科检查后证实为视神经和脊髓脱髓鞘病变，治疗应用激素冲击治疗。①用药护理：遵医嘱使用激素，根据病情调节剂量。应用激素后免疫力下降，应切断各种传播途径，做好病房物品消毒、口腔护理，保证空气流通。②心理护理：本病起病急，视力急剧下降甚至失明，几乎所有人都缺乏心理准备，应细心讲解疾病的相关知识。③饮食护理：视神经脊髓炎需要较长时间使用激素治疗，会出现消化道症状，注意饮食调整，保护胃黏膜，避免刺激性食物。治疗期间观察患者的 24 小时尿量。④安全护理：应用大剂量激素后会引起低钾、低钙、腿部酸软。大部分患者入院只有光感，尤其是夜间，下床时需要有人陪同，防止跌倒。

问题 111. 视神经脊髓炎会复发吗？

答：视神经脊髓炎常见于中青年人，累及脊髓和视力，症状复杂，易复发。患者思想负担重，常伴情绪障碍，同时患者又需要接受激素治疗，并发症多。因此，住院期间需要采取有效而全面的护理措施，配合医生给予患者心理护理、饮食护理、用药护理、并发症的观察及护理、详细的出院宣教及定期的出院随访，是保障治疗效果、防止复发的关键。

问题 112. 如何预防视神经脊髓炎复发?

答：预防视神经脊髓炎复发需要注意以下几点：①饮食及休息：应选择进食高蛋白、新鲜蔬果等维生素丰富的食物，如瘦肉、鸡蛋、鱼类，注意粗、细粮搭配，以利于眼部营养。休养环境应安静、舒适，保持温湿度适宜。注意通风，保持空气新鲜。保持良好的心态，适当活动和进行家务劳动，增强自信心，有利于疾病的康复。②用药指导：由于视神经脊髓炎病程长，易复发，让患者和家属充分了解疾病的预后及转归，严格遵医嘱用药，不得擅自减药、停药，以免造成复发。③定期复查：出院后首次复诊为 2 周后，之后遵医嘱定时复诊，观察视力情况，如出现视力下降、视物模糊、肢体麻木、痛性痉挛等症状，应及时就医，以便及时处理。

中枢神经系统感染性疾病

问题 113. 中枢神经系统感染性疾病有哪些?

答：中枢神经系统感染性疾病是各种各样的病原体引起的中枢神经系统炎症。病原体主要包括病毒、细菌、真菌、寄生虫等，通常见于细菌或病毒感染。另外，根据侵犯部位不同，可以分为脑炎、脊髓炎、脑脊髓炎等。中枢神经系统感染性疾病的临床症状各不相同，治疗效果也不同。

问题 114. 中枢神经系统感染的途径有哪些?

答：病原微生物主要通过三种途径进入中枢神经系统。①血行感染：病原体通过昆虫叮咬、动物咬伤损伤皮肤黏膜后进入血液；或通过使用不洁注射器、输血等途径直接进入血液；面部感染时，病原体也可经静脉逆行入脑；孕妇感染的病原体经胎盘传给胎儿。②直接感染：病原体通过穿透性外伤或邻近结构的感染向颅内蔓延。③逆行感染：嗜神经病毒如单纯疱疹病毒、狂犬病毒等首先感染皮肤、呼吸道或胃肠道黏膜，经神经末梢进入神经干，然后逆行进入颅内。

问题 115. 什么是病毒性脑炎?

答：病毒性脑炎是一组由各种病毒感染引起的脑膜急性炎症性疾病。临床以发热、头痛和脑膜刺激征为主要表现，本病大部分呈良性过程。85% ～ 95% 的病毒性脑膜炎由肠道病毒引起。肠道病毒主要经粪 - 口途径传播，少数通过呼吸道分泌物传播，大部分病毒在下消化道发生最初的感染，肠道细胞上有与肠道病毒结合的特殊受体，病毒经肠道入血，产生病毒血症，再经脉络丛侵犯脑膜，引发脑膜炎症改变。

问题 116. 病毒性脑炎有哪些典型的症状?

答：患者可有前驱症状，出现类似于感冒的表现，比如咽喉不适、流涕、浑身酸痛等症状，非常容易误诊为感冒。之后患者表现为强烈刺激性头痛、恶心、呕吐、腹痛、腹泻等。严重的患者会出现意识障碍与精神症状，可表现为反应迟钝、精神倦怠、胡言乱语，甚至有可能出现攻击行为，也可以出现昏迷。由于脑组织受到损伤，也可出现癫痫症状。

问题 117. 病毒性脑炎会复发吗？

答：病毒性脑炎是由病毒感染引起的，一般情况下 2 周左右可痊愈，大多数是单向病程，一般不会反复发作。但患者并不会产生抗病毒抗体，当人体出现抵抗力低下，或反复出现上呼吸道感染时，病毒性脑炎有可能复发。

问题 118. 如何预防病毒性脑炎复发？

答：病毒性脑炎患者如果再次受到病毒的侵袭，就会卷土重来，直接威胁人们的身体健康。所以在日常生活中，一定要从各个方面进行积极的调整，采取合理的措施进行预防。疾病的复发与患者的自身体质较差有一定的关系，为了避免疾病复发，应加强身体锻炼，增强体质，不过度劳累、不熬夜。注意饮食健康，多吃一些富含蛋白质和维生素的食物，能够使体质增强。人们的生活环境中满布着各种各样的细菌、真菌和病毒，在平时多注重环境清洁，同时开窗通风，注意保暖，预防感冒。

问题 119. 病毒性脑炎会影响智力吗？

答：病毒性脑炎一般不会影响智力，只有少数病情严重的患者会影响智力。如果脑炎在发病初期及时诊断，并及时给予药物治疗，大多数患者的病情可以缓解，通常不会影响智力。也有少数患者病情进展迅速，体质较差，尚未得到及时且有效的控制。如果治疗时间过晚，可能会引起癫痫、脑损伤等后遗症，大脑功能会受到不可逆转的损害，从而影响智力。

癫痫性疾病

问题 120. 什么是癫痫？

答：癫痫是多种原因导致的脑部神经元高度同步化异常放电所致的临床综合征，临床表现具有发作性、短暂性、重复性和刻板性的特点。因异常放电神经元的位置不同、异常放电波不同和范围大小不同，导致患者发作形式不一，可表现为感觉、运动、意识、精神、行为、自主神经功能感觉障碍或兼而有之。临床上每次发作或每种发作的过程称为痫性发作，患者可有一种或数种形式的痫性发作。

问题 121. 什么是癫痫持续状态？

答：癫痫持续状态是神经科常见的急危重症，发作时患者可出现肢体强直阵挛发作、意识障碍等表现。癫痫持续状态是癫痫连续发作之间，意识未完全恢复又频繁再发，或发作持续 30 分钟以上不自行停止。长时间癫痫发作，若不及时治疗，可因高热、循环衰竭或神经元兴奋毒性损伤导致不可逆的脑损伤，致残率和病死率很高，因而癫痫持续状态是内科常见的急症。

问题 122. 通过什么检查可以确诊癫痫？

答：可以通过脑电图检查确诊。脑电图可以帮助诊断或鉴别诊断某些中枢神经系统疾病。主要用于癫痫的诊断、分类和病灶的定位，对区分脑部器质性或功能性病变和弥漫性或局限性损害以及脑炎、中毒性和代谢性等各种原因引起的脑病等均有辅助诊断价值。

问题 123. 脑电图检查前需要做什么准备？

答：为保证脑电图检测数据的真实，在检查前 72 小时可以停用扩张血管、调节神经以及镇静等药物。在检查前需要清洗头部，洗头发时不要使用护发产品。检查时保证患者情绪稳定，避免影响检查结果。患者应在进餐后 1 ～ 3 小时内接受检查，以避免产生低血糖而影响准确诊断。

问题 124. 癫痫患者如何安全用药？

答：首次发作或间隔半年以上发作一次的患者，在告知抗癫痫药可能的不良反应和不经治疗的可能后果的情况下，可根据患者及家属的意愿酌情选择用或不用抗癫痫药。一旦应用抗癫痫药，则应遵医嘱用药，不要自行减药、停药或换药。在病情可控的情况下，尽量使用单一药物治疗，低剂量起始，缓慢加量。若出现不良反应，应及时就医，根据医嘱调整剂量或停药。

问题 125. 高热惊厥会转变为癫痫吗？

答：高热惊厥是指小儿在呼吸道感染或其他感染性疾病早期，体温升高≥ 39 摄氏度时发生的惊厥，并排除颅内感染及其他导致惊厥的器质性或代谢性疾病。高热惊厥分为单纯性高热惊厥和复杂性高热惊厥两种。单纯性高热惊厥较为多见，占 75% 左右，以全身性表现为主，发作持续时间小于 15 分钟，24 小时之内或同一热性病程中仅发作 1 次。复杂型高热惊厥发作时间大于 15 分钟，只有局部身体部位出现抽搐或者肌张力改变，惊厥在 24 小时之内或同一热性病程中发作≥ 2 次。复杂型热性惊厥若不及时治疗，可能进展为癫痫。且高热惊厥反复发作或发生惊厥持续状态的患儿，可能对大脑造成损伤，遗留后遗症。

问题126. 癫痫会不会遗传?

答：癫痫具有一定的遗传倾向，如果直系亲属中有癫痫的情况，或者存在先天性中枢神经系统疾病，或者有心脏畸形的家族成员，那么这部分人群出现癫痫或者大脑损害的概率比正常人要高得多。根据当前的研究，发现只有原发性癫痫才有可能出现遗传的情况，血缘关系越近，出现这个疾病的概率就会越高。继发性癫痫一般不会遗传。

问题127. 癫痫发作时如何急救?

答：突发癫痫时，应顺势使患者躺倒，防止意识突然丧失而跌伤，迅速移开周围的硬物、锐器，减少发作时对身体的伤害，防止磕碰伤。迅速松开患者衣领，使其头转向一侧，以利于分泌物及呕吐物从口腔排出，防止流入气管而引起呛咳、窒息。不要向患者口中塞任何东西，不要灌药，防止窒息。不要在患者抽搐期间强行按压患者四肢，过分用力可造成骨折和肌肉拉伤，应及时送医。

问题128. 预防癫痫发作的方法有哪些?

答：在日常生活中要避免情绪激动和劳累，不宜看易兴奋和刺激性的影视节目，不要长时间使用电脑、玩电子游戏和使用手机；不应参加大型烟火晚会及其他易造成情绪波动的娱乐活动，避免声光频繁接触对患者的刺激而引起病情发作。生活要有规律，按时作息，避免过度劳累，预防感冒、高热，发热时及时降温。合理营养，饮食有节制，避免过饱、过饥或一次性大量饮水。另外，喝浓茶、食用含大量咖啡因的食品，如巧克力可使癫痫发作，故应禁忌。

偏头痛

问题129. 什么是偏头痛?

答：偏头痛是临床常见的原发性头痛，其特征是发作性、多为偏侧、中重度、搏动样头痛，一般持续时间为4～72小时，可伴有恶心、呕吐，光、声刺激或日常活动均可加重头痛，安静环境、休息可缓解。

问题130. 偏头痛患者饮食需要注意什么?

答：偏头痛患者平时在饮食方面应注意以下几点：第一，建议患者不要食用辛辣、刺激的食物，例如大蒜、芥末、辣椒、韭菜，否则可能会诱发偏头痛。第二，建议患者避免食用含有酪氨酸的奶酪、含有谷氨酸钠的食品添加剂和味精、含有亚硝酸盐的腌制食品。第三，既往有偏头痛的患者建议不要饮用咖啡和茶类饮品，这些饮品可能会导致入睡困难，引起失眠而诱发偏头痛。有偏头痛的患者应多食用新鲜的蔬菜和含有优质蛋白的食物，保证身体营养，增加机体抵抗力。

问题 131. 偏头痛发作的诱因有哪些？

答：偏头痛发作的诱因包括某些食物、药物及其他因素。①食物：含酪氨酸的奶酪、含亚硝酸盐的肉类和腌制食品、含苯乙胺的巧克力、含谷氨酸钠的食品添加剂，还有葡萄酒及咖啡因含量高的饮料等。②药物：口服避孕药和血管扩张剂，如硝酸甘油等。③其他因素：强光、过劳、应激以及应激后的放松。睡眠过度或过少、紧张、情绪不稳等也都是偏头痛的诱发因素。

问题 132. 如何避免诱因，以预防偏头痛发作？

答：预防偏头痛发作，从避免诱因开始。避免吃上述的食物和药物，避免过劳，避免睡觉过多或过少，保持情绪稳定。另外，女性偏头痛往往和月经有关，容易在月经期间发作，在妊娠期或绝经后发作减少或停止。如果有这种规律，在月经前期可以遵医嘱服用止痛药来预防偏头痛的发作。

问题 133. 缓解偏头痛的止痛药可以随时服用吗？

答：偏头痛发作时，患者会经历搏动性头痛、恶心、呕吐、畏光和声光敏感等症状。对于疼痛较为严重的患者，可以在医生的指导下服用止痛药，以缓解头痛症状。止痛药可以迅速缓解疼痛，使患者感到舒适，提高生活质量。但是，止痛药不能随意服用，需要在医生的指导下使用。如果患者同时服用其他药物，需要告知医生，以免出现药物相互作用。

神经系统变性疾病

问题 134. 什么是运动神经元病？

答：人体神经系统是由神经元组成的，其中，负责运动功能的为运动神经元。人体运动神经元受损而逐渐进展的一组疾病，被称为运动神经元病，俗称渐冻症，主要包括肌萎缩侧索硬化、进行性延髓麻痹、原发性侧索硬化和进行性肌萎缩四种类型。

问题 135. 运动神经元病会导致哪些肌肉无力？

答：首发症状为一侧或双侧手指活动笨拙、无力、僵硬，随后出现手部小肌肉萎缩；随着病情进展，肌萎缩扩展到前臂和下肢，最后影响面部和咽喉，受累部位有明显的肌束颤动；在疾病晚期，可出现伸舌无力、吞咽困难、咀嚼无力和发音不清等，发展至全身肌萎缩、无力，生活不能自理，最后常因呼吸肌无力、肺部感染而死亡。

问题 136. 诊断运动神经元病为什么要做肌电图检查？

答：肌电图是用同心圆针电极记录肌肉安静状态下和不同程度随意收缩状态下各种电活动的一种技术。当患者出现肢体疼痛、麻木、肌肉萎缩、无力等症状时，依据病理肌电图的形态、分布和范围，可以确定神经损伤的部位，判断神经肌肉损伤的程度和预后，进一步对上、下运动神经元病变予以鉴别。

问题 137. 为什么运动神经元病患者需要营养支持？

答：因为运动神经元病患者常伴有营养不良，原因是吞咽困难、肢体无力及心理因素等导致的食欲下降、进食减少，使得能量摄入不足。疾病导致的机体代谢率增高和能耗增高也是一个重要原因。营养不良会使患者病情进展加快，因此，加强营养支持在治疗中尤为重要。

问题 138. 生活中需要关注哪项指标来判断营养状态？

答：可以通过测量体重来判断患者的营养状态。体重是运动神经元病预后的独立预测因素。多项研究发现，体重降低会缩短患者的存活时间，患者存在营养不良时其死亡风险将增加 7.7 倍。患者存在稳定的高代谢状态，机体代谢率增高、能耗增高，而患者因为咀嚼肌、喉肌或者舌肌无力，导致进食困难，营养摄入受限，不能摄入足够的热量和水，摄入量低于机体需要量，从而造成体重减轻。

问题 139. 运动神经元病患者进食什么可以保证营养充足？

答：在日常饮食方面，提倡进食高热量、高蛋白质、含有维生素和微量元素的食物。注意在日常饮食中禁止服用鸡精、味精及避免吃辛辣食物，还要戒烟、戒酒，避免喝浓茶以及浓咖啡。如果患者到了晚期，出现了严重吞咽障碍，则需要采取鼻饲或胃造瘘的方法提供营养。

问题 140. 高热量食物有哪些？

答：高热量食物就是高碳水化合物的食物。可以选择干果、淀粉含量高的蔬菜（如土豆、白薯、芋头等）、全麦或者谷类面包；也可以选择高热量的饮料，如奶昔、牛奶及 100% 果汁等。患者可能由于肌无力而不愿小便，或吞咽困难导致水摄入不足，奶昔既可以增加热量，又可以增加水摄入量。如果发生便秘，可适量增加膳食纤维如芹菜、菠菜，促进胃肠蠕动。

问题 141. 高蛋白质食物有哪些？

答：蛋白质包括动物蛋白质和植物蛋白质两类。动物蛋白质的补充以蛋类（如鸡蛋、鸭蛋、鹌鹑蛋）、瘦肉、牛奶、鱼、虾、蟹等为主。植物蛋白质的补充以大豆类，包括黄豆、大青豆和黑豆等为主，其中以黄豆的营养价值最高；干果类，如芝麻、瓜子、核桃、杏仁、松子等。

问题 142. 如何利用烹饪方式来增加食物的热量?

答：在患者需要增加热量的时候，还可以改变食物的烹饪方式，使同样的食物由于烹饪手法改变而有更高的热量，从而使患者在满足机体需要热量的同时，可以吃较少量的食物。例如，一个坚果油煎鸡蛋的热量是一个白水煮蛋的热量的 2 倍。改变烹饪方法举例：

放弃这样的烹饪	尝试这样的烹饪
水煮鸡蛋	坚果油煎鸡蛋
新鲜苹果	苹果拌奶酪
水煮白薯	拔丝白薯
全麦面包	全麦面包外涂奶酪或黄油
牛奶	与喜欢的水果一起打成奶昔
热麦片	可与牛奶、蜂蜜等搅拌

问题 143. 运动神经元病患者发生吞咽困难时，可以继续经口进食吗?

答：运动神经元病患者出现吞咽困难时，要具体评估患者的进食情况，单纯进食过程缓慢、无呛咳，可以继续经口进食。为保证营养，可采取少食多餐的方法，注意小口进食，干稀要分开。采取坐位进食的姿势，避免吃饭过程中聊天、说话。上臂无力造成进食缓慢，必要时家属协助喂食。饮食过程中出现频繁呛咳时，要停止经口进食，以免出现误吸，造成吸入性肺炎，否则需要及时就医。

问题 144. 如何观察患者是否出现了吞咽困难?

答：吞咽困难是指吞咽过程的异常。表现为当固体或液体通过咽部或食管时感到费力、疼痛、难以咽下，整个吞咽过程延长，流涎、口腔内食物残留、呕吐、反流，进食前后有咳嗽或呛咳、呼吸暂停、窒息等。吞咽困难不仅显著降低患者的生活质量，例如进食时间延长，出现新陈代谢失调和消瘦、血脂异常等，严重者还可导致脱水、营养不良和吸入性肺炎，威胁患者生命。

问题 145. 运动神经元病患者在什么情况下需要管饲饮食?

答：因为疾病的原因，当患者吞咽明显困难、体重下降、脱水或存在呛咳误吸风险时，需要管饲进食来保证营养摄取、稳定体重，从而延长患者的生存期。

问题 146. 存在吞咽困难和呛咳但未接受管饲饮食的患者，要注意哪些问题?

答：建议管饲饮食。如患者暂时拒绝，应注意以下问题：①稀的液体，如清水、果汁、牛奶、肉汤等容易引起呛咳，可加入增稠剂，如藕粉。②泥状食物，如土豆泥、稠藕粉、果泥、菜泥、婴儿米粉等可以缓解呛咳。尽量选择碎烂食物，如稠粥、蛋羹、碎肉等。③正常食物中应该避免包括膳食纤维多的食物、富含水分的水果、容易掉渣的酥脆食物及过酸或过辣的食物。

问题147. 患者选择什么样的餐具便于进食？

答：可以选择合适的餐具，更方便进食。①建议选择塑料、木质的勺子给患者喂饭，筷子最好是木质、钝头；②如吞咽困难明显，禁止使用吸管；③建议选择大把手、容易持握的刀叉及有边的盘子；④桌上备防滑的餐垫。

问题148. 管饲饮食有哪些形式？

答：包括经皮内镜胃造瘘、经皮放射性胃造瘘、鼻胃管。这三种方式不需要进行大手术和全身麻醉，可以改善不能经口进食患者的营养状况，简单、安全且耐受度高，可降低患者吸入性肺炎的风险，缩短进食时间，提高营养状况，改善能量代谢障碍，甚至能帮助患者参与社会活动。

问题149. 如何护理留置胃管的患者？

答：需要首先注意保持胃管的通畅性，留置胃管者需服药时，应将药片研碎，充分溶解后再注入，注入药物及鼻饲前后均应用温水冲洗导管，防止管道堵塞。每次鼻饲前都必须确定胃管位置，之后方可喂食，每次量为 300 ~ 400 毫升，温度 38 ~ 40 摄氏度，营养液现用现配，粉剂应搅拌均匀，开瓶后的营养液放置在冰箱冷藏，24 小时内用完。长期留置胃管者，应每日至少进行 2 次口腔清洁护理。固定胃管的胶布每日更换位置，观察管路周围鼻部和黏膜皮肤情况，硅胶胃管应每个月更换 1 次。

问题150. 什么是胃造瘘？

答：胃造瘘常进行的是经皮内镜胃造瘘术。是指将管道经腹壁放入胃腔，固定于腹壁，将流质食物经胃造瘘管灌入胃中，使患者获得足够的营养。经皮内镜下实施的胃造瘘术，是需长期行肠内营养者的首选术式。

问题151. 留置胃造瘘管，可以管饲什么食物？

答：留置胃造瘘管可以管饲一些专门的营养制剂，比如肠内营养粉、蛋白粉等。患者要长期进行管饲，所以建议将患者平时吃的肉（把骨头去掉）、菜、主食等加水用搅拌机、粉碎机打成食糜或糊状，能够进行管饲注入进去就可以。

问题152. 留置胃造瘘管如何进行日常护理？

答：①胃造瘘管外固定装置应与皮肤保持间距 0.5 厘米，首次置管后标记导管外露刻度或使用不可擦除的记号作为参考点，每天检查导管的位置，查看有无导管移位。

②避免过度牵拉、挤压造瘘管，每次使用造瘘管上的调节器后应更换夹闭位置，避免长期在同一位置夹闭管道，导致局部耗损、断裂。③每周至少 1 次旋转管路 1 周，但每日最多 1 次。可以适当轻柔地推进和拉出造瘘管，促进造瘘通道成熟，防止粘连。④使用过程中如果管道发生堵塞，切记不可暴力操作，可寻求医护人员帮助。

问题 153. 在日常管饲中如何预防堵管？

答：堵管发生的原因主要是食物未经过严格处理，食物残渣堵塞导管。因此，为了避免发生堵管意外，照护者在护理时应注意以下几个方面的问题：①营养液的浓度不能过高，如果过于黏稠，可以加水稀释后再进行灌注。②每次喂养前后以温水冲管。③持续滴注时每 4 小时用 20 ～ 40 毫升温开水冲管一次。④尽量使用液体状药物，使用固体药物时要充分研磨或溶解。

问题 154. 如果发生了堵管，该怎么处理？

答：一旦发现堵管，应及时用≥ 20 毫升注射器抽温开水 20 ～ 40 毫升反复冲吸，但切忌加压冲管或用导丝疏通导管，也不能用容量过小（1 ～ 10 毫升）的注射器冲管，以防造成导管裂缝、断裂。如果无法疏通管路，需要及时就医。

问题 155. 怎样正确灌注营养液？

答：①营养液的灌注应遵循的原则：由少到多、由慢到快、由稀到稠。②食物研磨成糊状，在家注入速度不宜太快（15 ～ 20 分钟），要控制总量（250 ～ 350 毫升），温度要适宜（38 ～ 40 摄氏度）。③营养液配制黏稠适度，现用现配，营养搭配合理，选择易消化、吸收的食物。④患者取半卧位，灌完后用 20 ～ 30 毫升温水冲洗导管，以免残留食物。⑤如果因灌注方法不当，如推注或滴注过快或浓度过高等引起腹胀、腹泻，可减慢滴注速度或暂停 12 ～ 24 小时。

问题 156. 留置胃造瘘管会不会出现并发症？

答：会。胃造瘘术后，腹部有一个小于 1 厘米的切口，一定要严密观察有无出血，这是其最主要的术后并发症。如果护理不当，还可能出现造瘘口皮肤感染、红肿、肉芽生长、化脓伴有疼痛不适，另外也可使造瘘管本身发生脱管、堵管、断管情况。同时，管饲不当会造成误吸的发生。

问题 157. 怎样观察胃造瘘管是否出现了并发症？

答：在使用胃造瘘管饲中，要严密观察管路情况，预防并发症的发生。①出血的观察：通常发生在术后 24 小时内，密切观察伤口情况。伤口少量渗血时，可用纱布加压止血；伤口出血较多时，遵医嘱加用止血药并密切观察生命体征。②造瘘口皮肤的观察：保持造瘘口清洁干燥，定期更换造瘘管及换药，固定松紧适宜，每天检查造瘘口周围皮肤，有无红肿热痛、肉芽生长及胃内容物渗出。③管路的观察：翻身时动作轻柔，注意保护管道不被拉扯，食物颗粒不宜过大。保持造瘘管清洁通畅，每次注入食物与药物要温水冲管，预防脱管、堵管、断管。④误吸的观察：掌握食物量每次以不超过400毫升为宜，每次注入食物不要过快，管饲时选择半坐卧位或坐位，预防发生反流和误吸。

问题158. 胃造瘘管使用多久需要更换?

答：胃造瘘管如果长期使用，要每6～12个月到医院更换，这样可以有效防止局部出现感染。胃造瘘管长期被胃酸侵蚀会逐渐变硬，使用时间过长时可能会导致破损、阻塞等不良后果。因此需要定期复查，遵医嘱按时更换。

问题159. 什么是误吸?

答：误吸是指进食到口咽部的食物或者反流的胃内容物不能被及时吐出或者咽下，而误入气管，甚至吸入肺部。将误吸分为显性误吸和隐性误吸。显性误吸是指误吸发生后，即刻出现刺激性呛咳、气急甚至发绀、窒息等表现；隐性误吸是由于疾病、年老或睡眠等原因，导致咳嗽反射迟钝，在发生少量误吸时，患者当时没有刺激性呛咳、气急等症状，但长期反复发生隐性误吸可导致慢性咳嗽、慢性咽喉炎、慢性支气管炎、肺间质纤维化等病症。

问题160. 怎样判断误吸的风险?

答：可以通过饮水试验来判断患者的吞咽功能，预测是否有误吸的风险。具体方法：患者取端坐位，将30毫升温开水尽量一次性咽下，观察全部饮完的时间、有无呛咳、饮水次数。

5秒之内能顺利地1口将水咽下	1级（优）
分2口及以上，能不呛咳地咽下	2级（良）
能1口咽下，但有呛咳	3级（中）
分2口及以上咽下，但有呛咳	4级（可）
频繁呛咳，不能全部咽下	5级（差）

如患者为3级以上，为吞咽功能异常，需要及时就医，不可强行喂食，以免发生呛咳、误吸的风险。

问题161. 进食时突然发生误吸该怎么办?

答：将患者去枕、头偏向一侧，及时清理口腔内的痰液、呕吐物。清除后开放气道，保持呼吸道通畅，若误吸的食物不能及时咳出或吸出，立即行海姆立希急救法，及时至医院就诊。如患者出现呕吐，立即将患者置于头低脚高位，并使用吸引器为患者吸取口腔和鼻腔的呕吐物。

问题 162. 开放气道的方法有哪些?

答：常用的方法有三种：①仰头抬颏法：手掌小鱼际置于患者前额，下压头部后仰，另一只手示指和中指抬起下颌骨，帮助头部后仰，使气道开放。②仰头抬颈法：仰卧，一手抬起患者颈部，另一手以小鱼际侧下压患者前额，使其头后仰，气道开放。③双手抬下颌法：操作者站在患者头部上方，用双手从两侧抓紧患者的双下颌并托起，使头后仰，下颌骨前移，即可打开气道。

问题 163. 海姆立希急救法如何操作?

答：海姆立希急救法是抢救气管异物患者的最佳方法。这是一套利用肺部残留气体，形成气流冲出异物的急救方法。有意识的患者取坐位或站立位，急救者从背后双臂环抱患者腰部，用简单的“剪刀石头布”口诀来进行施救。“剪刀”：脐上 2 指，两个手指并拢，像一个闭合的剪刀，将剪刀放置于脐部上方，即可找到按压点。“石头”：用手握住拳头，用拳眼顶住 2 指位置。“布”：用另一只手包住“石头”，快速向内、向上冲击腹部。如果患者已经窒息昏迷，患者取仰卧位，急救者双腿跪在患者大腿两侧，双手叠放并用掌根部顶住脐部稍向上，实施冲击性、快而有节律的向上压迫。

问题 164. 鼻饲过程中出现反流该怎么办?

答：立即停止鼻饲，清理食物残渣。不要在鼻饲过程中进行吸痰操作。如在吸痰时出现胃内容物，患者取右侧卧位、头低脚高位，尽快使用吸痰管吸出胃内反流物，以免发生误吸，造成肺炎。

问题 165. 咳痰费力时，如何协助患者排痰?

答：建议患者可以根据病情采取坐位或侧卧位，协助者手指并拢，掌指关节微屈呈 120 度，呈杯状，指腹与大小鱼际着落，利用腕关节适力迅速叩击，按支气管走向，自下向上、由外周向中心叩击。频率根据患者耐受程度，以 60 ～ 120 次 / 分为宜，持续 5 ～ 15 分钟。也可辅助使用排痰仪器或自动排痰背心，拍背后鼓励患者有效咳嗽，排出痰液。同时，可以辅助给予雾化吸入和化痰药物，稀释痰液，帮助排痰。

问题 166. 运动神经元病患者什么情况下需要使用无创呼吸机?

答：运动神经元病是一种逐渐进展的神经退行性疾病，最终可能导致肌肉萎缩和呼吸肌无力，需要使用呼吸机辅助呼吸。在运动神经元病患者中，使用呼吸机的时机取决于疾病的进展速度和病情严重程度。要注意患者呼吸肌无力的早期表现，当出现端坐呼吸或有呼吸费力症状时，及时就诊进行呼吸检查。当发现用力吸气鼻内压＜ 40 厘米水柱，或最大吸气压力＜ 60 厘米水柱，或夜间血氧饱和度降低，或 FVC ＜ 70% 时，均提示尽早使用无创呼吸机通气。

问题 167. 家用无创呼吸机如何消毒？

答：家用无创呼吸机要做好各部位的消毒，避免孳生细菌，引起感染。①机器表面：每日使用清水擦拭，若有污渍或血渍，可用含氯消毒剂擦拭，但要避开液晶屏。②鼻罩或面罩：每天用 75% 乙醇擦拭，或用清水清洗晾干。必要时可用洗手液清洗皱褶处，用清水冲净泡沫后，用 75% 乙醇擦拭，晾干备用。③管道：每周用清水清洗后，放入 1000 毫克 / 升含氯消毒水浸泡 30 分钟后取出，再用流动的清水充分冲洗，晾干备用。④滤网：若是海绵，每周清洗一次，用清水轻轻冲洗干净即可；若是滤纸，按厂家使用时间定期更换。⑤头带：定期用清洁剂清洗后，用清水冲洗干净，晾干备用，保证清洁、无异味。⑥加湿器内的水：每日更换纯净水。

问题 168. 家用无创呼吸机如何进行湿化？

答：气道湿化是机械通气的重要环节。通过向呼吸机水罐里加纯净水或者蒸馏水，起到湿化的作用。注意不是矿泉水或者自来水。矿泉水和自来水所含物质比较杂，如果长期使用这两种水进行加温，会导致加湿器积累水垢（就像用自来水烧开水，经过一段时间后水壶内壁有许多白色沉淀物），如果清理不当或者不及时，很容易影响使用者的健康，还会减少呼吸机的使用寿命。适当的湿化等级可以起到预防干燥的作用，还能起到一定的排痰作用。但湿化程度过高，会导致面罩和管路内部的温度同样过高，让使用者产生憋闷感，影响舒适程度。湿化调节以患者舒适为宜。

问题 169. 家用无创呼吸机如何正确佩戴面罩？

答：首先需要选择合适的面罩或鼻罩，避免出现皮肤敏感、使用不适等问题。戴上面罩之前，先清洗面部，除去面部过多的油脂，有助于更好地佩戴面罩且能延长面罩垫的使用寿命。面罩佩戴松紧调节合适，面罩戴歪容易导致漏气，过紧会压迫面部皮肤，在鼻部皮肤薄弱处可使用棉垫或减压贴膜保护局部皮肤，绑带松紧以能插入 1 根手指为宜。

问题 170. 运动神经元病患者什么情况下需要使用有创呼吸机？

答：运动神经元病患者在使用无创呼吸机的情况下，仍感到明显呼吸困难，则需要及时就医。临床医生会进行相应检查，当血氧饱和度 < 90%、二氧化碳分压 < 50 毫米汞柱或分泌物过多无法排出时，可以选择有创呼吸机辅助呼吸。在采用有创呼吸机辅助呼吸后，通常难以脱机。临床上采用气管切开后连接有创呼吸机。

问题 171. 运动神经元病患者可以进行康复训练吗？

答：可以。运动神经元病通常表现为进展性肌无力、肌肉萎缩、肌束颤动、构音障碍、吞咽障碍等，大部分患者在诊断后 3 ～ 5 年内因呼吸衰竭、压疮等并发症而死亡。近年来研究发现，在疾病的各个阶段均可能伴有不同程度的认知功能或行为能力障碍。为提高患者的生活质量及延长其生存期，根据患者的不同症状和需求，提供呼吸功能、运动障碍、构音障碍、吞咽障碍、心理及认知障碍的综合康复管理。

问题 172. 运动神经元病患者的呼吸功能康复方法有哪些？

答：运动神经元病的患者在早期可以进行呼吸训练，如浅表呼吸、腹式呼吸、缩唇呼吸，主要是通过增加肺活量，改善患者的呼吸功能，以防止呼吸肌萎缩，导致呼吸衰竭，诱发生命危险。运动神经元病中晚期的患者，可以进行双水平气道正压通气辅助呼吸，以防止肺泡通气不足，诱发呼吸衰竭。

问题 173. 运动神经元病患者的运动功能康复方法有哪些？

答：运动神经元病患者可以通过主动锻炼、被动锻炼、抗阻力训练、日常生活活动能力训练等方式进行康复运动。①主动锻炼是指在医生指导下通过自主活动来增强肌肉力量和灵活性的一种方法。常见的主动锻炼包括坐位平衡训练、站立平衡训练、行走训练等。②被动锻炼是利用外力帮助患者完成某些动作或姿势的一种方法。常见的被动锻炼包括关节活动、理疗等。③抗阻力训练是在专业人员的帮助下，使用器械或其他物体对患者的肢体进行训练，以提高其力量和耐力。常用的抗阻力训练方式有哑铃训练、弹力带训练等。④日常生活活动能力训练是指通过各种方法来帮助患者恢复日常生活的技能和行为。常见的日常生活活动能力训练包括穿衣训练、进食训练、如厕训练等。

问题 174. 对于排便失禁的患者需要注意什么？

答：排便失禁是指肛门括约肌不受意识的控制而不自主地排便。对于这一类的患者，应注意以下几点：①心理护理：排便失禁的患者心情紧张而窘迫，常感到自卑和忧郁，照顾者应该尊重和理解患者，给予心理安慰和支持。②保护皮肤：床上铺一次性尿垫，每次便后用温水洗净肛门周围及臀部皮肤。肛门周围涂抹鞣酸软膏，保护皮肤。③保证患者每天摄入足量的液体，补充水分。④及时更换污湿的衣裤、被单，定时开窗通风，除去不良气味。

问题 175. 对于便秘的患者，应该怎么护理？

答：便秘是指正常的排便型态改变，排便次数减少，排出过干、过硬的粪便，且排便不畅、困难或常有排便不尽感。对于此类患者，应该注意以下几点：①为患者提供单独隐蔽的环境及充足的排便时间，以消除紧张情绪，利于排便。②选取适宜的排便姿势：在床上使用便盆时，最好采取坐姿或抬高床头，利用重力作用增加腹内压，促进排便。③腹部环行按摩：排便时用手沿结肠解剖位置自右向左环行按摩，可促使降结肠的内容物向下移动。④给予口服缓泻剂：可使粪便中的水分含量增加，加快肠蠕动。⑤使用简易通便剂：常用的有开塞露、甘油栓等。软化粪便，润滑肠壁，加快肠蠕动，促进排便。

问题 176. 怎么帮助患者使用通便剂通便？

答：操作步骤有：①关门窗，保护患者隐私，并注意保暖，嘱患者排尿。②协助患者取左侧屈膝位，暴露臀部。③臀下铺一次性尿垫。④排尽开塞露（或甘油栓）内气体，润滑导管前端；分开患者臀部，暴露肛门，将开塞露（或甘油栓）轻轻插入肛门内，固定；轻轻挤压药液，并观察患者反应，拔出开塞露（或甘油栓）。⑤嘱患者平卧，尽可能忍耐 5 ～ 10 分钟后再排便。

问题 177. 排便失禁患者可以吃水果吗？

答：可以适当吃水果。蔬菜、水果可以刺激胃肠蠕动，有助于恢复肠道的正常功能。尤其是有些排便失禁的患者，可能会排出比较干燥的固体性粪便，鼓励患者多吃一些新鲜水果，有助于刺激胃肠道蠕动，还能够增强食欲。

问题 178. 排便失禁患者进食、饮水需要注意什么？

答：可以多饮水，少量多次，酌情给予淡盐水；饮食以清淡的流质或半流质食物为宜，避免油腻、辛辣、高纤维食物。

问题 179. 出现尿潴留怎么办？

答：大量尿液存留在膀胱内不能排出称为尿潴留。当患者发生尿潴留时，应该：①提供隐蔽的排尿环境。关闭门窗，使用屏风遮挡。②调整体位和姿势。如让卧床患者抬高上身或坐起，尽可能让患者以习惯的姿势排尿。③诱导排尿。利用条件反射如听流水声或用温水冲洗会阴。热敷、按摩可放松肌肉，促进排尿。如患者病情允许，可用手按压膀胱协助排尿。切记不可强力按压，以防膀胱破裂。④及时发现患者的心理变化，安慰患者，消除其焦虑和紧张情绪。⑤上述方法仍不能缓解时，需及时去医院实施导尿术。

问题 180. 如何护理留置尿管的患者？

答：首先应妥善固定尿袋，尿袋应低于膀胱位置，可别在裤腿或床单上。其次保持尿管通畅，翻身或下床活动时，注意及时调整尿管、尿袋位置，避免牵拉尿管。根据尿管和尿袋的材质、型号，按时更换尿管和尿袋，使用抗反流尿袋每周更换一次，硅胶尿管每个月更换一次。并注意观察尿色、尿管中有无絮状物等情况，尿管每天使用 0.5% 聚维酮碘（碘伏）溶液进行消毒，预防感染。

问题 181. 运动神经元病患者为什么要注意身体清洁护理？

答：患者由于疾病的原因，会逐渐失去日常生活能力，即工作使用的日常生活活动及基本日常生活活动出现困难，需由他人帮助完成，所以照顾者要帮助患者进行身体清洁。清洁口腔和洗澡是保持口腔卫生、清洁身体最有效的方法。

问题 182. 如何为卧床患者清洁口腔?

答：为卧床患者清洁口腔，顺序如下：①在进行口腔擦拭之前要准备的用具包括海绵刷（牙刷）、水杯或吸饮器具、托盘（吐水盆）、毛巾。根据需要，还可准备漱口水（牙膏）和一次性手套。②口腔擦拭时需要选择舒适的姿势，尽可能选择坐位或侧卧位。选择侧卧位时，最好略微抬高患者的上半身，并且在患者的颈部和胸前铺上毛巾。③将海绵刷浸泡到装有温水的杯子里，拧干。④湿润口唇，无饮水呛咳可漱口后，擦拭口腔内部，包括牙齿的外侧面、内侧面、咬合面、两侧颊部、上颚、舌面及舌下。擦拭后用毛巾擦干口周皮肤。

问题 183. 为患者洗浴时，浴室要满足哪些条件?

答：浴室设置包括：①更衣间、浴室的温度最好设置在 20 ～ 24 摄氏度，更衣间与卧室及浴室的温差不能过大。②热水的温度应该在 40 摄氏度左右，空腹和饱腹时不要入浴，避免长时间入浴。③更衣室要摆放椅子，方便脱衣、穿衣。④浴室内轮椅的活动范围不得小于 0.8 米 ×1.2 米，在邻近洗浴的地方要安装扶手，高度与直径的设置以患者方便为宜。

问题 184. 哪种洗浴方式更适合运动神经元病患者?

答：对于生活不能自理的运动神经元病患者来说，洗盆浴不但身体负荷较大，容易疲劳，而且出入浴缸的危险性也比较大，有时还存在感染的风险。相比之下，淋浴较为适合患者。

问题 185. 如何帮助患者完成淋浴?

答：淋浴过程为：①让患者坐在淋浴椅上，用小的浴巾盖在患者会阴部，还可以准备一个洗脚桶，让患者把双脚放入盛有热水的洗脚桶里泡脚。②在为患者洗发时，可以为患者戴好浴帽，一边确认好水温，一边洗发。③照顾者可以用手蘸上浴液为患者清洗面部、耳朵和颈部，然后用蘸有浴液的海绵清洗患者的手臂、胸部、腹部和会阴部。接着，清洗背部、臀部以及下肢。最后，用水喷头冲洗干净，用浴巾擦干水。④让患者坐在更衣间的椅子上，仔细擦拭身体，同时观察皮肤，避免过度暴露。用吹风机吹干头发。

问题 186. 如何为卧床的患者洗浴?

答：对于生活完全不能自理的患者来说，洗澡对身体造成的负荷较大。这种情况下，可以采用床上擦浴的方法来保持清洁。①调节好室内温度，以 22 ～ 24 摄氏度为宜。②水温最好保持在 55 摄氏度，可以不断加入热水以保持水温。③天冷时尽量选择在白天暖和的时间进行。④要注意避开空腹和饭后的时间段，擦浴前最好先帮助患者排泄。⑤擦浴时要尽量减少皮肤裸露，保护患者的隐私。

问题 187. 床上擦浴的步骤如何进行？

答：①首先让卧床患者采取仰卧位，从面部开始，按照耳朵、颈部、上肢、胸部、腹部的顺序擦拭；②然后让患者采取侧卧位，擦拭背部、腋下、腰部和臀部；③最后让患者恢复仰卧位，为患者擦拭脚趾、小腿、大腿和会阴部；④为了促进血液循环，应该从距离心脏较远的位置起向心脏方向进行擦拭，如按手—前臂—上臂的顺序进行。擦浴过程中要随时观察患者的反应，如出现心悸、寒战等不适，及时停止。

问题 188. 运动神经元病患者需要什么样的居住环境？

答：随着病程的延长，患者生活自理能力逐渐下降，甚至无法进行日常行为活动，严重影响患者的生活质量，因此需要长期的家庭照护，而建立安全有效的日常生活环境对患者来说尤为重要。一般来说，室内温度以 22 ～ 24 摄氏度为宜，湿度最好保持在 50% ～ 60%。

问题 189. 室内湿度过高或过低对患者有何影响？

答：湿度过高时，空气潮湿，体内的水分蒸发慢，患者感到闷热难受；湿度过低时，空气干燥，人体水分蒸发加快，散发大量的热量，并能引起呼吸道黏膜干燥、口渴、咽喉痛等。室内湿度过高时，可打开门窗通风换气或使用除湿器；湿度过低时，可使用加湿器。

问题 190. 居住环境需要定时通风换气吗？

答：需要。通风换气可以调节室内的温度和湿度，刺激汗液蒸发及热量散失，增加患者的舒适感，还可以刺激皮肤的血液循环。通风可以降低室内空气污染程度，预防呼吸道感染。一般情况下，开窗通风 30 分钟即可置换室内的空气。但是在通风时应注意遮挡患者，避免直接吹风。

问题 191. 患者对室内光线有什么要求？

答：光线能引起患者的心理变化，自然的光照可使患者感到舒适。室内要经常开窗，使阳光直接射入，或协助患者到户外接受阳光照射，使患者身心舒适。午睡的时候使用窗帘，夜间睡眠的时候打开地灯，避免阳光或光线直接照射患者的眼睛而引起目眩。

问题 192. 为什么要为患者营造安静的环境？

答：安静是指没有噪声危害的环境。室内的噪声一般在 35 ～ 40 分贝比较理想。噪声达到 50 ～ 60 分贝时，患者便可感到烦躁不安，影响休息与睡眠。所以，患者在家中生活时，要保持环境安静，避免大声喧哗，降低电视、电脑等家用电器的音量，或者在家中安装隔音设备。

问题 193. 对于运动神经元病患者，为什么要重点关注居家环境安全？

答：因为疾病的原因，患者肢体无力伴肌萎缩，导致肢体功能障碍，是发生跌倒的危险因素，运动神经元病患者的居家环境安全重点在于跌倒的预防。因此，应着重改善居家环境，预防家中跌倒的发生。

问题 194. 运动神经元病患者适宜穿着什么样的衣物？

答：患者通常选用纯棉材质衣物，方便穿脱。外出时穿着得体的应季服装。患者衣物应保持干燥、清洁。夏季、雾霾天或患者经常出汗时，要勤更换、勤消毒。冬季在室内的衣物不宜过厚，注意透气，避免出现汗疹。用消毒剂或硫黄皂洗涤后的衣物，要通风去味，避免对呼吸困难的患者产生刺激。

问题 195. 患者日常活动时需要注意什么？

答：①上下楼梯要扶好扶手，尤其是下楼时；②站立或卧位起身时动作要缓慢，必要时有人搀扶，转身动作要慢；③晚上床旁放置尿壶；④穿防滑鞋，不穿拖鞋；⑤不穿过长的裤子和裙子等；⑥不搬重物或登高取物；⑦照护者应该选择合适的地板打蜡或拖地时机，最好选择患者不在室内行走时进行。

问题 196. 什么是预防跌倒“三部曲”？

答：因为疾病的原因，患者会有肢体功能障碍，为了预防跌倒，要指导患者学会渐进坐起、渐进下床的“三部曲”。提醒患者生活起居做到 3 个“30 秒”，即醒后 30 秒再坐起，坐起 30 秒后再站立，站起 30 秒后再行走。每次体位变换后如有心悸、头晕不适，可适当延长每个体位的时间至无不适。持续有严重的心悸、头晕、黑矇等不适，休息不能缓解，建议暂缓活动，家属全程陪同并给予协助。

问题 197. 患者选择什么样的卧室和床比较合适？

答：患者的卧室面积要考虑轮椅的活动范围。如果患者不使用轮椅，床的高度以达到患者膝部的稍上方最为合适，不能过高或过低，适宜高度应为 0.4 ～ 0.5 米，以便于患者上下床。如果患者使用轮椅，那么床面高度需要和轮椅坐面高度平齐。另外，可以在床边设置扶手，便于患者起身时借力。

问题 198. 出现哪些症状需要评估认知？

答：认知包括记忆、语言、视空间、执行、计算、理解判断等方面。认知障碍是指以上 2 项或 2 项以上功能受损，当您或您的家人出现记忆力减退，特别是刚刚发生的事情就忘记了；情绪改变，对周围的人或事物漠不关心；执行能力下降，对以往擅长的工作较难处理等情况，就应该到医院找专科医生进行认知评估。

问题 199. 认知障碍可以恢复吗?

答：认知障碍是否可以恢复取决于发病原因。原发性认知障碍，如阿尔茨海默病，是不能恢复的，如果早期筛查并经过治疗和康复训练，是可以延缓认知障碍进展的。而继发性认知障碍，如腔隙性脑梗死、脑出血、脑外伤等，经过治疗是可以恢复的。

问题 200. 认知评估间隔多长时间做一次?

答：认知评估包括认知改变、情绪改变、行为改变和客观改变等几个方面的内容。认知评估的频率因患者的情况而定，一般建议高龄人群或者认知障碍人群每 6 个月评估一次，具体情况应该根据医生的诊疗进行调整。

问题 201. 记忆力越来越差，是不是得了阿尔茨海默病?

答：不一定。阿尔茨海默病是一种进行性发展的神经退行性病变，主要症状是记忆力受损、学习能力下降等。影响老年人记忆力的原因远不止于此，比如睡眠紊乱、焦虑、抑郁、脑血管病等都会引起记忆力下降。因此，出现了记忆力越来越差，应到医院就诊，查明病因，给予对症治疗。老年人也要保持稳定的情绪和良好的睡眠、控制“三高”、避免跌倒等原因造成的脑外伤，才能保持脑健康。

问题 202. 什么是痴呆?

答：痴呆指智力发育成熟以后，由于各种原因损害原有智能所造成的智力减退状态。临床上以缓慢出现的智能减退为主要特征，并伴有不同程度的人格改变，这是一组临床综合征，不是独立的疾病。典型的症状表现为记忆力减退、学习能力下降、情绪不稳，某些患者还会出现人格改变、精神行为异常，到晚期时往往生活不能自理。目前痴呆的治疗应当先明确病因，针对病因治疗，如为神经变性病所致，治疗上没有特效药物，以改善认知和对症治疗为主。

问题 203. 痴呆有哪些类型?

答：可以按病因是否为变性病进行分类：变性病性痴呆包括阿尔茨海默病、额颞叶痴呆、路易体痴呆病、帕金森病合并痴呆、亨廷顿病等；非变性病性痴呆包括血管性痴呆、脑外伤性痴呆、正常颅压脑积水，以及代谢和中毒性疾病、感染性疾病、肿瘤、免疫等疾病。最常见的类型就是阿尔茨海默病。

问题 204. 什么是阿尔茨海默病?

答：阿尔茨海默病是发生于老年和老年前期、以进行性认知功能障碍和行为损害为特征的中枢神经系统退行性病变。临床上表现为记忆障碍、失语、失用、失认、视空间能力损害、抽象思维和计算力损害、人格和行为改变等，是老年期最常见的痴呆类型，占老年期痴呆的 50% ~ 70%。根据疾病的发展和认知功能缺损的严重程度，可分为轻度、中度和重度。

问题 205. 阿尔茨海默病的典型表现是什么？

答：阿尔茨海默病的症状主要有记忆力受损、视空间障碍、语言障碍等。记忆力受损早期患者主要表现为近记忆力的下降，对刚刚发生的事情马上就不记得了，反而对以前发生的事情记忆得比较清楚，中期会发展至记不住自己或亲人的名字。视空间障碍表现为不能精准地描绘立体图，外出后很难找到回家的路，在家中找不到自己的房间。语言障碍主要表现为言语表达困难、发音困难、说话不连贯、说话重复等，甚至会失语。还可能出现精神症状和行为异常，如幻觉、自私多疑、随地大小便等。

问题 206. 阿尔茨海默病患者出现了精神情绪问题该怎么办？

答：很多患者在疾病的某一阶段出现精神症状，如幻觉、妄想、抑郁、焦虑、激越、睡眠紊乱，可给予抗抑郁药物和抗精神病药物，前者常用选择性 5-HT 再摄取抑制剂，如氟西汀、帕罗西汀、舍曲林，后者常用不典型抗精神病药，如利培酮、奥氮平、喹硫平。这些药物的使用原则是低剂量起始、缓慢增量、增量间隔时间稍长、尽量使用最小有效剂量，医生会进行个体化治疗，需遵医嘱配合治疗。同时注意陪伴、安抚患者，要做到生物 - 社会 - 心理因素全面综合的干预。

问题 207. 阿尔茨海默病可以使用药物治愈吗？

答：不能。目前该病的治疗仍以改善症状、阻止痴呆的进一步发展、维持残存的脑功能、减少并发症为主要原则。常用药物有胆碱能制剂，如多奈哌齐、利斯的明、石杉碱甲等。还可使用 NMDA 受体拮抗剂，如美金刚。同时辅助康复与护理，矫正不良行为，防止走失，进行基本生活技能以及合理训练记忆、理解等能力。

问题 208. 如何预防阿尔茨海默病？

答：预防阿尔茨海默病要注意饮食营养平衡，日常生活中注意补充维生素 D 和 B 族，同时尽量避免使用铝制炊具。铝制炊具遇到酸或碱会游离出铝离子，进入人体会在大脑中蓄积下来，从而损害中枢神经系统。饮食要多样化，从而降低患病风险；养成多运动的好习惯，老年人可根据自身状况，选择不同的运动方式（例如跳广场舞），做运动可以对身心进行全面的良性刺激。此外，要主动、及时地治疗慢性病，很多慢性病会加速认知衰退，容易导致疾病。

重症肌无力

问题 209. 什么是重症肌无力？

答：重症肌无力是一种由神经 - 肌肉接头处传递功能障碍所引起的自身免疫性疾病，临床主要表现为部分或全身骨骼肌无力和易疲劳，活动后症状加重，经休息和胆碱酯酶抑制剂治疗后症状减轻。

问题 210. 成年型重症肌无力分为哪几型？

答：①眼肌型，病变仅限于眼外肌，出现上睑下垂和复视，占 15% ～ 20%；②轻度全身型，可累及眼、面部、四肢肌肉，生活多可自理，无明显咽喉肌受累，约占 30%；③中度全身型，四肢肌群受累明显，除伴有眼外肌麻痹外，还有较明显的咽喉肌无力症状，约占 25%；④重症型急性起病，常在数周内累及延髓肌、肢带肌、躯干肌和呼吸肌，肌无力严重，有重症肌无力危象，需做气管切开，死亡率较高，约占 15%；⑤迟发重症型病程达 2 年以上，常由眼肌型和全身型发展而来，症状同全身型，常合并胸腺瘤，预后较差，约占 10%。

问题 211. 重症肌无力的表现有哪些？

答：此病起病隐匿，主要表现为受累骨骼肌病态疲劳，肌无力于下午或傍晚因劳累后加重，晨起或休息后减轻，此种波动现象称为晨轻暮重。全身骨骼肌均可受累，多以脑神经支配的肌肉最先受累。首发症状常为一侧或双侧眼外肌麻痹，如上睑下垂、斜视和复视，重者眼球运动明显受限，甚至眼球固定。

问题 212. 什么情况下肌无力需要及时抢救，否则危及生命？

答：肌无力危象是重症肌无力危象中的一种。重症肌无力危象包括肌无力危象、胆碱能危象以及反拗危象。这几种危象的临床表现是一样的，只是病因不同。肌无力危象的主要原因是呼吸肌受累时出现咳嗽无力，甚至呼吸困难，不能维持自主呼吸。并且伴有吞咽肌肉的无力，容易导致唾液不能及时排出及误咽而发生误吸，常常危及生命，需要及时抢救治疗。

问题 213. 如何处理肌无力危象？

答：肌无力危象为最常见的危象，由疾病本身发展所致，多由于抗胆碱酯酶药剂量不足导致，应立即进行气管插管或气管切开，应用呼吸机辅助呼吸，加大新斯的明的用量。保持呼吸道通畅，加强排痰，积极控制感染，防止发生窒息。另外，胆碱能危象和反拗危象者暂停抗胆碱酯酶药的应用，观察一段时间后再恢复应用抗胆碱酯酶药，同时进行对症处理。

问题 214. 重症肌无力的治疗方式有哪些？

答：重症肌无力首先是药物治疗，使用胆碱酯酶抑制剂，如溴吡斯的明。还可应用肾上腺皮质激素和免疫抑制剂，如环磷酰胺、硫唑嘌呤、环孢素 A 等。其次可以使用血浆置换治疗，适用于那些重症患者。同时合并胸腺疾病的患者采取手术治疗。

问题 215. 什么是新斯的明试验？

答：新斯的明试验在临床上是对重症肌无力患者进行诊断的方式之一。当患者出现肌无力相关症状时，通过肌内注射新斯的明，前后每 10 分钟测定一次患者肌无力症状的表现，测定结束后再取 6 次记录值中的均值数，按指标计算来判断患者是否有重症肌无力。一旦试验结果为阳性，常提示患者有重症肌无力。

睡眠障碍

问题 216. 什么是失眠症？

答：首先要区分“失眠”和“失眠症”。失眠症是一种病态，指上床难以入睡持续 3 周以上。因为睡眠障碍，得不到正常休息，起床后仍感疲倦无力、精神萎靡，以致影响到学习和社会活动时，才是疾病的表现，称为“失眠症”。偶尔的失眠不能算作病态。

问题 217. 失眠患者可以使用什么方法促进睡眠？

答：可以遵医嘱使用催眠药和非药物治疗方法促进睡眠。非药物治疗方法包括：规律的作息时间；创造安静、舒适和安全的睡眠环境；不在床上阅读和看电视；每日适度规律的运动，但不要在睡前 2 小时内进行；晚餐后不饮酒、咖啡和茶，不吸烟，睡前不多食；失眠者尽量避免白天小睡或午睡及食用有促进睡眠作用的食物，如温牛奶、蜂蜜、燕麦片、杏仁等。

问题 218. 失眠患者使用催眠药需要注意什么？

答：在医生的指导下服用，不可私自调整药物的品种、剂量。服用起效快的催眠药后应及时上床睡觉，不要再做易兴奋的事；服药时不可饮酒，以免加重药效。有些催眠药可引起白天困倦、头晕、精神不振、嗜睡等，所以对于从事机械工作的人有潜在的危险性。催眠药有肌肉松弛作用，易导致行走不稳，易摔倒，所以服药后应尽快上床休息，不宜再活动。

问题 219. 打鼾是疾病吗？

答：打鼾是临床上常见的现象，原因有很多，例如肥胖、鼻炎、腺样体肥大、感冒、过敏性鼻炎、服用药物（抗过敏药、抗抑郁药、抗焦虑药）、长期吸烟、长期精神压力大。也可能是睡眠呼吸暂停前阶段的一个标志，本身也可以作为一种疾病。阻塞型睡眠呼吸暂停综合征确诊之前总有几年无症状的打鼾期，从单纯或无症状的打鼾，到阻塞型睡眠呼吸暂停综合征，两者之间的确切关系尚不明确。由于打鼾有引起心血管系统疾病的潜在危险性，因此打鼾是社会问题，也是医学问题，即使是无症状性打鼾，也必须引起重视。

问题 220. 睡眠呼吸暂停综合征的危险因素有哪些？

答：①上气道的阻塞和塌陷，如鼻息肉、软腭低垂、悬雍垂增粗或增长、扁桃体增生肥大、咽喉部软组织肥厚与脂肪沉积、舌根后坠等。②肥胖，阻塞型睡眠呼吸暂停综合征通常与肥胖联系在一起，超重可以引起胸壁的肥厚和腹部横膈向下运动的阻力，从而导致呼吸方面的问题。肥胖者的粗颈还可以增加气道阻力。

问题 221. 如何判断是否得了睡眠呼吸暂停综合征？

答：睡眠呼吸暂停综合征是指睡眠过程中口鼻呼吸气流停止 10 秒或以上。确诊疾病需要通过多导睡眠监测。在睡眠监测中，应用多导睡眠仪，持续同步采集、记录分析多项睡眠生理参数及病理事件。多导睡眠仪监测所采集和记录的各种参数，包括脑电图、眼动电图、肌电图、心电图、口鼻气流、鼾声、呼吸运动、脉氧饱和度、体位等，以曲线、数字、图像及视音频的形式显示，并形成可以判读和分析的信息数据，即多导睡眠图，通过检测可确定病情严重程度。

问题 222. 睡眠呼吸暂停综合征如何治疗？

答：①一般治疗：肥胖患者需要减肥。同时注意睡眠体位改变，侧位睡眠、抬高床头。还应戒烟酒，慎用镇静催眠药。②病因治疗：纠正引起或使之加重的基础疾病。③无创气道正压通气：持续气道正压通气是治疗中重度睡眠呼吸暂停综合征患者的首选方法，可减低上气道阻力，使患者的功能残气量增加，特别是通过机械压力使上气道畅通，同时通过刺激气道感受器增加上呼吸道肌张力，从而防止睡眠时上气道阻塞。

脊髓性疾病

问题 223. 脊髓病变的三大特点是什么？

答：脊髓病变的三大特点包括：①运动障碍：脊髓病变引起局部肌肉亢进、痉挛、震颤等症状。②感觉障碍：脊髓病变导致损伤节段以下部分出现反射消失、软瘫、触觉以及躯体感觉减弱、消失等。③自主神经功能障碍：脊髓病变可能导致自主神经功能出现障碍，表现为体温调节异常，膀胱、直肠括约肌功能障碍，血管运动、发汗反应及皮肤、指（趾）甲的营养障碍等。

问题 224. 什么是急性脊髓炎?

答：急性脊髓炎是指各种感染后变态反应引起的急性横贯性脊髓炎性病变，又称为急性横贯性脊髓炎，是临床上最常见的一种脊髓炎。病变常局限于脊髓的数个节段，主要病理改变为髓鞘肿胀、脱失，周围淋巴细胞显著增生，轴索变性，血管周围炎症细胞浸润。

问题 225. 急性脊髓炎有哪些表现?

答：此病表现为急性起病，迅速进展，早期常为脊髓休克，表现为四肢瘫或双下肢弛缓性瘫痪。肌张力低下，腱反射消失，病理征阴性。脊髓休克可持续 3 ～ 4 周，如并发肺炎、泌尿系感染，脊髓休克期可延长。同时，脊髓损害平面以下深浅感觉均消失，感觉消失区上缘常有感觉过敏带或束带感。早期还可出现尿潴留，膀胱无充盈感，注意观察患者如无尿液、腹部有无膨隆，及时导尿。随着病情好转，膀胱容量缩小，脊髓反射逐渐恢复，尿充盈至 300 ～ 400 毫升时会自动排尿，表现为尿失禁。

问题 226. 脊髓炎患者需要一直激素治疗吗?

答：脊髓炎大多为急性发病，如果患者病情较轻，经过积极治疗，一般可以在短期内恢复，通常不需要长期使用激素治疗。但如果患者的病情比较严重，且没有及时进行治疗，可能会导致病情加重，此时需要长期使用激素来控制病情，避免病情进一步加重。

问题 227. 患者发生尿潴留应如何处理?

答：尿潴留是指尿液在膀胱内不能排出，可以协助患者采取适当体位。病情允许的患者，尽量以习惯的姿势排尿，进行床上排尿训练，利用条件反射，比如让患者听流水声或用温水冲洗会阴部、用热毛巾热敷在腹部膀胱区，从而促进排尿。如长时间还未排尿，需寻求医务人员帮助，留置尿管，进行导尿。

问题 228. 什么是自主神经反射异常?

答：自主神经反射异常是一种交感神经反应异常的状态，通常发生于第 6 胸椎以上的脊髓损伤患者。最初症状通常是面色潮红或剧烈头痛，其他常见症状有大量出汗、焦虑、心动过缓、视物模糊、呼吸困难等，该症状可产生致命并发症，如癫痫、呼吸暂停、心肌梗死、颅内高压和脑出血，故其诊治极为重要。

问题 229. 如何避免急性脊髓炎复发？

答：急性脊髓炎患者可以通过注意卫生、合理饮食、适当锻炼、增强免疫力、保证休息等方式来预防复发，患者一般会出现营养状态差、食欲减退，需供给高蛋白质、丰富维生素及高热量饮食，如鸡蛋、牛奶、苹果、橙子、瘦肉，以增强机体抵抗力。在日常生活中要注意休息，保证充足的睡眠，避免长期熬夜，如有感觉障碍的情况，应注意保暖，防止烫伤、冻伤等，以预防急性脊髓炎的复发。

问题 230. 什么是脊髓亚急性联合变性？

答：脊髓亚急性联合变性是由于维生素 B_{12} 的摄入、吸收、结合、转运或代谢障碍导致体内含量不足而引起的中枢和周围神经系统变性的疾病，主要表现为双下肢深感觉障碍、感觉性共济失调、痉挛性瘫痪及肢体末端感觉异常等，常伴有贫血的表现。

问题 231. 脊髓亚急性联合变性需要终生服用维生素 B_{12} 吗？

答：不一定需要终生服用。首先应积极治疗引起维生素 B_{12} 缺乏的原发病。改善患者膳食结构，多吃富含维生素 B 族的食物，比如动物肝、蔬菜，戒烟、戒酒。若存在胃肠疾病，应积极治疗肠炎、胃炎等引起维生素吸收障碍的疾病，一旦确诊脊髓亚急性联合变性，应立即应用大剂量的维生素 B_{12}，患者应连续使用 2 ～ 4 周，一直到症状改善为止。如存在维生素 B_{12} 吸收障碍，应考虑终生服用。

神经系统疾病相关精神障碍

问题 232. 什么是神经系统疾病相关精神障碍？

答：神经系统疾病相关精神障碍指的是由于脑部感染、血管病变、外伤、肿瘤、变性等引起的精神障碍，以及疾病过程中出现的各种反应性情绪障碍、睡眠障碍和躯体化障碍等。

问题 233. 神经系统疾病相关精神障碍主要包括哪些类型？

答：神经系统疾病相关精神障碍广义上包括脑器质性精神障碍、疾病过程中出现的各种反应性情绪障碍和躯体化障碍等。神经系统疾病易与抑郁或焦虑伴随或共病。这种伴随的焦虑、抑郁并不一定达到或符合精神障碍的具体诊断标准。达到抑郁症及焦虑症诊断标准的患者应求治于精神科。躯体化障碍的患者多数体验或表达神经系统疾病症状和不适，部分患者存在神经系统疾病，但其不能解释患者所达症状的性质、程度或患者的痛苦。以慢性疼痛症状最常见。

问题 234. 哪些神经系统疾病常伴发抑郁状态？

答：许多神经系统常见疾病，如脑卒中、阿尔茨海默病、血管性痴呆、帕金森病、多发性硬化、癫痫及原发性头痛均易伴发抑郁状态。卒中后抑郁高发于卒中后 1 个月至 2 年，发病率为 20% ～ 72%，阿尔茨海默病伴发抑郁可达 75%，帕金森病伴发抑郁可达 7% ～ 76%，平均 40% ～ 50%，多为轻 - 中度抑郁。多发性硬化伴发抑郁可达 19% ～ 54%，其自杀风险是普通人群的 7 倍。癫痫伴发抑郁可达 8% ～ 48%，平均为 29%，其自杀率为普通人群的 4 倍。原发性头痛患者中 - 重度抑郁可达 27%。

问题 235. 患者发生抑郁，家属应该注意什么？

答：①督促患者准时正确服药，治疗抑郁患者最重要的就是维持用药。②鼓励患者参加体育活动，可每日进行 3 ～ 4 次大于 20 分钟的有效运动，如散步、慢跑、体操等运动。③患者可能出现自杀、自伤行为，因此，家人要创造一个安全的家庭环境。④在精神上给予安慰、关心、理解，尊重患者的人格及生活习惯，帮助患者走出心理误区，鼓励患者讲出自己的感受和想法，使之感受到被尊重，提升自我价值感。⑤督促、协助患者摄取食物，保证营养，可采取少量多餐方式。⑥创造良好的睡眠环境和条件，建立比较规律的活动和休息时间表。

问题 236. 焦虑状态患者会出现胸闷和憋气症状吗？

答：会出现。焦虑症是常见的精神疾病，通常与患者家庭、个性及不良事件刺激有关，患者一旦发作，即会出现极度恐惧心理，体验到濒死感，且通常无法控制，严重影响患者日常生活能力。焦虑是没有明确的诱因或实际的威胁存在而产生紧张不安、恐惧，并伴有一系列生理和行为改变，如胸闷、肌肉紧张、出汗、尿频、坐立不安、行为和运动协调障碍等。

问题 237. 缓解焦虑的方法有哪些？

答：指导焦虑患者做好自我调节，改善不良情绪的方法有：①改善生活方式：减少酒、咖啡因的摄入；戒烟；维持作息规律，养成良好的睡眠习惯，避免滥用镇静催眠药。②运动锻炼：有氧运动对焦虑具有疗效。进行强度中等、运动量适中、运动中心率＜［(200 － 年龄）×85%］、运动后微汗和感觉舒适的运动项目，如快走、慢跑、骑车、游泳。③转移注意力：及时调节自己，不要让消极情绪诱发焦虑症。幻想和憧憬未来是舒缓紧张焦虑的好方法，比如幻想自己躺在阳光普照的沙滩上，凉爽的海风徐徐吹拂。④向人倾诉，寻求社会支持。

内分泌科篇

糖　尿　病

问题 1. 血糖控制良好，可以停药吗?

答：不可以。糖尿病是一种常见的慢性疾病，一旦诊断，则需要终生进行规范管理。药物治疗是有效管理糖尿病的重要手段之一。降糖方案可能会随着血糖的变化进行调整，出院后需按出院医嘱进行规范用药，按时复诊，不可随意增减药量，如出现不明原因的血糖波动，可以提前就诊或通过线上进行咨询，由医生调整药物治疗方案。不过对于部分新诊断的糖尿病患者有一个好消息，经过规范的管理可以实现在相当一段时间内不需要使用任何降糖药物，称之为“糖尿病缓解”，但糖尿病“缓解”并不代表糖尿病“被治愈”。决不能因为“糖尿病缓解”而放松规范的生活方式管理和复诊复查。

问题 2. 回家后的饮食与住院期间的不一样怎么办?

答：饮食治疗是血糖管理的基础，回家后遵循糖尿病饮食原则即可，即控制总热量、结构合理、种类丰富、营养均衡。

问题 3. 可以通过不吃主食降血糖吗?

答：不可以。目前对于糖尿病患者的饮食推荐，与非糖尿病人群总体是一致的。碳水化合物占比为 50% ~ 65%，蛋白质占比为 15% ~ 20%，脂肪占比为 20% ~ 30%。如果不吃主食，身体摄入糖分来源较少，机体会通过分解脂肪、肌肉来提供能量，脂肪大量分解还可能会导致酮体的生成。酮体为酸性物质，一旦堆积过多，会对健康造成不良影响。

问题 4. 如何选择对血糖影响较小的含糖食物?

答：对血糖影响较小的含糖食物，即优质碳水化合物，如全谷物、非淀粉类蔬菜、水果和豆类，减少精加工谷类、糖的摄入，全谷类应占总谷类的一半以上。每日蔬菜为 300 ~ 500 克，水果约为 200 克。

问题 5. 回家后可以吃水果吗？

答：出院后只要血糖控制总体达标，是可以吃水果的。日常所食用的大部分水果，绝大部分由水分构成。其次是碳水化合物，也就是俗称的“糖”。比如，在苹果当中，约 86% 是水分，13.5% 为碳水化合物，适量摄入水果中的“糖”是可以的。

问题 6. 如何选择水果？

答：血糖控制良好的糖尿病患者可以选择含糖较低的水果，如草莓、猕猴桃、柚子、苹果等。同时，可以选择低食物血糖生成指数（glycemic index，GI）的水果，下表中 GI ＜ 55 的水果均为低 GI 水果，如果选择更高 GI 的水果，则需减少总量的摄入。此外，为了减少血糖波动，可以选择在两餐之间吃水果。每天可食用的水果为 200 克左右，同时需要减掉 25 克生重（半两）的主食。另外，水果类的加工产品，如水果罐头，会额外添加蔗糖，不能等同于新鲜水果，糖尿病患者不宜选用。

GI	水果
＞ 70	西瓜（72）
55 ~ 70	凤梨（65）、葡萄干（64）、菠萝（60）、桃罐头（58）、无籽葡萄（56）、芒果（55）
＜ 55	熟香蕉（52）、猕猴桃（52）、苹果（36）、梨（36）、葡萄（43）、柑（43）、草莓（29）、桃（28）、柚子（25）、樱桃（22）

问题 7. 如果血糖未达标，可以吃水果吗？

答：如果血糖控制未达标，尤其是空腹血糖过高时（＞ 13 mmol/L 以上），则暂时不宜吃水果，可用西红柿、黄瓜替代。

问题 8. 外出就餐的注意事项有哪些？

答：①提前计划要做好：应用胰岛素、胰岛素促泌剂的患者，需确认就餐时间后，再根据进餐时间服药或注射胰岛素。尽量选择相对比较健康（清淡、少油）的菜品，提醒服务员少放油和糖。如果套餐里附赠了含糖饮料，不建议饮用。②酒和饮料要不了：对血糖影响最小的饮品是白开水，最好不要选择含糖饮料和酒精。如果在聚餐中遇到难以推辞的情况，一定要在血糖稳定的情况下少量饮用，同时应减去相应热量的主食。建议啤酒应控制在 350 毫升以内，红酒在 150 毫升以内，低度白酒在 45 毫升以内。女性一天饮酒的酒精量不超过 15 克，男性不超过 25 克，每周饮酒不超过 2 次。③坦诚相告少不了：参加聚餐时，少不了亲朋间的敬酒，千万不要碍于面子，不忍拒绝。不如坦诚告诉别人自己患糖尿病的情况，大家也就不会强行劝食、劝酒了。④按时用药不可少：在外吃饭前，不要忘记携带降糖药，所有的口服降糖药或胰岛素都是可以随身携带的，切不可因为怕麻烦而擅自停药。

问题 9. 出院后如何运动?

答：出院后，可以选择自己能够长期坚持的运动方式，不仅有助于血糖控制，还可以增加机体对胰岛素的敏感性、减轻体重、增强体质。在身体状况允许的情况下，可进行每天至少 30 分钟、每周至少 5 天的中等强度的有氧运动，如健步走、打太极拳、骑车、打乒乓球、健身操、游泳等。锻炼肌肉力量及柔韧性训练也很重要，如无禁忌证，每周最好进行 2 ～ 3 次抗阻运动（两次锻炼间隔＞ 48 小时）、每周 2 ～ 3 次的柔韧性训练，如颈、肩、髋关节的拉伸训练等。运动前后，注意做好热身及放松训练，避免运动损伤。

问题 10. 如何知道自己的运动强度是否合适?

答：可以通过自测脉搏来评估自己的运动强度情况，运动的安全心率为 170 －年龄，如果您的年龄是 40 岁，那么安全心率为 130 次 / 分。如果基础心率较低，也不用强行达到该标准，以运动后微微出汗、全身放松、运动次日精力充沛为宜。如果过去没有运动习惯，一定要循序渐进，必要时需要找专业人员进行评估和指导，以确保运动的安全及有效。

问题 11. 出院后需要自我监测哪些项目?

答：规律全面的病情监测对糖尿病管理非常重要，出院后可以自己监测的内容有快速血糖、血压、体重、腰围等。快速血糖的监测频次是依据病情、治疗方案制定的，可以根据医生的建议进行自我血糖监测。如果合并高血压，可以通过便携血压计每日早晚固定时间进行测量。如果血压达标，可以减少监测频次，每周测量 1 ～ 2 天即可。对于大多数成人（孕妇除外），理想体重（千克）可以简单地用“身高（厘米）－ 105”进行计算，如果体重为消瘦或者超重、肥胖，均需进行体重管理，可以每个月测量一次。腰围的目标范围一般是男性＜ 85 厘米、女性＜ 80 厘米，可以请家人帮忙进行测量。

问题 12. 出院后的空腹血糖、餐后血糖应该在什么时间点测?

答：空腹血糖是指至少 8 ～ 12 小时未摄入任何含能量的食物或饮料后所检测的血糖值，是糖尿病最常用的检测指标。它能部分反映自身胰岛素的分泌功能。空腹血糖最好在早上 5—9 时未进食早餐的时候测量。餐后血糖通常指餐后 2 小时的血糖，一般从进食第一口饭开始算起，例如早晨 7 时开始进食早餐，早餐后 2 小时血糖应在 9 时进行测量。

问题 13. 居家测血糖用什么消毒剂消毒皮肤?

答：由于聚维酮碘（碘伏）易氧化，残留在皮肤上，容易与部分血糖试纸上的化学物质发生反应，导致血糖值出现误差，因此不宜使用碘酊或碘伏消毒。采血前可用清水洗手后，再用 75% 乙醇进行消毒，待乙醇挥发后进行采血。

问题 14. 血糖仪和试纸如何存放?

答：血糖仪及试纸可以放置在室内阴凉、干燥、通风处，确保试纸在有效期内，开瓶后按照说明书指示，在有效期内用完，以免浪费。

问题 15. 测血糖采血时，可以挤压手指吗?

答：采血时如果用力挤压手指，可能会导致血样中混入组织液，血液被稀释，测量值可能会偏低。因此，采血时需避免用力挤压，可以在采血前使手臂自然下垂 30 秒，或通过手掌的相互揉搓，增加末梢的血液循环。采血针穿刺后，最好让血液自然流出，如果血流不畅，可以沿掌跟向指尖方向缓慢挤压，直到有血液流出。

问题 16. 口服降糖药的注意事项有哪些?

答：①双胍类：目前临床上使用的双胍类药物主要是盐酸二甲双胍，二甲双胍的主要不良反应为胃肠道反应，从小剂量开始并逐渐加量是减少其不良反应的有效方法。② α- 糖苷酶抑制剂：此类药物应餐前即刻吞服或与第一口食物一起嚼服，此类药物的常见不良反应为胃肠道反应（如腹胀、排气等）。从小剂量开始、逐渐加量是减少不良反应的有效方法。服用此类药物如果出现低血糖，需补充葡萄糖或蜂蜜。③格列奈类：此类药物常见的不良反应为低血糖和体重增加。④磺脲类：此类药物常见的不良反应为低血糖和体重增加。⑤二肽基肽酶 4 抑制剂：少数患者服药后会出现鼻咽炎、头痛、上呼吸道感染、轻度胃肠不适等症状。单独服用此类药物不增加发生低血糖的风险。⑥钠 - 葡萄糖协同转运蛋白 2 抑制剂：此类药物常见的不良反应为泌尿系统和生殖系统感染，与胰岛素联用时会有低血糖的风险，此外，还有酮症酸中毒、脱水的风险，因此接受该类药物治疗的患者宜适量增加水的摄入。⑦噻唑烷二酮类：体重增加和水肿是此类药物的常见不良反应，此类药物还与骨折和心力衰竭风险增加相关。

问题 17. 胰岛素为什么不能口服和肌内注射?

答：因为胰岛素是一种蛋白质，它和其他所有的蛋白质一样，口服进入胃肠道后，就被胃酸和胃肠道消化酶所消化分解，因而失去了胰岛素本身的生物活性。自从发现胰岛素以来，一直只能用注射方式给药。肌肉层血液循环丰富，胰岛素吸收过快，容易导致患者出现低血糖，甚至危及生命，因此不能进行肌内注射。

问题 18. 胰岛素注射的注意事项有哪些?

答：首先，应严格按照出院指导规范注射胰岛素，尤其避免重复使用注射针头，按要求进行注射部位的轮换，防止皮下脂肪增生等注射相关并发症的发生。其次，应正确保存胰岛素。再次，应合理监测血糖，注意观察注射胰岛素的副作用，如低血糖、注射局部的皮疹、注射局部的脂肪萎缩、体重快速增加等，并及时就医。最后，切勿随意改变胰岛素剂型和剂量，一定要遵医嘱正确应用胰岛素，包括剂型、剂量和注射时间。如果自己对治疗方案有疑问，一定要和医生沟通确认。

问题 19. 长期使用胰岛素会“成瘾”吗？

答：胰岛素是不会产生依赖性的。胰岛素是自身胰腺分泌的一种调节糖代谢的生理性的激素，没有大家想象中这么可怕。是否需要额外补充胰岛素，取决于自身胰岛分泌水平。部分糖尿病患者因为病情需要而必须终生使用胰岛素，以避免持续高血糖损害血管和胰岛细胞功能，这与药物成瘾无关，无需过度担心。

问题 20. 胰岛素需要终生注射吗？

答：不一定。1 型糖尿病由于是胰岛素严重缺乏引起的，所以需要胰岛素治疗。而对于绝大多数依从性较好的 2 型糖尿病患者来说，以健康饮食和规律运动为基础，结合口服降糖药，就可以把血糖控制好。对于短期血糖比较高的人群，短期应用胰岛素有助于减轻高糖毒性，改善胰岛功能，往往短期应用一段时间后，就可以换为口服降糖药进行治疗。

问题 21. 胰岛素有哪些不良反应？

答：胰岛素常见的不良反应有低血糖、体重增加，此外，胰岛素还有诸如过敏、皮下硬结等不良反应。注射胰岛素时一定要科学操作，比如注射部位的轮换、不要重复使用针头，以减少皮下硬结的产生。

问题 22. 如何储存胰岛素？

答：胰岛素是一种蛋白质，保存时对温度的要求较为严格，高温、阳光或冷冻都可以使胰岛素变性失活。而强烈振荡会使胰岛素的二硫键受到破坏，从而使胰岛素失效。因此，乘坐飞机时应随身携带，不可托运。如何储存呢？①未开封的胰岛素：它的最适宜保存温度是 2 ～ 8 摄氏度，可保持活性不变 2 ～ 3 年。另外还要谨记，不要将胰岛素紧贴冰箱的后壁，以免结冰影响疗效。②开封过的胰岛素：在不超过 30 摄氏度、阴凉的温室环境，可以保存 4 ～ 6 周。所以，开封使用后的胰岛素不必再放入冰箱中冷藏。但要注意放置的地方要避免受热和阳光照射，远离太阳光照射的窗户、微波炉等。高温天，当室内温度超过 30 摄氏度，如果不开空调，那么即便是已开封的胰岛素，仍然建议放在冰箱的冷藏柜内 2 ～ 8 摄氏度保存。

问题 23. 胰岛素笔注射一次就需要换一次针头吗？

答：是的，胰岛素针头要及时更换，原则上应一次一换，不要因为怕麻烦而不去更换针头。重复使用的针头表面会钝化，甚至弯曲，不仅注射时增加疼痛，还容易造成脂肪增生、硬结，影响胰岛素吸收，甚至还可能会出现感染、剂量错误等。

问题 24. 胰岛素可以注射到哪些部位？

答：胰岛素注射常用的部位包括腹部（脐周以外两侧 2.5 厘米）、上臂外侧中 1/3、大腿前外侧 1/3、臀部外上侧，请根据护士的指导进行注射部位轮换。其中，腹部吸收速度最快，大腿、臀部较慢。因此，短效胰岛素宜在腹部进行皮下注射，基础胰岛素的首选注射部位是大腿和臀部。胰岛素类似物的吸收速率不受注射部位的影响，可在以上任何部位进行注射。

问题 25. 胰岛素常用注射工具有哪些？

答：胰岛素常用注射工具有注射器、胰岛素注射笔、无针注射器、胰岛素泵。可以和医生、护士一起根据自己的情况选择最适合的注射工具。

问题 26. 什么是低血糖？

答：糖尿病患者血糖≤ 3.9 mmol/L 即为低血糖；常伴有低血糖症状，如心悸、出汗、饥饿感、乏力、头晕、濒死感、神志改变、认知障碍甚至昏迷。

问题 27. 发生了低血糖应该怎么办？

答：当怀疑自己发生低血糖或出现低血糖症状时，应立即使用血糖仪检测血糖，在确认周围环境安全的前提下，进食一份含糖 15 ～ 20 克的食物，如含糖饮料 150 毫升、水果糖块 15 克、蜂蜜 1 汤匙，进食后 15 分钟复测血糖，如低血糖症状未缓解，可再次进食一份含糖食物，直至血糖恢复正常。如手边没有血糖仪，可按上述方法处理，直至症状缓解。如果持续不缓解，就需要及时就医。因此，建议随身携带含糖饮料或食物，当可疑低血糖发生时能够随时进食，如果忘记携带食物，要及时寻求他人帮助。

问题 28. 什么是糖尿病酮症酸中毒？应当如何识别？

答：糖尿病酮症酸中毒是糖尿病患者较严重的急性并发症，严重者可危及生命。当糖尿病患者短期内出现血糖升高（通常＞ 16.7 mmol/L）、多饮、多尿、乏力、皮肤干燥、体重下降明显、食欲缺乏、恶心、呕吐、腹痛，呼吸加深、频率加快、呼吸可闻到烂苹果味，甚至出现头晕、头痛、烦躁、嗜睡、昏迷等情况时，提示糖尿病酮症酸中毒风险，应当及时就医，进一步明确病情，进行相应治疗。

问题 29. 情绪、心理状况会影响血糖吗？

答：心理状况不佳和较大的情绪起伏均有可能对血糖造成影响。如情绪低落，患者服药的依从性降低，导致降糖药物误服、漏服，血糖水平波动，难以控制；情绪波动还会引起应激性激素入血，导致肾上腺素拮抗胰岛素，导致血糖升高。

问题 30. 患了糖尿病之后皮肤瘙痒怎么办？

答：部分血糖控制不佳的患者容易出现皮肤干燥及瘙痒，主要与血糖控制不佳、神经病变等相关。皮肤的自我护理很重要，需要做好皮肤清洁和润肤。用清水或温和无刺激的清洁产品清洁皮肤。清洗之后，选用刺激性较小的润肤品进行护肤。如果瘙痒严重，切勿用力搔抓，一定要及时到皮肤科就医，对症用药。

问题 31. 为什么会患糖尿病?

答：糖尿病是由遗传和环境因素共同作用所导致的复杂性疾病。年龄、家族史（遗传）、种族、糖尿病前期、代谢综合征（超重/肥胖、高血压、血脂异常）、不健康的饮食、身体活动不足、吸烟、某些药物、某些环境等都可能增加患糖尿病的风险。

问题 32. 糖尿病会遗传吗?

答：无论1型还是2型糖尿病，都有比较明确的家族聚居性，尤其是2型糖尿病。有统计数据表明，如果父母都有糖尿病，子女遗传糖尿病的概率大约为5%，如果父母只有一方有糖尿病，子女遗传糖尿病的概率会更低。遗传只是糖尿病发生的一个原因而已，也与生活环境、饮食结构、个人习惯等因素有关。

问题 33. 如何做好糖尿病足的自我护理?

答：①观察与检查：每天检查双足1次，了解有无感觉减退、麻木、刺痛感；观察皮肤有无颜色、温度异常情况，注意趾甲、趾间皮肤有无甲沟炎等。②保持清洁：勤换鞋袜，每天清洗足部一次，不超过10分钟，水温37～40摄氏度，用柔软、浅色毛巾擦干，尤其脚趾间。③预防外伤：不要赤脚走路，外出不穿拖鞋，选择轻巧、柔软、透气性好、前端宽大、圆头的鞋子，鞋底平、厚；冬天不使用热水袋等，防止烫伤。④促进肢体血液循环：采用多种方法促进肢体血液循环，如步行、脚部运动，避免盘腿坐或跷二郎腿。⑤积极控制血糖：足溃疡的发生和恶化均与血糖密切相关。

问题 34. 糖尿病患者可以服用乳果糖通便吗?

答：可以适量服用。乳果糖可以起到通便的作用，帮助缓解便秘的症状。乳果糖、木糖醇是多分子物质，不会降解为单糖，所以有甜味，但不会被吸收，不会导致血糖升高，但要根据实际情况以及遵医嘱进行合理服用。

甲状腺疾病

问题 35. 甲状腺功能亢进症患者服用抗甲状腺药物后，“甲功”恢复正常了能停药吗?

答：甲状腺功能简称为“甲功”，通过该项化验，可以评估甲状腺功能的情况。甲功正常后，不可自行停药，多数患者停药后会复发，需听从医生建议逐渐减药，并按照医生的建议定期监测甲功。甲亢患者在停药后血清促甲状腺素、游离三碘甲腺原氨酸、游离四碘甲腺原氨酸维持正常水平至少 1 年则称为甲亢缓解，仍需定期监测甲功情况。

问题 36. 患了甲状腺功能减退症，还能备孕吗?

答：甲功如果控制在正常范围内，可正常备孕，备孕成功后孕期产检需定期复查甲功，并在医生指导下调整甲状腺激素服用剂量。

问题 37. 亚急性甲状腺炎患者发热，为什么不用抗生素?

答：亚急性甲状腺炎（亚甲炎）是由病毒感染引起的全身炎症性反应，不是细菌感染，因此不需要使用抗生素。它属于自限性疾病，多数预后良好，无须过分担心。生病过程中可能会出现发热、一过性的“甲亢”或“甲减”等，只需在医生指导下对症治疗、复查甲功，必要时服用药物即可。

问题 38. 长期服用抗甲状腺药，需要注意哪些不良反应?

答：常用的抗甲状腺药为硫脲类药物，主要为咪唑类和硫氧嘧啶类，国内主要使用甲巯咪唑和丙硫氧嘧啶。主要的不良反应有：①皮肤不良反应：自限性皮疹、荨麻疹；②外周血白细胞减少，严重者可出现粒细胞缺乏；③肝损伤；④血管炎：抗中性粒细胞胞浆抗体相关性血管炎；⑤胎儿畸形的风险。因此，需要遵医嘱用药并定期监测药物作用及副作用。如果出现发热、咽痛、口腔溃疡、皮疹等症状，应当立即到医院就诊。

问题 39. ^{131}碘术后多长时间能够备孕?

答：^{131}碘（^{131}I）手术治疗后的女性患者，至少在半年内不能受孕，半年后有备孕需求的，需要监测甲功正常后再考虑备孕。

原发性肾上腺皮质功能减退症

问题 40. 得了原发性肾上腺皮质功能减退症需要终生服用激素吗?

答：需要。原发性肾上腺皮质功能减退的病理改变是不可逆的，需要终生服用激素进行替代治疗。激素替代治疗的原则是“缺什么补什么”，即身体缺少哪种激素就补充哪种激素，常见的补充激素有糖皮质激素、盐皮质激素、脱氢表雄酮等。

问题 41. 原发性肾上腺皮质功能减退症患者服用激素的注意事项是什么?

答：①终生服用，不可随意停药；②根据医生制定的补充剂量服药，不能随意增减药量；③遇到应激事件时应到医院及时静脉输注糖皮质激素；④在医生指导下补充盐皮质激素或其他激素。

问题 42. 原发性肾上腺皮质功能减退症患者出现什么症状时有可能提示存在危及生命的情况?

答：肾上腺危象是原发性肾上腺功能减退症的急性并发症，起病急，病情重，常常危及生命，主要发生在患者出现应激事件而激素未能得到及时补充的情况下。如果出现以下几种症状，可能提示肾上腺危象：急性呕吐、腹痛，不能进食；心悸、大汗、饥饿等低血糖症状；四肢湿冷，口唇、指甲发紫，极度虚弱无力；嗜睡或烦躁不安、惊厥，甚至昏迷。

问题 43. 出现感冒、发热、外伤、感染等应激事件时，原发性肾上腺皮质功能减退症患者应该怎么做?

答：日常生活中出现感冒、发热、外伤、感染、手术等应激事件时，对糖皮质激素以及盐皮质激素的生理需要量增加，患者应当及时就医，在医生指导下做相关检查，补充相应的激素及适合的药物用量，不要自行调整药物剂量。建议患者随身携带疾病卡片，卡片上写明姓名、年龄、身高、体重、家属姓名和联系电话，写明自己是原发性肾上腺功能减退症患者，如果出现昏迷或意外情况引发肾上腺危象，方便他人联系医院进行急救，便于医务人员第一时间给予紧急救治。

问题 44. 原发性肾上腺皮质功能减退症患者应该多久一次到医院进行复查?

答：出院患者在医生指导下定期复查电解质、激素等。病情平稳期，除了发生应激事件需及时就医外，原发性肾上腺皮质功能减退症患者一定要有自我管理的意识，建议至少每年进行一次全面评估和相关并发症的筛查。

问题 45. 得了原发性肾上腺皮质功能减退症对正常生活影响大吗?

答：原发性肾上腺皮质功能减退症患者在经过激素替代治疗后可维持正常的生活，但在日常生活中需要有预防肾上腺危象的意识，遇到特殊情况时及时就医。

腺垂体功能减退症

问题 46. 得了腺垂体功能减退症怎么治疗?

答: 腺垂体功能减退症的治疗包括一般营养支持治疗、病因治疗、激素替代治疗。

问题 47. 得了腺垂体功能减退症需要终生服药吗?

答: 需要终生服药。一旦确诊为腺垂体功能减退症,患者需要长期口服激素补充生理需要量以维持正常生活。需要补充的激素种类和剂量由专科医生综合评定后制定,患者不可随意增减及停用药物。

问题 48. 得了腺垂体功能减退症需要随身携带疾病卡片吗?

答: 建议腺垂体功能减退症患者随身携带疾病卡片,卡片上写明姓名、年龄、身高、体重、家属姓名和联系电话,写明自己是腺垂体功能减退症患者、日常服用的激素种类和用量,以预防应激事件引起垂体危象,进而危及生命,方便他人联系医院进行急救,便于医务人员第一时间给予对症的紧急救治。

问题 49. 哪些情况可能会引起垂体危象而危及生命?

答: 各种应激事件均容易引起垂体危象,例如感染、发热、创伤、手术、呕吐、腹泻、麻醉剂和镇静剂的使用、严重过敏,遇到以上情况,建议患者及时就医。

骨质疏松

问题 50. 得了骨质疏松还可以运动吗?

答: 可以。运动不仅可以增加肌肉力量,还能够改善身体的平衡性、协调性、灵活性等,从而减少跌倒风险,有助于增加骨密度、减少骨折风险。不过要在确保安全的前提下选择适合自己的运动方式及运动强度,必要时需要有家人陪伴。

问题 51. 老年骨质疏松患者有哪些预防跌倒的措施?

答: 跌倒是我国 65 岁以上老年人因伤致死的首要原因,规律适量的运动、穿合身的衣裤和防滑鞋、安全的家居环境、科学的饮食、合适的助行工具、遵医嘱用药都是能够预防老年人跌倒的有效措施。

问题 52. 得了骨质疏松的老年人不建议做哪些运动?

答：不建议做下蹲、爬楼梯、爬山等使用下肢关节较多的运动，尽量避免弯腰、过度扭转身体的动作。

问题 53. 适合骨质疏松患者的运动有哪些?

答：适度运动对骨质疏松患者是有益的，建议每周至少 150 ～ 300 分钟中低强度运动，如散步、慢跑、打太极拳、八段锦、五禽戏、瑜伽、跳广场舞、打乒乓球，身体条件允许时，建议每周 75 ～ 150 分钟的高强度有氧运动，如跳绳、长跑、游泳、跳舞，一定量的负重运动能够增强肌肉强度，利于维持平衡。老年骨质疏松患者建议咨询医生，根据个人情况制定运动方案，循序渐进，持之以恒，同时运动前做好充分的热身活动，避免运动中出现关节和肌肉损伤。

问题 54. 得了骨质疏松，每天需要补多少钙?

答：《中国居民膳食指南（2022）》建议中青年人群每日摄入 800 毫克元素钙，50 岁以上中老年、妊娠中晚期及哺乳期人群每日摄入 1000 ～ 1200 毫克，可耐受的最高摄入量为 2000 毫克。尽量通过食物补充足够的钙，如果膳食摄入量不足，也可以通过摄入牛奶和钙剂补充，因为不同种类钙剂的吸收率和副作用不同，建议在医生指导下补充钙剂。

问题 55. 晒太阳能补维生素 D 吗?

答：可以，除了通过食物和药物外，多晒太阳能够促进人体皮肤内生成维生素 D，进而促进肠道内钙的吸收。晒太阳时间每天至少 20 分钟，可多进行户外活动，沐浴阳光，应注意晒太阳时避免晒伤。

问题 56. 老年骨质疏松患者如何挑选合适的鞋?

答：骨质疏松患者挑选鞋子应注意以下几点：①鞋底要具备防滑的作用，鞋跟不能太高，过高的鞋跟更容易引起跌倒；②选择足弓部位厚一点的鞋，在活动时能够起更好的稳定和支撑作用；③鞋内面选择舒适柔软、透气性好的面料。

问题 57. 安全的家居环境指的是哪些方面?

答：安全的家居环境能够减少因为环境原因造成的跌倒。老年骨质疏松患者可以参考以下几方面改造居家环境：①地面应具备防滑作用，保持地面干燥，防止因为地面湿滑引起摔倒，特别是淋浴间应该准备防滑垫。②室内光照合适，可增加小夜灯、地灯等光照，减少因夜间光照不足引起跌倒；避免大面积的反光材料，容易引起眩晕而造成跌倒。③家电、灯具的开关方便使用，减少需要登高、弯腰、蹲起的动作。④床、沙发、凳子软硬适中、高度适合，凳子尽量选择带靠背的。⑤必要时，准备合适的坐便器。⑥根据需要，可以在凳子、床旁、马桶或坐便器旁、淋浴间安装安全扶手。

问题 58. 服用阿仑膦酸钠有哪些注意事项？

答：阿仑膦酸钠是常见的抗骨质疏松药物，服用时有以下几点注意事项：①应该晨起进食和喝饮料之前服药，200 毫升左右温水吞服，不咀嚼药片；②服药后保持坐位或站位半小时左右，不能在睡前和起床前卧位服用，否则容易增加胃肠道不良反应的风险；③服药后至少半小时后才能口服其他药物；④服药后不饮用茶水、咖啡等影响药物吸收的饮料。

问题 59. 在医院注射了地舒单抗，需要使用多长时间？要间隔多长时间注射一次？

答：地舒单抗是一种全人源性的单克隆抗体，用于骨质疏松的治疗。可抑制破骨细胞的生成与功能，从而减少骨吸收、增加骨量、改善骨强度。地舒单抗的治疗疗程是 5 ~ 10 年，每 6 个月用药一次，疗程开始和结束需要由医生根据对个人情况的评估决定。

肾内科篇

血尿、蛋白尿

问题 1. 肾的功能是什么？

答：肾是重要的生命器官，其主要功能是生成尿液，以维持体内水、电解质、酸碱代谢平衡。同时也兼有内分泌功能，如产生肾素、促红细胞生成素、活性维生素 D 等，调节血压、钙磷代谢和红细胞生成。

问题 2. 什么是蛋白尿？

答：正常情况下可有少量小分子蛋白质从肾小球滤过屏障滤出，但其在通过近端肾小管时几乎全部被重吸收，因此最后残留在尿中的蛋白质极少。出现蛋白尿往往提示肾小球滤过膜受损或肾小管重吸收能力降低。每日尿蛋白定量超过 150 毫克或尿蛋白定性试验阳性称为蛋白尿。

问题 3. 尿中出现蛋白质就一定是肾病吗？

答：不一定。出现尿蛋白可能是生理因素导致，如高热、精神紧张等情况；也可能是病理因素导致，如肾病、横纹肌溶解综合征等。

问题 4. 什么是血尿？

答：血尿包括镜下血尿和肉眼血尿。前者是指尿色正常，须经显微镜检查方能确定，新鲜尿离心沉渣检查每高倍视野红细胞超过 3 个。后者是指尿呈洗肉水色或浓茶色，即肉眼可见的血尿。

问题 5. 出现血尿就一定是肾病吗？

答：不一定。血尿是泌尿系统疾病最常见的症状之一，故 98% 的血尿是由泌尿系统疾病引起，但是仍有 2% 的血尿是由全身性疾病或泌尿系统邻近器官病变所致。

问题 6. 血清白蛋白低对身体有什么影响？

答：肾病综合征患者的大量白蛋白从尿中丢失，同时由于肠道黏膜水肿，导致食欲减退、蛋白质摄入不足、吸收不良或丢失，都可引起低白蛋白血症，血清白蛋白正常值为 40 ～ 50 克 / 升，过低时会引起营养不良、水肿、血栓栓塞及肾损伤。

问题 7. 留取尿标本时要注意什么？

答：尿液检查通常留取清晨第一次中段尿标本，留尿前清洁尿道口及周围皮肤，避免接取初段和末段尿液，留取中段尿 10 ～ 20 毫升至容器内。特别要注意的是留尿前避免剧烈运动，尿液标本应避免经血、白带、粪便等的污染，尿液留取后应在 30 ～ 120 分钟内送检。

问题 8. 什么是血肌酐？

答：肌酐是人体肌肉的代谢产物，肌酐随血液循环到达肾，从尿中排出体外。当肾小球滤过功能下降，肌酐清除的速度低于产生速度时，血肌酐就会上升。临床通过检测血肌酐水平来判断肾功能。

问题 9. 肌酐升高后还能降下来吗？

答：通常肌酐水平升高，提示有肾功能的受损，若为急性肾损伤，而导致血肌酐水平升高，那么通过及时进行相应的病因治疗，血肌酐水平是有可能恢复到正常的。而对于慢性肾功能受损出现的血肌酐升高，通常通过合理的治疗，虽然不能让血肌酐水平逆转，但是可以让血肌酐上升的速度减缓。

问题 10. 肌酐正常是不是就说明肾功能正常？

答：肌酐正常，指的是肾功能暂时还没有受到损害，但是不能代表肾功能正常，大多数肾病初期患者，肾功能都是正常的，随着疾病的进展，肌酐进行性升高。所以不要单纯地把肌酐作为肾是否正常的唯一指标，要结合临床症状、尿液和血液检查、影像学和病理活检做出诊断。

问题 11. 肌酐和肾小球滤过率哪个更能反映肾功能？

答：肌酐一般与体内肌肉含量成正比，因此受体型、性别影响较大。肾小球滤过率是指单位时间内两肾排出代谢废物的量，受体型、性别等因素影响较小，因此认为肾小球滤过率能准确地反映肾功能情况。

问题 12. 肾功能不全患者为什么要监测血钾水平？

答：因为肾是调节血清钾代谢的主要器官。肾病患者往往会出现钾代谢异常的情况，这可能会导致高钾血症或低钾血症，高钾会导致心动过缓，严重时会发生心脏骤停；

低钾会出现心动过速，引起心肌病、心肌坏死，长期严重低钾的患者，可以出现心室颤动、心脏骤停而猝死。因此，对于肾病患者来说，保持钾离子水平的稳定非常重要。

问题 13. 什么是经皮肾穿刺活检术？

答：经皮肾穿刺活检术是指用肾穿刺针经背部皮肤刺入肾下极，取少量肾组织进行病理检查的方法，是目前国内外最普及的肾活检方法。通过肾活检，可以获得肾病变发生的类型、时期及程度的病理信息，从而做出临床诊断，确定和修改治疗方案，估计患者的预后。

问题 14. 经皮肾穿刺活检术有什么风险？

答：经皮肾穿刺活检术主要的风险是可能发生血尿、肾周围血肿、腰痛及腰部不适、腹痛、腹胀、感染、动静脉瘘、尿潴留、损伤腹腔其他脏器等。

问题 15. 妊娠时是否可以做肾穿刺？

答：孕期不是肾穿刺的禁忌证，但肾穿刺可能会带来一定的风险，因此需要仔细评估，权衡利弊。

问题 16. 之前做过一次肾活检了，医生为什么建议我再做一次？

答：重复肾活检对了解疾病的演变、评估治疗的效果和判断预后都有很大的帮助。一般来说，有以下情况的患者建议其进行重复肾活检：①系统性红斑狼疮患者可能存在病理类型的转变；②新月体肾炎患者经治疗后，了解肾组织学变化并根据具体情况制订后续治疗方案；③原发性肾病综合征初发初治为激素敏感型，多次复发转为激素抵抗型，怀疑存在病理类型转变；④激素治疗无效患者，为了解病理变化进展情况和判断预后，可考虑进行重复肾活检。

问题 17. 做肾穿刺前没有血尿，穿刺后出现了血尿是怎么回事？

答：出血是肾活检的主要并发症。60% ～ 80% 的患者会出现不同程度的镜下血尿，部分患者可出现肉眼血尿。如出现肉眼血尿，患者可大量饮水，冲洗尿路，避免血块阻塞尿路，同时遵医嘱应用止血药物。

慢性肾病

问题 18. 慢性肾病会发展成尿毒症吗？

答：在临床上确实有一部分的慢性肾病可能会发展为尿毒症。如果在早期出现肾病，病理类型比较轻，且及时进行有效的治疗，大多数患者不会发展至尿毒症阶段。对于明确诊断为慢性肾病的患者，应密切配合医生进行有效治疗，延缓病情发展。

问题 19. 慢性肾病分期有哪些？

答：依据美国肾基金会制定的指南，将慢性肾病（CKD）分为 1 ～ 5 期。该分期方法将肾小球滤过率（GFR）正常（≥ 90 毫升 / 分钟）的慢性肾病称为 1 期；肾小球滤过率（GFR）轻度降低（60 ～ 89 毫升 / 分钟）的慢性肾病称为 2 期；肾小球滤过率（GFR）（30 ～ 59 毫升 / 分钟）的慢性肾病称为 3 期；肾小球滤过率（GFR）（15 ～ 29 毫升 / 分钟）的慢性肾病称为 4 期；肾小球滤过率（GFR）（＜ 15 毫升 / 分钟或透析）的慢性肾病称为 5 期，即终末期肾病。

问题 20. 慢性肾病有哪些典型表现？

答：慢性肾病 1 ～ 3 期：患者可能无症状，或仅仅表现为血尿、蛋白尿、水肿、血压增高、夜尿增多等不适。4 期：随着病情进展，肾损害、临床症状加重，多系统并发症凸显。患者表现为精神萎靡、乏力、食欲缺乏、肌肉抽搐和抽筋、下肢肿胀、皮肤瘙痒，还可能出现消化道出血、胸痛、呼吸急促、不能平卧、高血压等。5 期：患者一般表现为尿毒症相关症状，可出现心力衰竭、消化道出血、精神异常、肌无力、感觉神经障碍等，严重者有生命危险。

问题 21. 高血压和肾损害有什么关系？

答：长期血压增高引起肾内小动脉及细小动脉病变，造成动脉管腔狭窄，继发缺血性肾实质损害，并导致肾小球硬化、肾小管萎缩和肾间质纤维化。同时，肾损伤会引起肾素 - 血管紧张素系统和交感神经系统兴奋，造成血压升高。高血压和肾损伤互为因果，形成恶性循环，最终会发展为肾衰竭，严重威胁患者的生存质量。

问题 22. 为什么慢性肾病患者会出现高血压？

答：慢性肾病导致患者血压升高，一是肾小球滤过率受到影响，患者会出现水钠潴留。二是慢性肾病患者由于肾实质或肾血管的损伤，会激活肾素 - 血管紧张素 - 醛固酮系统和交感神经系统，导致外周阻力增加，血压升高。

问题 23. 慢性肾病患者血压的控制目标是多少？

答：按照《中国慢性肾病患者高血压管理指南（2023 版）》的建议，推荐慢性肾病患者高血压的降压总体目标为 ＜ 140/90 毫米汞柱。在可耐受的前提下，尿白蛋白排泄 ≥ 30 毫克 /24 小时的慢性肾病患者，建议血压控制目标为 ＜ 130/80 毫米汞柱。特殊人群血压的控制目标：①合并糖尿病患者：尿白蛋白排泄 ＜ 30 毫克 /24 小时的患者，血压控制于 ＜ 140/90 毫米汞柱。尿白蛋白排泄 ≥ 30 毫克 /24 小时的患者，血压控制于 ＜ 130/80 毫米汞柱。②老年患者：年龄 65 ～ 79 岁的患者，血压控制目标为< 140/90 毫米汞柱，有白蛋白尿者推荐血压降至 130/80 毫米汞柱左右。年龄 ≥ 80 岁的慢性肾病患者，血压控制目标为 < 150/90 毫米汞柱，如能耐受，可将血压控制于 < 140/90 毫米汞柱。③血液透析患者：建议血压控制目标为诊室透析前血压 60 岁以下< 140/90 毫米汞柱，60 岁及以上< 160/90 毫米汞柱。④腹膜透析患者：建议控制血压 < 140/90 毫米汞柱。⑤肾移植患者：无论有无白蛋白尿，血压均应 < 130/80 毫米汞柱。

问题 24. 没有水肿，就代表肾病不严重了吗?

答：没有水肿并不能说明肾病不严重。需要通过检查肾功能、尿常规、肾彩超等项目，综合判断病情。

问题 25. 得了肾病后，为什么会贫血?

答：肾病贫血的主要原因是肾产生和分泌的促红细胞生成素减少，导致骨髓产生的红细胞减少。此外，造血原料不足、慢性失血、炎症状态、尿毒症毒素导致红细胞寿命缩短都参与了肾病贫血的过程。

问题 26. 所有肾病患者都需要服用糖皮质激素类药物吗?

答：肾病不一定需要用激素进行治疗。如果患者的尿蛋白量比较多，而且是由肾免疫炎症反应引起的，可以应用激素类药物进行治疗。这类药物能够调节免疫性炎症，减轻蛋白尿。如果患者的肾病病情比较轻微，并不需要使用激素进行治疗，部分患者的尿蛋白量虽然大，但不是由免疫机制介导的，比如糖尿病肾病，这种情况下是不能用激素来治疗的。

问题 27. 服用糖皮质激素会不会变丑?

答：服用糖皮质激素的患者，体重会明显上升，容易堆积脂肪，出现满月脸、水牛背，还可能出现毛发旺盛等表现，如女性长小胡子。糖皮质激素也会引起面部皮肤炎症，使患者出现毛囊性脓疱或丘疹样的皮疹。但患者不必过分担心，停止服用药物后，一般是可以慢慢恢复的。

问题 28. 糖皮质激素漏服一天还用补服吗?

答：不需要。如果患者长期服用大剂量的糖皮质激素类药物，忘记服一天，切不可自行在下次服药时加大剂量，以避免药物不良反应。

问题 29. 口服糖皮质激素类药物不能停药吗?

答：大部分患者使用糖皮质激素类药物的疗程是 1 ～ 2 年，有些效果非常好的，可能减量很快，会在 1 年以内停药，但需要遵医嘱逐渐减量停药，切不可私自停用。擅自停药或减量可能会造成病情反复或恶化。

问题 30. 糖尿病肾病患者控制好血糖是不是肾病就可以好转了?

答:血糖控制只是糖尿病肾病治疗的一部分,血糖控制稳定,糖尿病肾病仍有发展的可能。糖尿病肾病患者还应注意控制血压,纠正脂代谢异常,并且控制体重,戒烟限酒。

问题 31. 如何早期发现肾病?

答:定期体检。一部分慢性肾病的发病相当隐匿,常常无明显不适,如果没有进行日常的健康体检,是不能早期发现的。肾病只有早期及时发现、早期诊断、有效规范治疗,才能很好地控制病情发展。因此建议定期检测尿常规、肾功能、泌尿系彩超(最好每年 1 次)。对于合并糖尿病、高血压、高尿酸血症、肾结石等基础病的患者,建议检测次数要适当增加,并且定期至肾内科专科复查。

问题 32. 肾病会遗传吗?

答:这取决于导致肾病的病因。如果是遗传性肾病类型,如多囊肾、奥尔波特(Alport)综合征(又称眼 - 耳 - 肾综合征)等导致,那么有可能遗传。如果不是遗传性肾病类型,那么通常不遗传。

问题 33. 慢性肾病的高危人群有哪些?

答:①有肾病家族史的人群;②患有糖尿病、高血压、高脂血症、高尿酸血症的人群;③生活作息紊乱的人群;④肥胖患者。

问题 34. 为什么慢性肾病患者要定期复查?

答:第一,要通过定期检查发现病情的变化(病情缓解还是加重);会不会出现新的并发症,比如出现肾性贫血、肾性高血压。第二,通过定期检查来评估和指导治疗方案。第三,对于一些高危人群、病情比较重的患者,更要定期检查,及时发现危险因素,规避或减少危险因素。

问题 35. 为什么得了肾病的人要预防感冒?

答:肾病患者怕感冒,是因为感冒会加重肾病,引起肾病急性发作,某些感冒药物会对肾造成损害。①加重肾病:感冒时体内存在细菌或病毒感染,会加重肾病患者机体负担,另外,感冒时胃肠功能较弱,可能存在营养摄入不足的情况,会加重肾病的病情。②引起肾病急性发作:因免疫异常容易诱发肾病急性加重。③药物损害:因感冒后需使用相关药物进行治疗,有可能对肾产生损害,进而不利于肾病的治疗及恢复。

问题 36. 没有糖尿病的人，得了慢性肾病后为什么血糖升高了？

答：肾炎患者出现血糖升高，可能的原因有以下几种。第一，激素治疗的副作用：某些肾炎患者应用了糖皮质激素或免疫抑制剂治疗，而这些药物能够使血糖升高，诱发药源性糖尿病。第二，合并糖尿病：慢性肾病治疗周期较长，在此时期内随着年龄增长，患者合并 2 型糖尿病的可能性逐渐增加，此时，患 2 型糖尿病和肾炎没有关系，即使没有肾炎，也会出现 2 型糖尿病。第三，机体应激反应：肾炎患者免疫力偏低，若有感染或者其他应激状况，可以出现一过性的血糖升高。

问题 37. 什么是肾病综合征？

答：肾病综合征是由一组具有类似临床表现、不同病因及病理改变的肾小球疾病构成的临床综合征。常表现为大量蛋白尿、高度水肿、高脂血症及低蛋白血症等典型症状，可引起肾功能损害、细菌感染、血栓栓塞、蛋白质及代谢紊乱等。

问题 38. 肾病患者能运动锻炼吗？锻炼时需要注意什么？

答：病情稳定期患者可以参加一些轻松的体育锻炼，比如散步、慢跑、骑车、游泳、打太极拳等。患者也可以根据自己的身体条件选择适合自己的锻炼方式，锻炼时间的长短也应根据自己的情况而定，一般以自己不觉得疲劳为准。

问题 39. 血浆白蛋白总是低，是不是多吃点蛋白质就能补上来了？

答：对于肾病导致的低蛋白血症的患者，一般不建议大量补充蛋白质，因为这时补充的蛋白质会从尿中漏出去，会加重对肾小球滤过膜的损伤，也会加重对肾小管的损伤，所以一般建议优质蛋白饮食。对于肾功能受损的患者，要求通过低蛋白饮食来降低肾的负担。具体蛋白质推荐摄入量：慢性肾病 1 ～ 2 期患者，无论是否患有糖尿病，蛋白质推荐摄入量均为 0.8 ～ 1.0 克 /（千克・天）。对于慢性肾病 3 ～ 5 期、没有进行透析治疗的患者，蛋白质推荐摄入量为 0.6 克 /（千克・天）。血液透析及腹膜透析患者，蛋白质推荐摄入量为 1.0 ～ 1.2 克 /（千克・天）。

问题 40. 应用环磷酰胺会有哪些不良反应？

答：环磷酰胺主要作为免疫抑制剂或者抗肿瘤药物使用，最常见的不良反应包括以下几个方面：①骨髓抑制作用：可能会影响造血功能，最明显的就是影响白细胞、血小板计数；②胃肠道反应：部分患者出现恶心、呕吐、食欲减退，一般在停药后症状缓解；③出血性膀胱炎：大剂量使用环磷酰胺，可能会出现出血性膀胱炎，主要症状就是膀胱的刺激症状（尿频、尿急、尿痛），伴肉眼血尿。④免疫抑制，继发感染。除了这几个方面的不良反应之外，环磷酰胺还可能会引起口腔黏膜炎、肝功能异常等。

问题41. 慢性肾病患者为什么要重视营养治疗？

答：重视慢性肾病患者的营养治疗可以达到以下目的：①延缓肾病的进展，推迟开始透析的时间。②改善营养状况，提高生存率。③减少体内毒素，减轻临床症状，改善生活质量。④纠正各种代谢紊乱，减少并发症。

问题42. 慢性肾病患者营养治疗的原则有哪些？

答：①限制膳食中蛋白质的摄入量，并尽量提高优质蛋白的比例（至少达到总量的50%～70%）。②热量摄入应充足，每日应摄入30～35千卡/千克体重的总热量。③优质蛋白食物应尽量均匀地分配在三餐，既能减轻肾的负担，又可保证身体更好地吸收利用。④膳食中无机盐的供给要随病情的变化而及时调整。限制盐的摄入，有利于血压的控制。血钾升高、尿量减少时，要求适当限制含钾高的食物。⑤补充钙剂，每天补充1000～1500毫克钙，同时限制磷的摄入。⑥维生素供给要充足。⑦出现尿量减少及水肿时，应适当限制液体摄入。

问题43. 慢性肾病患者低蛋白饮食的同时为什么要补充复方α-酮酸？

答：限制饮食中蛋白质的摄入量能延缓慢性肾病的进展，但单纯的低蛋白饮食容易发生营养不良，同样会加速肾病的进程，增加死亡风险。在应用低蛋白饮食方案的同时补充复方α-酮酸正是为了达到延缓肾病进程与防止营养不良的双重功效。因为复方α-酮酸可理解为“去掉氨基的氨基酸”，它被人体吸收后，能与含氮的废物（尿素氮）结合，转化为人体所需的8种必需氨基酸以及肾损伤患者自身不能合成的组氨酸和酪氨酸，共10种氨基酸，达到“变废为宝”的目的。

问题44. 慢性肾病患者的饮食应该注意什么？

答：患有慢性肾病的患者由于肾功能受到损害，排泄代谢废物的能力减退，所以需要合理的膳食搭配，才能减轻肾的负担。合理膳食主要包括：①食用优质蛋白食物。在限制蛋白质总量的前提下，必须保证食物中50%以上的蛋白质属于优质蛋白，如牛奶、鸡蛋、瘦肉、鱼等，同时，在限制总蛋白质的基础上尽量限制主食中的蛋白质，可采用麦淀粉代替部分普通面粉和大米。②保证充分的热量供给。应该尽量多地食用一些热量高而蛋白质很低的食物，如土豆、白薯、山药、芋头、藕、荸荠、南瓜、粉丝、藕粉、菱角粉等，当进食热量减少时，可适当增加一些糖或植物油以增加热量，满足身体的基本需要。③限制磷、钾、钠的摄入。

问题45. 什么是麦淀粉？

答：麦淀粉是将小麦、玉米或者红薯等主食中的植物蛋白提取出去，成为不含有植物蛋白的主食。用麦淀粉代替普通的面粉和大米，可以降低植物蛋白的摄入。

问题 46. 怎样做麦淀粉食物?

答：在用麦淀粉制作主食时，首先要用适量的 80 ~ 90 摄氏度的水来烫面，倒入水后，搅拌一会儿，然后揉成面团，这时就可以用来制作蒸饼、水饺、包子等麦淀粉主食。此外，可以将普通面粉和麦淀粉对半掺加，这样可以一定程度地改善口味。还可以把土豆、芋头等蒸熟并捣碎后，和麦淀粉搅拌在一起，具有一定的黏合作用，可以做成“麦淀粉块”。还可以烤成饼干、面包，这样主食花样多，比较符合中国人日常的饮食习惯，生活质量也能相应改善。

问题 47. 高磷食物的危害是什么?

答：慢性肾病 3 期之后的患者面临着血磷升高的风险。体内磷过高会导致正常的钙磷代谢发生紊乱，引起继发性甲状旁腺功能亢进，导致血管钙化，出现肾性骨病，增加死亡风险。

问题 48. 减少磷的摄入，有什么小技巧吗?

答：控制蛋白质的摄入有助于减轻高磷血症，因为磷的摄入量与饮食中蛋白质含量密切相关。一些减少摄入高磷食物的方法：①烹饪降磷：煮鸡蛋时弃蛋黄吃蛋白、水煮肉法（将肉汤弃去，再食肉）、捞米饭。②避免摄入加工食品、食品添加剂和防腐剂、饮料等。③限磷除了选用低磷食物，还可加用磷结合剂。

问题 49. 哪些常见的食物含磷高?

答：①瘦肉：如瘦猪肉、瘦牛肉、瘦羊肉，这些瘦肉中往往都含丰富的磷元素。②动物内脏：如猪肝、猪腰、猪心、鸡肝、鸡心、牛肚、牛肝等，食用这些动物内脏，能够为机体提供丰富的磷。③蛋类的蛋黄：如鸡蛋、鸭蛋、鹅蛋、鹌鹑蛋，蛋黄中含有丰富的磷元素。④豆类：黄豆、绿豆、红豆、蚕豆、豌豆等。⑤坚果类：核桃、花生、松子、杏仁、南瓜子等。

问题 50. 哪些常见的食物含磷低?

答：①油脂类：肥肉、色拉油；②肉、蛋及海产类：肉、蛋、海产品一般含磷较高，但是鸡蛋白、乌贼含磷低一些；③水果类及果汁：苹果、雪花梨、芒果、葡萄果汁；④淀粉类：凉粉、甘薯粉、桂花藕粉、精米粥、粉丝；⑤蔬菜类：冬瓜、西葫芦、山药、长茄子、西红柿、胡萝卜、柿子椒等。

问题 51. 限制盐摄入有什么小技巧吗?

答：①尽量利用食物本身的味道（原汁蒸、炖）；②可适当采用酸味、甜味等调味品（番茄汁、芝麻酱等）替代咸味；③可适当利用葱、姜、蒜的特殊味道来减少食盐的使用，逐步改变自己的饮食习惯；④勾芡（烹调时不放盐，将盐放入芡汁里）；⑤炒菜时不放盐，只在进餐时放少量盐；⑥减少外出就餐。

问题 52. 烹饪过程中有什么降钾技巧吗？

答：①食材先切后洗；②绿叶蔬菜浸于清水中半小时以上，再放入大量开水中焯一下；③根茎类蔬菜如马铃薯先去皮，切成薄片，浸水后再煮；④多吃含钾低的瓜菜，如冬瓜、丝瓜；⑤用蔬菜煮成的汤均含钾，避免“汤泡饭”；⑥不宜食用低钠盐及薄盐酱油。

问题 53. 慢性肾衰竭患者口服碳酸钙为什么要餐中嚼服？

答：钙离子和磷酸根结合后会形成难溶性的磷酸钙，为了与食物中的“磷”充分形成难吸收的盐，达到补钙降磷的作用，碳酸钙应该在餐中与食物一起嚼碎服用。

问题 54. 得了肾病不能吃得太咸，那么用低钠盐可以吗？

答：水肿、高血压而肾功能正常的患者可以使用低钠盐。但对于肾功能异常的患者，不建议食用低钠盐。低钠盐之所以含钠低，是因为掺入了 25% ~ 30% 的钾，属于高钾类食盐。吃低钠盐，虽然人体摄入钠的含量降低了，但是钾含量却升高，易导致高钾血症。而高钾血症是肾病患者最常见也是最危险的并发症之一，急性发作可能危及生命。所以，肾病患者想要控制钠的摄入量，食用低钠盐不是正确的做法，尤其是尿毒症患者，还是需要从饮食中减少盐的摄入量。

慢性肾衰竭尿毒症期

问题 55. 慢性肾衰竭尿毒症期患者为什么要监测血钙和血磷水平？

答：慢性肾衰竭患者因肾排泄功能受损，导致肾内分泌功能异常，常引起钙、磷代谢紊乱，导致肾性骨病。血磷浓度由肠道中对磷的吸收、肾小管对磷酸盐的再吸收、磷酸盐结合剂的应用和透析方式决定。高磷血症在慢性肾衰竭患者中很常见。钙、磷代谢紊乱可刺激甲状旁腺激素分泌，引起继发性甲状旁腺功能亢进，加重钙、磷代谢异常，因此，慢性肾衰竭必须监测钙磷水平，才能更好地指导治疗。

问题 56. 尿毒症患者出现皮肤瘙痒与什么有关？

答：尿毒症患者出现皮肤瘙痒与皮肤干燥、钙磷代谢紊乱、体内毒素蓄积等因素有关。日常生活中，应该注意避免皮肤过于干燥，以中性肥皂和沐浴液进行皮肤清洁，洗后涂上润肤剂，以避免皮肤瘙痒。同时控制好血钙、血磷水平，做到充分透析。出现皮肤瘙痒时，应避免抓挠而造成的感染。必要时，遵医嘱使用止痒药，如炉甘石洗剂等。

问题 57. 为什么慢性肾衰竭患者常有食欲缺乏的症状？

答：①消化不良：慢性肾衰竭患者由于体内毒素堆积，可能会引起胃肠道蠕动功能下降，从而出现消化不良，此时可能会导致患者出现食欲缺乏的症状，有时还会伴随腹痛、腹胀等症状。②水钠潴留，引起胃肠道黏膜水肿，影响胃肠道蠕动，有时会导致患者食欲缺乏。③贫血：对于慢性肾衰竭患者，若存在长期血液透析的情况，可能会使体内红细胞生成素减少，从而引起贫血，此时会导致胃肠道供血不足，从而出现食欲缺乏的情况。④合并其他疾病，如甲状腺功能减退：一般是由于甲状腺破坏或自身免疫性疾病引起，由于甲状腺激素分泌和合成减少，可能会导致胃肠道蠕动减慢，从而出现食欲缺乏的症状，有时还会伴有乏力、畏寒等症状。

问题 58. 得了慢性肾衰竭后为什么皮肤越来越黑？

答：慢性肾衰竭患者之所以会出现面色发黑，主要是由于体内的代谢废物没有排出体外，毒素长期堆积在体内，导致皮肤发生一些改变。此时患者会出现面色灰暗、面色发黑的情况。

问题 59. 慢性肾病患者尿毒症期为什么要透析？

答：透析是为了排出多余的水和毒素，防止水和毒素在身体蓄积，从而影响患者的生存期。

问题 60. 如果尿量正常，是不是就不用透析了？

答：尿毒症患者即便尿量正常，也需要透析治疗。尿毒症患者主要是肾功能差，肾小球滤过率降低，肾小管重吸收能力也相应减退，这时出现肾小球、肾小管的双重损伤，虽然还可以排出一定的尿，但是排出的主要是水分，毒素不能有效排出，所以这时还需要用透析来排出体内多余的毒素。

问题 61. 一旦开始透析，就要终生透析吗？

答：要根据病情判断。如果由于外伤、感染、中毒等因素造成急性肾功能损伤，在临床治疗中多需要临时用血液透析来辅助减轻肾负担。一般在治疗后肾功能即会逐渐恢复正常，不需要长期透析，而慢性肾衰竭患者的肾已经无法发挥正常的功能，则需要终生透析。

问题 62. 什么是血液透析？

答：血液透析是最常应用的血液净化疗法，是目前为止各种肾衰竭特别是终末期肾病治疗的主要措施之一。它可代替肾的部分功能，清除体内的代谢废物或毒素，纠正水、电解质及酸碱平衡紊乱。其方法是将血液引出体外，经带有透析器的体外循环装置，血液与透析液借半透膜（透析膜）进行水和溶质的交换，血液中的水及尿毒症毒素（包括肌酐、尿素、钾和磷等）进入透析液而被清除，而透析液中的碱基和钙等则进入血液，从而达到清除水和尿毒症毒素，维持水、电解质和酸碱平衡的目的。

问题 63. 什么是腹膜透析?

答：腹膜透析的基本原理是利用腹膜作为半透膜，利用重力作用将配制好的透析液经导管灌入患者的腹膜腔，这样在腹膜两侧存在溶质的浓度梯度差，高浓度一侧的溶质向低浓度一侧移动（弥散作用）；水分则从低渗一侧向高渗一侧移动（渗透作用），通过腹腔透析液的不断更换，以达到清除体内代谢产物和毒物，纠正水、电解质、酸碱平衡紊乱的目的。

问题 64. 腹膜透析和血液透析有什么区别?

答：

比较项目	腹膜透析	血液透析
禁忌证	腹膜功能较差或丧失、腹膜结构不完整、腹腔肿瘤、严重肠梗阻、肺功能不全、严重营养不良、发作性精神病	相对禁忌证：低血压、休克、血流动力学不稳定、严重心脏病、肿瘤
清除毒素的特征	缓慢、变化平和	快速、变化较大
对残余肾功能的保护	可保护残余肾功能	不可保护残余肾功能
对医疗机构的要求	经培训后，可独立操作，可居家治疗	需医护人员操作，并定期往返医疗机构
对心血管系统的影响	较小	较大
对血流动力学的影响	较小	较大
早期并发症	食欲减退（腹腔容量变化）	恶心、呕吐（透析失衡综合征）
蛋白质水平降低	较常见	较少见
饮食要求	控水，控盐，适量补充蛋白质和维生素，钾和磷的摄入根据化验结果而定	控水、控盐、控钾、控磷
感染	较多，腹膜炎	较少，但可能出现血液传播疾病感染
继发性甲状旁腺功能亢进	较少	较多
肾性骨病	较少	较多
生活质量	较高	较高
经济因素	成本较低	成本较高
最长透析龄	＞ 20 年	＞ 50 年

问题 65. 为什么一定要重视腹膜透析患者的排便情况?

答：慢性肾病患者，包括腹膜透析患者，肠道功能往往较差，便秘者不在少数。而利用腹膜腔的腹膜透析治疗，拥堵的肠管可能引起腹膜透析管被压迫或位置上移，从而影响引流，可出现负超滤。此外，便秘也可能导致肠管中细菌生长，甚至可能穿过肠管壁进入腹膜腔，引起腹膜炎。

问题 66. 腹膜炎有哪些典型症状？

答：腹膜炎的典型症状为腹痛，可同时有恶心、呕吐等消化道症状伴腹膜透析液混浊。全身症状通常有体温上升。如病情持续发展，未能进行及时、有效的治疗，部分患者可能出现昏迷。

问题 67. 做腹膜透析时连接短管的接头被污染了应该怎么办？

答：如果短管接头被污染，应立即对污染部位进行消毒，用蓝夹子夹闭近端导管，尽快到社区卫生中心或医院进行消毒处理，更换短管。

问题 68. 腹膜透析患者得了腹膜炎是不是一定要拔管治疗？

答：腹膜透析患者发生的腹膜炎，在服用抗生素后一般会有所改善，如果治疗 1 周左右没有见效，就需要考虑拔管。

问题 69. 腹膜透析液留腹时间越长，是不是透析效果越好？

答：一般情况下，腹膜透析液在体内停留 6 ~ 8 小时。如果腹膜透析液在患者腹部内停留时间较长，并不能进一步增加代谢废物的清除，此时应考虑腹膜透析液中的糖吸收问题。腹膜透析液中的糖逐渐被人体吸收后，容易引起患者的高血糖，尤其是糖尿病患者。同时，腹膜透析液中的糖被吸收后，渗透压下降，影响水分的清除，容易导致水肿和高血压。

问题 70. 什么是动静脉内瘘术？

答：动静脉内瘘术是一种血管吻合的小手术，是指将动脉和静脉相连，动脉的血液流入静脉。动静脉内瘘术一般是在局部麻醉下进行，主要用于血液透析，可以为患者提供长期而有效的体外循环血管，为血液透析提供充足的血流量，以维持患者的生命。

问题 71. 一侧上肢做了动静脉内瘘术，还能正常生活吗？

答：待动静脉内瘘成熟后，日常行为还是可以完成的，只不过不能受压或进行过重的负重，如提重物、抱孩子等，且日常要做好维护。

问题 72. 动静脉内瘘术后应该怎么促进内瘘成熟？

答：遵医嘱每日循序渐进地进行“内瘘操”。术后内瘘侧肢体抬高 30 度，利于血液回流，防止肢体肿胀；24 小时后开始进行锻炼，可轻度活动手指（做弹钢琴、对指运动）、握空拳；72 小时后，手做握拳或握小型握力器等锻炼器材，1 分钟内握 10 ~ 20 次为一个循环，每天做 10 ~ 20 个循环，促进内瘘成熟。

问题 73. 动静脉内瘘患者如何做好自我护理？

答：①一看二听三摸六不：一看——瘘口处皮肤有无肿胀、瘀斑、皮疹，皮肤是否清洁；二听——将听诊器放于瘘口处，听动脉血流冲击音；三摸——用手触摸瘘口处，可感觉有力且伴有震颤感的动脉搏动；六不——内瘘侧肢体不量血压、不抽血、不输液、不戴首饰、不提重物、不压迫。②内瘘未成熟时应每日坚持做“内瘘操”。③内瘘成熟建立后，听从血液透析护士的指导，使用创可贴覆盖穿刺点。④服用降压药的患者，应控制血压在正常水平，避免低血压，以免发生血栓形成，造成内瘘血流量减少或堵塞。⑤如果发现动静脉内瘘震颤减弱或消失，需及时就诊。

问题 74. 自体动静脉内瘘术是不是做完就能用？

答：需要看具体情况而定。大部分患者的内瘘是在建立 2 ~ 3 个月后即可以成熟使用。但是当患者有糖尿病、年龄比较大、血管条件不好时，内瘘建立之后可能需要更长的时间，甚至有些患者可能需要半年左右的时间才可以使用。

问题 75. 血液透析后，身体里的毒素明明都清除出去了，为什么还是觉得累？

答：血液透析清除了大部分毒素，同时也会丢失一部分有益的小分子物质，一部分患者会出现身体乏力、头晕等不适症状。这属于正常的生理现象，一般不需要过分担心，也不用进行特殊治疗，适当休息后症状会逐渐得到缓解。但也可能是过度劳累、贫血、低血压、低血糖等原因导致的，需要及时去医院进行处理。

问题 76. 什么是优质蛋白？

答：优质蛋白是指食物中含有的氨基酸模式接近于人体蛋白质组成的蛋白质，其容易被人体吸收利用。优质蛋白主要来源于动物性食物和大豆制品，比如鱼、虾、瘦肉、蛋类、奶类和奶制品、豆腐、豆浆、豆干、豆皮等。

急性肾损伤

问题 77. 为什么有些大学生体能测试完会出现急性肾损伤？

答：多是因为不科学的运动。平时运动少，突然剧烈地运动，致肌肉不能承受运动的强度，造成肌肉组织损伤、横纹肌溶解，肌肉中的肌红蛋白等物质释放到血液里，并对肾造成破坏，引起急性肾损伤。

问题 78. 运动后怎样预防横纹肌溶解的发生?

答：如果运动后出现明显的肌肉疼痛、酸痛、按压痛，或者乏力、疲倦，就应警惕运动性横纹肌溶解，要立即停止运动，大量饮水或运动型饮品，补充水分和电解质。如果运动之后尿液呈现浓茶色、酱油色，建议立即去医院就诊，完善肌酸激酶、肌红蛋白、尿常规、肾功能等检查，进一步确诊，及时予以对应治疗。

血液科篇

多发性骨髓瘤

问题 1. 什么是多发性骨髓瘤?

答：多发性骨髓瘤（MM）是浆细胞恶性增殖性疾病，骨髓中有大量的异常浆细胞（或称骨髓瘤细胞）克隆性增生，引起广泛溶骨性骨质破坏，骨质疏松，血清中出现单克隆免疫球蛋白或其片段，正常的多克隆免疫球蛋白合成受抑制，尿中出现本周蛋白，从而引起不同程度的相关脏器与组织的损伤。

问题 2. 为什么会得多发性骨髓瘤? 它的发病率高吗?

答：正常浆细胞分泌的免疫球蛋白在人体免疫系统里起着“小卫士”的作用，一旦正常的浆细胞变异，它分泌的异常免疫球蛋白或其片段不仅对人体没有保护作用，还可能沉积在器官和组织上，最终导致人体发生贫血、骨痛、肾功能损害等疾病。多发性骨髓瘤的发病率在血液恶性肿瘤中排第二，仅次于淋巴瘤，高于白血病。男性患病多于女性患病。多发性骨髓瘤患者多为老年人，诊断时的中位年龄为 65 ～ 74 岁。男性患者略多于女性。

问题 3. 多发性骨髓瘤有哪些症状?

答：多发性骨髓瘤具有 4 个典型症状。①血钙升高，常表现为恶心、呕吐、腹痛、多尿、意识障碍、心律失常、肠鸣音减弱等。②肾功能损伤，以蛋白尿最为常见，也可伴有血压升高、颜面或下肢水肿等。③贫血，多表现为疲劳、乏力、头晕、心悸、体力下降等，也可有皮肤黏膜苍白、心率快等。④骨病，主要表现为骨痛、溶骨性病变和骨折。骨痛是最早期的症状，多表现为腰痛、胸痛、肋骨疼痛。

问题 4. 多发性骨髓瘤患者能被治愈吗? 还能回到工作岗位吗?

答：随着自体造血干细胞移植的广泛应用、新药及新技术的不断发展，多发性骨髓瘤患者的生存时间有了明显的延长。目前，多发性骨髓瘤的治疗强调整体治疗，即包括诱导治疗、移植或巩固治疗及维持治疗，诱导和移植或巩固治疗使患者肿瘤负荷达到较低水平后，患者还需要接受长期的维持治疗，以控制病情，延缓复发时间。患者在疾病得到控制之后，完全可以重返工作岗位。

问题 5. 多发性骨髓瘤患者饮食上需要注意什么？

答：需要选择新鲜、卫生、富含营养、易消化的食物，还需根据个体情况合理调整饮食。肾功能不全的患者，饮食上需减少豆制品的摄入，应进食低钠、低脂、优质蛋白（鱼、虾、瘦肉、蛋清）饮食，以减轻肾负担。高钾血症患者应进食低钾食物，避免进食紫菜、橘子、香蕉等高钾食品。高钠血症及水肿的患者应进食低钠饮食，避免进食腌制的泡菜、咸菜等高盐食品。出现高尿酸血症及高钙血症时，应适当多饮水，饮水量保持在 1500 ～ 2000 毫升。

问题 6. 多发性骨髓瘤患者还能运动吗？

答：70% ～ 80% 的多发性骨髓瘤患者在疾病过程中会出现骨痛、骨折和严重的骨质疏松。因此，很多患者会因为害怕骨折或者疼痛而不敢运动，整日卧床。其实，运动可以使人体保持良好的状态，增加肌肉力量，增强平衡及协调能力。所以，多发性骨髓瘤患者应进行适当的舒缓运动，如散步、打太极拳等。

问题 7. 多发性骨髓瘤患者日常生活应该注意什么？

答：多发性骨髓瘤患者睡眠时建议睡硬板床，穿平底鞋，转身、弯腰时动作要缓慢，外出时建议家属陪护，避免到人群拥挤的地方，避免负重，如拎重物、抱孩子等。如果已有骨折，建议卧床休息。

问题 8. 多发性骨髓瘤患者绝对卧床期间，怎样预防下肢静脉血栓？

答：卧床期间可以进行踝泵练习：患者平卧位，双下肢伸展放松。第一步勾脚：缓缓勾起脚尖，至最大限度时保持 3 ～ 5 秒，放松；第二步绷脚：脚尖缓缓下压，至最大限度时保持 3 ～ 5 秒，放松；第三步环绕：双脚脚趾向内做 360 度环绕，动作幅度尽量最大。以上 3 个步骤重复进行 5 分钟，每天坚持 7 ～ 8 次。

问题 9. 多发性骨髓瘤患者发生胸腰椎骨折时，该怎么翻身？

答：胸腰椎骨折患者需卧床休息，家属协助患者每 1 ～ 2 小时翻身一次，在翻身时务必维持脊柱在同一直线上，一手置于患者肩部，另一手置于腰部，使患者头、颈、肩、腰、髋保持在同一水平线上。翻身时注意速度慢、动作轻，避免用拖、拉、推、拽、扭动等动作。

问题 10. 多发性骨髓瘤患者骨折后佩戴支具时，需要注意什么？

答：佩戴支具时需要注意以下几点：①必须在床上佩戴支具，将支具背心松紧度调节好后方可下床活动，上床后再将支具去除。②佩戴支具位置要准确，松紧要适宜，过紧易出现皮肤压损及影响呼吸，过松则达不到制动目的。松紧合适度的判断：平放一手掌在支具和患者胸廓之间，嘱患者深呼吸，以患者自觉不影响呼吸为宜。③避免支具衬垫与皮肤直接接触，支具应穿在内衣的外面。④佩戴时间遵医嘱执行，佩戴过程中会引起肌肉挛缩、脊柱僵硬、活动受限等情况，要在医护人员指导下进行腰背肌功能锻炼。⑤去除支具需循序渐进，逐渐减少佩戴时间，直至完全去除支具。

问题 11. 多发性骨髓瘤患者化疗后，常见的不良反应有哪些?

答：骨髓抑制、心脏毒性、肝功能损害、肾功能异常、胃肠道反应、脱发、外周神经病变等。

问题 12. 多发性骨髓瘤合并肾功能不全患者的饮食注意事项有哪些?

答：要求优质低蛋白饮食，可以选择牛奶、鸡蛋、瘦肉、鱼肉等动物蛋白质食物，既保证机体营养摄入，又不增加肾负担，尽量少选用花生、豆浆、豆腐、玉米等植物蛋白食物。

问题 13. 多发性骨髓瘤合并高钙血症患者的饮食注意事项有哪些?

答：低钙饮食原则包括尽量少食含钙高的食物，如牛奶、羊奶、大豆、扁豆、豆腐、海鲜等。适当增加冬瓜、黄瓜、番茄等食物，有利尿效果，同时促进钠盐和钙盐的排出，帮助降低血钙。蔬菜类包括生菜、小白菜、黄瓜、番茄等，水果可包括苹果、梨、香蕉等。常见的蔬菜、水果都可以吃，多喝水，避免一次性摄入过多肉类。

问题 14. 多发性骨髓瘤患者为什么要选用硬板床?

答：因为这样可以保持患者脊柱的生理弯曲，减小体重对骨骼的压力，维持身体平衡，使脊柱更加牢固。

问题 15. 多发性骨髓瘤患者出院后，多长时间需要复查?

答：多发性骨髓瘤患者治疗间歇期，每周复查一次。缓解后根据患者身体情况及医嘱，每 3 ～ 6 个月复查一次，如有病情变化，随时就医。

问题 16. 多发性骨髓瘤患者出院后，出现什么情况需要返院就医?

答：出院后出现发热、持续疼痛或原有疼痛加剧，以及严重的头晕、乏力、排尿异常，需及时返院就医。

问题 17. 恶性血液病会遗传吗?

答：恶性血液病具有遗传性，在有血液病病史患者的父母及兄弟姐妹中，其发病风险增加。

问题 18. 恶性血液病会传染吗?

答：虽然恶性血液病的发病原因尚不明确，但是其不会传染。

问题 19. 恶性血液病患者能结婚生育吗?

答：血液病初诊时及化疗期间发现怀孕的女性，建议终止妊娠，因为继续妊娠可能会诱发疾病恶化，耽误正规治疗进程。部分孕晚期患者在条件允许的情况下，可以通过剖宫产将孩子提前娩出。尚未生育且有生育需要的患者，可在治疗前进行生育力保存。

白 血 病

问题 20. 什么是白血病?

答：白血病是一类造血干细胞的恶性克隆性疾病。其克隆过程中白血病细胞增殖失控、分化障碍、凋亡受阻，而停滞在细胞发育的不同阶段。在骨髓和其他造血组织中，白血病细胞大量增生累积，并浸润其他器官和组织，而使正常造血功能受抑制，以外周血中出现形态各异、为数不等的幼稚细胞为特征。

问题 21. 白血病如何分类?

答：白血病按照病程和白细胞的成熟度，可分为急性髓细胞性白血病、慢性髓细胞性白血病、急性淋巴细胞白血病和慢性淋巴细胞白血病。

问题 22. 什么是急性白血病?

答：急性白血病是造血干细胞的恶性克隆性疾病，发病时骨髓中异常的原始细胞及幼稚细胞（即白血病细胞）大量增殖并广泛浸润肝、脾、淋巴结等脏器，抑制正常造血。临床上以进行性贫血、持续发热或反复感染、出血和组织器官的浸润等为主要表现，以骨髓和外周血中出现大量原始和（或）早期幼稚细胞为特征。

问题 23. 急性白血病分为哪几种类型?

答：急性白血病（简称 AL）起病急，进展快，一般自然病程仅数月。根据受累细胞系，AL 分为急性淋巴细胞白血病（ALL）和急性髓系白血病（AML），ALL 又分为 L1 ~ L3 型，AML 分为 M0 ~ M7 型。

问题 24. 急性髓系白血病 M3 型为什么被称为白血病中的“幸运型”?

答：急性髓系白血病 M3 型又称为急性早幼粒细胞白血病，是以早幼粒细胞增多为主的白血病类型，90% 的此类型患者通过全反式维甲酸和砷剂诱导分化治疗，不需要干细胞移植即可达到治愈。

问题 25. 什么是慢性白血病？慢性白血病分为哪几种类型？

答：慢性白血病按细胞类型分为慢性髓系白血病和慢性淋巴细胞白血病。慢性髓系白血病又称为慢性粒细胞白血病，简称慢粒，其特点为病程发展缓慢，外周血粒细胞显著增多且不成熟，脾明显肿大。慢性淋巴细胞白血病简称慢淋，是一种进展缓慢的 B 淋巴细胞增殖性肿瘤，以外周血、骨髓、脾和淋巴结等淋巴组织中出现大量克隆性 B 淋巴细胞为特征。

问题 26. 白血病的预后如何？

答：随着医疗水平的提高，白血病的治疗取得了非常大的进展，不同分型的白血病预后存在很大差异。经过综合性治疗，许多白血病患者可实现长期无病生存，甚至治愈。急性白血病若不经特殊治疗，平均生存期仅 3 个月。经过规范治疗，不少患者可长期存活，患者完全缓解后，经过巩固与维持治疗，70% ~ 80% 的患者能够长期生存至治愈。成人急性髓系白血病预后远不如儿童，3 年以上存活率仅为 30%。慢性髓系白血病自然病程为 3 ~ 5 年，酪氨酸激酶抑制剂（TKI）药物的出现明显改善了慢性髓系白血病患者的生存，在 TKI 治疗后患者生存期可延长至 20 年。慢性淋巴细胞白血病病程长短不一，可半年至十余年不等。

问题 27. 什么是骨髓抑制？

答：骨髓抑制是化疗后常见的不良反应，主要表现为白细胞降低、血小板降低和血红蛋白降低，根据降低程度分为 0 ~ 3 级骨髓抑制。

问题 28. 什么是中性粒细胞缺乏症？

答：中性粒细胞缺乏症简称粒缺，是中性粒细胞减少发展到严重阶段时的表现，外周血中的中性粒细胞绝对值低于 $0.5 \times 10^9/L$。

问题 29. 什么是贫血？

答：贫血是指单位容积外周血液中的血红蛋白浓度、红细胞计数和血细胞比容低于相同年龄、性别和地区正常值低限的一种常见的临床症状。其中主要以血红蛋白（Hb）浓度降低作为贫血的诊断及严重程度判断的依据。而性别、年龄、生活地区海拔高度不同，血红蛋白指标也不同。我国海平面地区，以成年男性血红蛋白＜ 120 g/L、成年女性＜ 110 g/L、孕妇＜ 100 g/L 作为贫血的诊断标准。

问题 30. 贫血如何分度？

答：贫血可分为轻度、中度、重度和极重度。轻度贫血时血红蛋白高于 90 g/L，贫血症状轻微；中度贫血时血红蛋白为 60 ～ 90 g/L，可表现为活动后出现心悸、气促；重度贫血时血红蛋白为 30 ～ 59 g/L，在静息状态下仍感心悸、气促；极重度贫血时血红蛋白低于 30 g/L，除重度贫血的症状外，还常并发贫血性心脏病。

问题 31. 白血病患者居家休养期间出现发热怎么办？

答：发热是白血病患者常见的症状之一。体温大于 38 摄氏度时需多饮水，可进行温水擦浴及冰袋冷敷物理降温，温水擦浴时间不超过 30 分钟，避免受凉。使用冰袋冷敷时可将冰袋置于头部、腋窝、腹股沟等大血管流经处，冷敷时间不超过 30 分钟。体温在 38 ～ 39 摄氏度时，除物理降温外，还可遵医嘱服用降温药物，但要注意观察用药后反应。若体温大于 39 摄氏度，伴大汗淋漓、血压下降，要及时就医。

问题 32. 白血病患者如何预防口腔感染？

答：白血病患者应注意保持口腔清洁。在晨起、进食后及睡前应用软毛牙刷刷牙，动作注意轻柔。每日可使用医用漱口水漱口 2 ～ 4 次。呕吐后及时清理口腔。多饮水，保持口腔湿润。应戒烟、戒酒，忌食酸辣、油炸、带骨、坚硬的食物，避免黏膜损伤和疼痛。每日检查口腔，如发现红斑、糜烂、溃疡等，及时就医。

问题 33. 如何正确使用漱口水？

答：先用清水漱口，漱掉食物残渣，再采用鼓漱法漱口：将适量漱口水含在口内，鼓动两腮，使漱口水在口腔内充分与牙齿、牙龈接触，并利用水流及鼓腮的力量冲洗口腔各个部位，漱口后不要立刻饮水或进食，避免药液与食物发生中和，对疗效产生影响。

问题 34. 白血病患者如何预防肛周感染？

答：患者每次大便后应用温水清洗肛周，每晚睡前用温水清洗肛周或使用清洁剂坐浴，每次 15 ～ 20 分钟。患有痔疮者，可以用痔疮栓或外用洗剂。饮食宜选择易消化、高纤维素的食物。晨起可空腹饮一杯清水，用手掌顺时针按摩脐周。建立排便习惯，保持大便通畅，以防便秘损伤肛周黏膜破损，诱发感染。

问题 35. 白血病患者如何预防呼吸道感染？

答：注意保持房间环境清洁，建议早晚各开窗通风一次，每次 30 分钟，保持空气新鲜。如外出，需要佩戴好口罩，避免到人多密集、空气不流通的公共场所，防止交叉感染，并注意保暖、防止受凉。

问题 36. 白血病患者白细胞低时饮食需注意什么？

答：白血病患者白细胞降低时，应注意饮食卫生。选择富含优质蛋白、高热量、易于消化的食物。要进食新鲜肉类及蔬果，选择可削皮的水果，避免进食草莓等不易清洗的水果，避免进食剩饭剩菜及可疑变质食物。

问题 37. 怎样制备无菌饮食?

答：粒细胞缺乏时，进食无菌饮食，即做熟的食物在微波炉中高火加热 4 ～ 5 分钟后食用。

问题 38. 可以探望白血病患者吗?

答：白血病患者化疗间歇期抵抗力下降，尽量避免或减少探望，防止交叉感染，建议选择电话或视频等通信方式进行感情联络。

问题 39. 白血病患者的居家环境需要注意什么?

答：室内要保持清洁，空气清新，每日至少开窗通风 2 次，每次 30 分钟，避免对流风。有条件者可选用空气消毒机为室内进行消毒。床上用品定期清洗、更换，餐具定时消毒。房间内不宜养宠物及花草，尽量避免使用地毯，减少细菌繁殖。

问题 40. 白血病患者血小板低时如何观察出血倾向?

答：观察全身皮肤有无出血点、瘀斑等情况；观察有无球结膜出血、牙龈出血、鼻腔出血和口腔黏膜血疱形成等情况；观察呕吐物是否有咖啡色或血色，是否有便中带血等消化道出血症状；观察有无痰中带血丝、咯血等呼吸道出血症状；观察尿液颜色，是否出现血尿等泌尿道出血情况；对女性患者要观察月经量以及经期时间；如出现视物模糊、头晕、头痛、呼吸急促、喷射性呕吐、站立不稳等颅内出血症状，即刻就医。

问题 41. 白血病患者血小板低时应该注意什么?

答：患者在血小板低时应避免剧烈运动，在体力允许的情况下可以适当活动，可选择散步、打太极拳、下棋等，活动时注意安全。勤剪指甲，避免抓挠皮肤，避免用力挖鼻孔。保持大便通畅，避免用力排便。血小板 $< 50 \times 10^9/L$ 时，尽量减少活动，以卧床休息为主；血小板 $< 20 \times 10^9/L$ 时应绝对卧床休息。

问题 42. 白血病患者血小板低时饮食需要注意什么?

答：血小板低时，鼓励患者进食高蛋白、高维生素、适量纤维、易消化的软食或半流质饮食。以进食清淡、温凉、细软、少渣饮食为主，如各种粥、糊类、面条、馄饨、蒸蛋等，避免过热、过硬、油炸、辛辣、含骨刺（鱼、排骨等）的食物，同时要做到细嚼慢咽，避免引起消化道出血。

问题 43. 白血病患者鼻出血怎么办?

答：当发现鼻出血时，不要慌张，如果小量出血，可自行用棉球局部填塞压迫。冷敷处理时可用冷毛巾置于鼻翼两侧，血管受冷自然收缩，可减少出血或止血。如果大量出血，应立即就医，遵医嘱使用止血药。保持鼻腔黏膜湿润，避免用力擤鼻或挖鼻孔等，可预防鼻出血。

问题 44. 白血病患者牙龈出血怎么办？

答：评估出血的程度、部位和量，及时漱口，清除口腔血渍。少量出血可用自制冰盐水含漱止血，大量出血需立即就医，遵医嘱应用止血药物。如何预防牙龈出血：饮食细软温凉，尽量避免食用煎炸、带刺或含坚硬骨头的食物、坚果类以及质硬的水果（如甘蔗）等，进食时要细嚼慢咽，避免口腔黏膜的损伤。血小板＜ $50 \times 10^9/L$ 时，使用软毛牙刷刷牙，血小板＜ $20 \times 10^9/L$ 时，用漱口水代替刷牙，禁止使用牙签剔牙。

问题 45. 怎样才算绝对卧床？

答：绝对卧床强调的是吃饭、大小便等日常生活均需在床上完成。绝对卧床期间更要注意勤翻身，变换舒适体位。

问题 46. 白血病患者血红蛋白低时如何活动？

答：应根据血红蛋白降低的严重程度，合理安排休息与活动。轻度贫血时，可进行轻体力活动，如散步、打太极拳等，但要注意休息，避免过度疲劳。当血红蛋白为 60 ～ 90 g/L 时，应增加卧床休息时间，鼓励患者生活自理，活动量以不加重症状为度。患者可在活动中进行自我监控，若活动中自测脉搏＞ 100 次 / 分或出现明显心悸、气促，应停止活动。当血红蛋白为 30 ～ 59 g/L 时，应绝对卧床休息，即刻就医。

问题 47. 白血病患者化疗后为什么会脱发？

答：白血病患者接受化疗时会经常面临脱发的困扰，因为化疗药在杀伤肿瘤细胞的同时，也起到了抑制毛囊细胞的作用，从而导致脱发。但是，脱发只是暂时现象，在停止治疗 1 ～ 2 个月后，便会长出新的头发，且新长的头发会更加浓密。可以适当剪短头发，选用钝齿木梳，不要用力牵拉头发，还可以选择自己心仪的帽子或假发，保持积极乐观的心态。

问题 48. 白血病患者化疗后为什么需要观察肝功能和肾功能？

答：化疗药物在肝内代谢转化，导致不同程度的肝损害，多数以谷丙转氨酶和谷草转氨酶升高为主，有时出现胆红素升高。而化疗药物及其代谢产物经肾排出体外，会导致肾功能损伤，主要表现为无症状性血清肌酐、尿素氮升高及轻度蛋白尿等，因此需要观察肝功能和肾功能变化。

问题 49. 什么是白血病完全缓解和部分缓解？

答：完全缓解（CR）即白血病的症状和体征消失：①临床无贫血、出血、感染及白血病细胞浸润的表现。②血红蛋白＞ 90 g/L，白细胞正常或减低，分类无幼稚细胞，血小板＞ 100×10^9/L。③骨髓象中原始细胞 + 早幼粒细胞小于 5%，红细胞系统及巨核细胞系统正常。部分缓解（PR）即临床表现、血象及骨髓象 3 项中有 1 项或 2 项未达到完全缓解指标，骨髓象中原始细胞 + 早幼粒细胞小于 20%。

问题 50. 出院后携带 PICC 导管，影响日常生活吗？

答：携带 PICC 导管基本不影响日常生活。患者可进行一般性活动，如进食、刷牙、写字、开车、骑自行车、做饭、洗碗、扫地等，应避免置管侧肢体负重或过度牵拉的动作，如抱小孩、提重物、测血压、拄拐等，以免 PICC 导管脱管或断裂。

问题 51. 携带 PICC 导管，可以洗澡吗？

答：可以，但是应选择淋浴，不能盆浴。患者在淋浴前可以使用导管保护套，也可以在贴膜外面缠绕保鲜膜，上下边缘再用胶布贴紧。淋浴后及时检查固定导管的贴膜，如有潮湿、卷边，请及时前往医院进行导管维护。

问题 52. 携带 PICC 导管出院需要注意什么？

答：①置管侧手臂需要进行松拳、握拳等活动，以增加血液循环，预防血栓的发生。松拳、握拳要领：手握小球，做松、抓球动作（握 3 秒后松拳），每天 5 次，每次 20 组，同时适当活动手腕关节，避免穿刺侧肢体长时间下垂。② PICC 置管后注意观察穿刺点有无渗血、渗液，穿刺部位有无局部红、肿、热、痛，有无分泌物或硬结等情况，导管有无外移或者脱出，导管内有无回血，导管外是否打折、破损，贴膜是否卷边潮湿、松动或污染，局部皮肤是否有瘙痒、红肿、皮疹，置管侧手臂有无水肿等。③定期进行 PICC 导管维护：正常情况下每 7 天维护一次，当贴膜出现污染、潮湿、脱落、卷边时，请及时前往医院维护。

问题 53. 携带 PICC 导管更衣时需要注意什么？

答：更换衣物时请小心穿脱衣袖，以防止动作过快过猛，误拔出导管。穿衣时先穿置管侧衣袖，再穿无管侧衣袖；脱衣时，先脱无管侧衣袖，再脱置管侧衣袖。

淋 巴 瘤

问题 54. 什么是淋巴瘤？它是恶性还是良性肿瘤？

答：淋巴瘤起源于淋巴结和淋巴组织，其发生大多与免疫应答过程中淋巴细胞增殖分化产生的某种免疫细胞恶变有关，是免疫系统的恶性肿瘤。同时，淋巴瘤也是最早发现的血液系统恶性肿瘤之一。

问题 55. 淋巴瘤有哪些类型？

答：按组织病理学改变分类，淋巴瘤可分为霍奇金淋巴瘤（HL）和非霍奇金淋巴瘤（NHL）两大类。

问题 56. 淋巴瘤是怎样诊断分型的？

答：淋巴瘤的诊断依据世界卫生组织 WHO 提出的造血和淋巴组织肿瘤分类方案，进行病理学诊断。常见的淋巴瘤类型有：

1. 前驱淋巴性肿瘤：① B 淋巴母细胞白血病 / 淋巴瘤；② T 淋巴母细胞白血病 / 淋巴瘤；③ NK 淋巴母细胞白血病 / 淋巴瘤。
2. 成熟 B 细胞淋巴瘤：①慢性淋巴细胞白血病 / 小淋巴细胞淋巴瘤；②边缘区淋巴瘤；③滤泡性淋巴瘤；④套细胞淋巴瘤；⑤毛细胞白血病；⑥淋巴浆细胞性淋巴瘤；⑦弥漫大 B 细胞淋巴瘤；⑧伯基特淋巴瘤。
3. 成熟 T/NK 细胞淋巴瘤：①外周 T 细胞淋巴瘤，非特指型；② NK/T 细胞淋巴瘤；③血管免疫母 T 细胞淋巴瘤；④间变大细胞淋巴瘤。
4. 霍奇金淋巴瘤：①经典霍奇金淋巴瘤（结节硬化型、富于淋巴细胞型、混合细胞型、淋巴细胞消减型）；②结节性淋巴细胞为主型霍奇金淋巴瘤。

问题 57. 淋巴瘤的危险因素有哪些？

答：临床常见的淋巴瘤危险因素有感染、免疫因素、化学因素、放射因素和遗传因素等。

问题 58. 什么是霍奇金淋巴瘤？

答：霍奇金淋巴瘤（HL）是来源于淋巴组织的恶性肿瘤，可发生于淋巴结内或淋巴结外，但多数原发于淋巴结内，预后较好。

问题 59. 霍奇金淋巴瘤最常累及哪些部位？常见的症状是什么？

答：①无痛性、进行性淋巴结肿大是 HL 的典型表现，最常见于颈部、股下和纵隔淋巴结，也可以见于腹股沟、腹膜后和盆腔淋巴结。肿瘤多沿相邻淋巴结区发展，较少发生跳跃式发展。②全身表现：可有发热、盗汗、体重下降等症状，也可有皮肤瘙痒、贫血、乏力等症状。其中，发热较为常见，占 20% ～ 40%。骨髓和中枢神经系统受累少见。贫血常见于晚期患者，其原因可能是骨髓侵犯、脾功能亢进、自身免疫反应、慢性消耗等。

问题 60. 霍奇金淋巴瘤复发怎么办？

答：霍奇金淋巴瘤复发率比较低。如果患者出现复发，应再行活检明确病理，做骨髓检查和影像学检查进行分期，根据病情发展情况选择化疗方案。

问题 61. 什么是非霍奇金淋巴瘤？

答：非霍奇金淋巴瘤是一组具有不同组织学特点和起病部位的淋巴瘤，易发生早期远处扩散。病理特点是淋巴结正常结构的破坏和肿瘤细胞的浸润。

问题 62. 非霍奇金淋巴瘤最常见的累及部位是哪里？常见的症状有哪些？

答：非霍奇金淋巴瘤可发生在身体的任何部位，其中，淋巴结、扁桃体、脾及骨髓是最易受累的部位。无痛性、进行性的淋巴结肿大或局部肿块是淋巴瘤共同的临床表现，此外，非霍奇金淋巴瘤常伴全身症状。

问题 63. 淋巴瘤化疗要多少疗程？

答：淋巴瘤患者化疗需要根据类型和分期，一般为 6 ～ 8 个疗程，局限期的患者需要 4 ～ 6 个疗程。

问题 64. 淋巴瘤患者康复期间如何食疗？

答：化疗常损伤患者的骨髓造血及胃肠道功能，此阶段常见脾胃不和、气血亏虚、肝肾阴虚等证。①脾胃不和：饮食宜用藕、芡实、白扁豆、香菇、番茄、薯类等易消化之品。呃逆、呕吐者可加用生姜、橘皮、萝卜等降逆止呕之品。②气血亏虚：饮食宜用营养、易消化、益气养血之品，如肉类、鱼虾、鸡蛋、猪肝、猪骨、甲鱼，以及红枣、龙眼肉、党参、西洋参、黄芪、山药、核桃肉等，但应避免饮食过量，忌食生冷。③肝肾阴虚：饮食宜用黑豆、黑米、黑芝麻、黑木耳、银耳、猴头菇、鸡蛋黄、甲鱼、动物肝或骨髓、桑葚、黑枣等。

问题 65. 化疗后便秘怎么办？

答：饮食方面，进食富含纤维素的食物，如粗粮谷物（燕麦、红薯等）、水果、蔬菜（芹菜、韭菜等）。摄入充足水分，饮水量保证每天 2000 ～ 3000 毫升，养成规律的排便习惯。适当增加活动，必要时给予腹部局部按摩。勿自行服用刺激性泻药。如持续便秘，请及时就医。

问题 66. 化疗出现口腔溃疡怎么办？

答：口腔溃疡是化疗过程中常见的并发症之一，表现为口腔内黏膜肿胀、发红、疼痛，严重者会影响进食。预防口腔溃疡要保持口腔清洁，每天早晚用软毛牙刷刷牙，坚持每天用冷开水、生理盐水或其他医生推荐的漱口水漱口 3 ～ 5 次，戒烟戒酒，避免辛辣刺激性食物。当患者出现口腔溃疡时，宜食用柔软、细碎、易消化的食物，避免过凉或过热，必要时进食半流质或流质食物。用吸管进食以避免碰触溃疡面，引起疼痛，延缓愈合。同时加强口腔护理，保护口腔黏膜。

问题 67. 淋巴瘤患者可以服用人参、鹿茸等补品吗？

答：不建议患者在化疗期间补充各种补品。因为补品对化疗效果的影响不明确，如有需要，请与医生沟通。

问题 68. 淋巴瘤患者出院后需要复查哪些项目？

答：淋巴瘤患者出院后的复查项目包括 B 超、血常规、肝功能、肾功能、乳酸脱氢酶、β_2 微球蛋白。影像学检查包括增强 CT 或 PET-CT。

再生障碍性贫血

问题 69. 什么是再生障碍性贫血？

答：再生障碍性贫血简称再障，是指多种原因引起的骨髓造血功能衰竭，同时出现进行性贫血、感染、出血、全血细胞（白细胞、血小板）和血红蛋白减少。患者会出现头晕、乏力、高热，严重者大量出血，甚至危及生命。

问题 70. 什么原因会引起再生障碍性贫血？

答：再生障碍性贫血的发病原因尚不明确，目前认为可能的原因如下：①药物及化学因素：是再生障碍性贫血最常见的致病因素，如氯霉素类抗生素、磺胺类药物、某些抗肿瘤药物、农业杀虫剂、化学物质如苯等。②长期接触放射线：如 X 线、γ 线及其他放射性物质。③病毒感染：如病毒性肝炎。

问题 71. 再生障碍性贫血如何分型？

答：再生障碍性贫血按照严重程度分为重型再生障碍性贫血（SAA）和非重型再生障碍性贫血（NSAA）。

问题 72. 重型再生障碍性贫血有哪些临床表现？

答：①感染：多数患者会出现发热，体温通常＞ 39 摄氏度，以呼吸道感染最为常见，也有患者出现泌尿生殖道感染、皮肤黏膜感染等。②出血：患者皮肤可见出血点或大片瘀斑，口腔黏膜出现血疱，也会有牙龈出血、鼻出血等，严重者可出现消化道、泌尿道出血，甚至颅内出血。③贫血：苍白、乏力、头晕、心悸、气短等，症状可进行性加重。

问题 73. 再生障碍性贫血的治疗方法有哪些？

答：①对症治疗：预防感染，纠正贫血，控制出血，必要时遵医嘱输血，应用止血药物。②免疫抑制疗法：主要包括合理应用抗胸腺细胞球蛋白（ATG）和抗淋巴细胞球蛋白（ALG）、环孢素、糖皮质激素，也可使用 CD3 单克隆抗体等。其中，ATG 或 ALG 联合环孢素的治疗方案已成为目前再生障碍性贫血的标准疗法之一。③促进造血：雄激素是再生障碍性贫血患者促进造血的常用药物，而造血生长因子主要用于重型再生障碍性贫血。④造血干细胞移植。

问题 74. 再生障碍性贫血患者饮食需要注意什么？

答：再生障碍性贫血患者在饮食上应选择高热量、易消化吸收、富含多种维生素的食物。尽量选择优质蛋白，如牛肉、鸡肉、鱼肉、虾等。当患者中性粒细胞缺乏时，需要进食无菌饮食。

问题 75. 口服环孢素需要注意什么？

答：①环孢素需要避光、密闭、阴凉环境下保存。仅在服用前，才从铝箔外壳中取出。②按时服用、整粒吞服：环孢素一般是每天 2 次，每次间隔 12 小时，建议固定时间服用（如早晨 9 时和晚上 9 时）。③定期监测环孢素血药浓度、肝功能、肾功能及血压变化，检测环孢素血药浓度时注意在当日服用环孢素之前完成采血。④服药期间应避免进食含钾高的食物（香蕉、菠菜）以及可以引起血钾升高的药物（氯化钾、螺内酯）。⑤服药期间避免食用葡萄柚，葡萄柚会使环孢素血药浓度升高，增加不良反应。⑥服药期间避免接种活疫苗，因为环孢素药物会使疫苗接种效果减弱。⑦不能擅自加、减或停药，以免引起血药浓度波动，使疗效不稳定。⑧万一漏服环孢素，请在漏服后的 4 小时内补服。

问题 76. 使用雄激素时需要注意什么？有哪些副作用？

答：雄激素是非重型再生障碍性贫血的首选治疗方法。用药期间要根据药物的疗效和不良反应调整剂量及疗程，不良反应包括面部痤疮、毛发增多、声音变粗、女性闭经、乳房缩小、性欲增加等，随着药物剂量的减小，这些不良反应会逐渐消失。

问题 77. 出院后，再生障碍性贫血患者日常起居应注意什么？

答：①居住环境：保持清洁、卫生，空气新鲜，尽量不到人员密集的公共场所，避免交叉感染。②饮食：营养搭配，新鲜、卫生，避免消化道感染，少食辛辣刺激食物，不饮酒。③休息活动：要根据自身状况，量力而行。如果病情较重，应卧床休息。病情轻时，可以适当室内外活动，但也要多注意休息。另外，要注意天气变化、气温忽高忽低时患者容易发生感冒等疾病，此时应根据气温变化及时增减衣物。④卫生：要重视个人卫生。保持皮肤清洁，避免搔抓皮肤。要关注口腔卫生，养成进食后、睡前漱口的习惯，预防口咽溃疡。⑤排便：患者要保持大便通畅，养成定时排便的习惯。若出现便秘，可遵医嘱使用通便药物，切勿用力排便，避免发生肛裂，引起肛周感染。

自体造血干细胞移植

问题 78. 什么是自体造血干细胞移植?

答：自体造血干细胞移植是把患者在预处理前储存的造血干细胞重新回输到其体内，进而重建正常的造血和免疫功能，达到治疗疾病的目的。它适用于骨髓尚未受疾病累及或经治疗已恢复正常的患者，如果患者自身骨髓受到侵犯，那么被采集的骨髓需要体外净化，以去除骨髓中残存的肿瘤细胞。

问题 79. 哪些患者可以做自体造血干细胞移植?

答：自体造血干细胞移植可以治疗急性髓细胞白血病、急性淋巴细胞白血病、多发性骨髓瘤、淋巴瘤、实体肿瘤（如神经母细胞瘤、神经胶质瘤、软组织肉瘤、胚组织瘤、乳腺癌、肺癌、卵巢癌、肾癌等）以及自身免疫性疾病（如系统性红斑狼疮、多发性硬化、类风湿关节炎以及克罗恩病）。应该到具有丰富经验的移植中心咨询相关专家以明确是否应该选择自体造血干细胞移植来治疗相关疾病。

问题 80. 如何动员和采集造血干细胞?

答：在正常生理条件下，骨髓中的造血干细胞占有核细胞的 0.5% 左右，外周血液循环中的造血干细胞含量极少，仅为骨髓的 1% ～ 10%，不能满足患者移植的需要。通过粒细胞集落刺激因子和（或）化疗，可促使骨髓中造血干细胞迁移入外周血液循环，使外周血液循环中的造血干细胞数显著增加，再用血细胞分离机分离采集造血干细胞，可满足造血干细胞移植的需要。

问题 81. 如何进行自体造血干细胞移植?

答：自体造血干细胞移植一般可分为 3 个阶段。①造血干细胞动员、采集与冻存：患者经过化疗获得完全缓解后，给予注射粒细胞集落刺激因子，将患者骨髓中的造血干细胞动员到外周血，然后用血细胞分离机采集，采集的造血干细胞在 –80 摄氏度超低温冰箱冻存保存。②预处理：患者进入层流病房接受大剂量放 / 化疗。③造血和免疫重建：回输后的造血干细胞在患者体内重建造血功能和免疫功能。

问题 82. 淋巴瘤患者自体造血干细胞移植预处理方案有哪些?

答：淋巴瘤患者自体造血干细胞移植预处理方案一般有以下几种。①无中枢复发高危风险的淋巴瘤：西达本胺 +BenEAM 方案；②有中枢受累高危风险的淋巴瘤患者：西达本胺 +TEAM 方案；③原发性中枢神经系统淋巴瘤患者：TBC 方案；④ T 淋巴母细胞淋巴瘤 / 白血病：西达本胺 +Bu/Cy 方案。移植医生团队会根据患者的疾病分期、分型、严重程度和并发症综合评估。

问题 83. 自体造血干细胞移植前生育力如何保存?

答：生育力保存一般有两种方法。①冷冻精子或卵子：男性患者可以考虑在移植前冷冻精子，而女性患者可以考虑冷冻卵子。它们可以在未来用于体外受精和助孕。②保护生殖器：在接受放疗或化疗之前，可以使用生育盔甲或避免辐射照射生殖器等保护性措施。

问题 84. 什么是 CAR-T 细胞治疗?

答：CAR-T 细胞（嵌合抗原受体 T 细胞）治疗是一种 T 细胞过继免疫治疗技术，该疗法通过基因工程技术对患者外周血 T 细胞进行加工，使其表达 CAR，然后回输到受者体内，以非主要组织相容性复合体依赖方式识别抗原，对肿瘤细胞进行杀伤，达到治疗疾病的目的。

问题 85. 什么是自体造血干细胞移植 +CAR-T 细胞治疗?

答：自体造血干细胞移植后，在患者回输的干细胞还未植入的空窗期，回输 CAR-T 细胞，以便 CAR-T 细胞更好地识别肿瘤细胞并清除，同时给 CAR-T 细胞更好的生存环境，在体内长期持续生存和扩增。

问题 86. 自体造血干细胞移植后的植入标准是什么?

答：临床上造血干细胞的成功植入具体表现为髓系红系和巨核系细胞的恢复。中性粒细胞植入的标准为连续 3 天中性粒细胞 $> 0.5 \times 10^9/L$；血小板植入的标准为连续 7 天血小板 $\geqslant 20 \times 10^9/L$ 并脱离血小板输注；红细胞植入标准为血红蛋白 $\geqslant$ 80 g/L 且脱离输血。

问题 87. 自体造血干细胞移植后的出舱标准是什么?

答：造血干细胞移植后，这些干细胞沿着血液循环到骨髓定居，并发育、分化形成白细胞、红细胞、血小板等功能细胞。当造血功能恢复或血细胞植入后，即可出层流病房。

问题88. 自体造血干细胞移植后患者常见的并发症有哪些?

答:①恶心:恶心是最常见的副作用,可持续数天、数周甚至数月,部分可通过药物来防治。②口腔疼痛:移植过程中患者口腔黏膜变得非常脆弱,常引起黏膜炎。有时整个消化道都会受到刺激而疼痛,严重程度取决于治疗方案及患者的反应。③乏力:移植过程由于接受大剂量的放疗和化疗,会使患者感到非常疲乏、无力,容易劳累。④外貌的改变:有的移植患者会出现脱发,也有少数患者的眉毛和睫毛会脱落。如果使用免疫抑制剂,有些患者的面部、腹部、手和脚会一度出现水肿。而在移植之后,这些症状一般会逐渐好转。

问题89. 出院后多久需要复查?

答:自体造血干细胞移植的患者出院后,第一次复查时间一般是移植后1个月,之后每3个月复查一次,直到移植后3年,3年后一般每半年复查一次。如果患者居家过程中出现任何不适,请及时就医。

问题90. 自体造血干细胞移植后出现什么症状需要复查?

答:造血干细胞移植术后需要定期到移植专业门诊接受医师的随访,进行采血化验、体检等。在此期间如果出现以下情况,则需要及时到门诊或急诊就诊:①持续发热;②腹泻、腹痛等;③咳嗽、气促、自觉憋气、体力明显下降等;④突然出现心悸、乏力、头晕、胸痛等;⑤其他自认为不能观察等待的情况。

问题91. 自体造血干细胞移植后还会复发吗?

答:血液系统恶性疾病患者接受移植后,75%患者的复发发生在移植后1年以内。自体造血干细胞移植后的白血病的复发率高于异基因造血干细胞移植,主要原因是:①由于自体移植的造血干细胞取自患者本人,采集物中可能包含有肿瘤细胞或白血病细胞;②接受自体移植的本质相当于仅进行了一次超大剂量的放化疗联合自体造血干细胞挽救治疗,缺少异基因移植带来的移植物抗肿瘤和(或)移植物抗白血病作用。

问题92. 自体造血干细胞移植后还需要化疗吗?

答:移植后是否还需化疗,要根据移植方式、患者具体情况等来决定。移植后化疗可以有效地抑制肿瘤细胞的生长,降低疾病的复发率。移植后患者如果持续处于完全缓解状态,则不需要再进行化疗。如果移植后出现原发疾病血液学或髓外复发,一般应再次化疗,再次化疗首选新型化疗药物及靶向治疗药物等。

问题93. 什么是二次移植?

答:完成移植后,如果患者植入失败或疾病复发,则可能需要进行二次移植才能获得存活机会。近年来，随着移植技术的进步，二次移植挽救性治疗已获得一定效果。

问题 94. 自体造血干细胞移植患者出院后应注意什么？

答：自体造血干细胞移植后患者抵抗力还未完全恢复，居家生活要做好病情观察和个人卫生。①出血的观察和预防：刷牙时用软毛牙刷，牙龈渗血或血小板≤ 20×10^9/L 时暂停刷牙，改为清水或氯己定（洗必泰）漱口水漱口。勿剔牙、抠鼻。牙龈、鼻腔有少量出血时可选择冷敷、冰水漱口、压迫止血；量多或出血不止或有头痛、呕吐、视物模糊、呕咖啡色液、排黑便或血便、血尿等内脏出血症状时，应及时就诊。避免搔抓皮肤，不吃粗硬、刺激性、带刺的食物。保持大便通畅，避免用力排便，如有排便困难，可用缓泻剂或通便药物。②个人卫生：许多病毒和细菌是通过手接触感染的，勤洗手，勤淋浴，勤更衣，保证床单、被褥清洁干净，保持皮肤清洁、干燥。

问题 95. 自体造血干细胞移植患者回家后，可以有性生活吗？

答：移植后患者如果自觉精力比较充沛，无发热、乏力、盗汗、食欲缺乏、体重减轻等不适症状，则可以有性生活。但移植后患者由于身体的衰弱和一些不良反应，性欲会降低，请不要过度紧张、失望，要坚信新生活的开始。

问题 96. 自体造血干细胞移植患者回家后，饮食应注意什么？

答：自体造血干细胞移植后，由于患者抵抗力低、身体虚弱，所以需要注意加强饮食管理。要保持清淡饮食、营养均衡，注意食材的新鲜、干净、卫生，以富含蛋白质、各种维生素、容易消化的食物为主，如牛奶、瘦肉、鱼、蛋，以及各种蔬菜、水果，烹饪的过程注意少油、少盐。隔夜食物、疑变质食物勿食用，以免肠道感染。

问题 97. 自体造血干细胞移植患者回家后，居家环境有哪些要求？

答：自体造血干细胞移植后患者的免疫力还未完全恢复前，要注意保持房间阳光充足，空气清新，每天开窗通风 2 ~ 3 次，每次 30 分钟，减少致病菌数量，开窗通风时注意避免对流风。房间内不宜养宠物及花草，尽量避免使用地毯，减少细菌繁殖。减少亲友探视，尤其要远离感冒人群，避免去人员密集、空气污浊的公共场所，外出时注意戴口罩。

问题 98. 自体造血干细胞移植患者回家后，活动有哪些要求？

答：进行康复性锻炼，对预防疾病复发大有益处，可选择散步、打太极拳等方式，避免跳绳、打球等剧烈运动。也可进行力所能及的家务劳动，但避免过度劳累。

异基因造血干细胞移植

问题 99. 什么是异基因造血干细胞移植?

答：异基因造血干细胞移植是指从健康供者（即捐赠者）的外周血或骨髓中采集造血干细胞，通过静脉输注到受者（即患者）体内，从而重建正常的造血和免疫功能。

问题 100. 什么样的患者需要异基因造血干细胞移植?

答：异基因造血干细胞移植适用于多种血液疾病，如急性髓细胞白血病、急性淋巴细胞白血病、慢性粒细胞白血病、慢性淋巴细胞白血病、骨髓增生异常综合征、骨髓增殖性疾病、浆细胞疾病、淋巴瘤、实体瘤、重型再生障碍性贫血、地中海贫血、原发性免疫缺陷、先天性无巨核细胞性血小板减少、遗传性代谢异常以及自身免疫性疾病等。需要注意的是，异基因外周造血干细胞移植并非适用于所有血液疾病患者，医生需要综合考虑患者的年龄、健康状况、病情严重程度等因素，以确保选择最适合患者的治疗方案。

问题 101. 如何进行异基因造血干细胞移植?

答：异基因造血干细胞移植大概分为四个阶段：①造血干细胞动员：找到合适的健康供者，配型成功后获取造血干细胞；②预处理：大剂量放化疗和免疫抑制预处理，以清除体内可能存在的肿瘤细胞和免疫细胞；③干细胞输注：将健康供者的造血干细胞通过静脉输注给患者；④重建造血和免疫功能：造血干细胞在患者体内植活，并开始生殖分化新的血细胞，重建正常造血和免疫功能。

问题 102. 异基因造血干细胞移植预处理方案有哪些?

答：异基因造血干细胞移植一般选择白消安（Bu）+ 环磷酰胺（Cy）+ 抗胸腺细胞免疫球蛋白（ATG）方案，医生根据患者疾病类型、病情严重程度，适当调整化疗药物或药物剂量。

问题 103. 什么是移植物抗宿主病?

答：移植物抗宿主病是异基因造血干细胞移植供者的 T 淋巴细胞攻击受者各器官所引起的特有的并发症。根据移植物抗宿主病在移植后发生的时间，发生在 100 天以内者称为急性移植物抗宿主病，发生在 100 天之后者称为慢性移植物抗宿主病。

问题 104. 急性移植物抗宿主病有哪些表现?

答：急性移植物抗宿主病主要累及皮肤、胃肠道及肝，少数情况下也可累及其他脏器。①皮肤是最常受累的器官，主要表现为皮肤充血及斑丘疹，可伴痒、痛。初发于手掌、足底，随后扩展至面颊、耳、颈、躯干及胸背部，重者伴表皮坏死及皮肤剥脱。②胃肠道受累主要表现为顽固性腹泻，每天排便量可达 1000 毫升以上，伴厌食、恶心、呕吐等症状，严重者可出现肠绞痛、便血和肠梗阻。③肝病变常最后出现，表现为黄疸、血清胆红素和碱性磷酸酶升高。

问题 105. 慢性移植物抗宿主病有哪些表现?

答：慢性移植物抗宿主病主要累及眼部、肝和皮肤。①眼部损害：85% 以上的患者有眼部损害，表现为角膜炎或结膜炎。可出现眼痛、眼干、烧灼感或异物感、畏光、角膜斑翳形成等。在发生结膜炎时还会有泪腺纤维化，出现无泪的表现。少数情况下还可出现虹膜炎、虹膜睫状体炎和脉络膜炎。②肝损害：约 90% 的患者会有不同程度的慢性肝损害，它与皮肤损害同时发生，个别情况也可单独出现。主要表现为梗阻性黄疸，也可出现肝硬化、食管静脉曲张和肝衰竭。③皮肤损害：80% 左右的患者有口腔损害，表现为口唇、颊黏膜、腭部白色纹状改变，口腔黏膜出现红斑、溃疡，并伴有口腔疼痛、口干、进食干性食物困难、对热食物敏感等。

问题 106. 什么是出血性膀胱炎?

答：出血性膀胱炎是膀胱炎的一种特殊类型，通常发生在肿瘤患者进行抗癌治疗的过程中，属于肿瘤治疗的并发症。

问题 107. 出现哪些症状表明可能合并出血性膀胱炎?

答：出血性膀胱炎的主要临床表现包括尿频、尿急、尿痛、排尿困难、尿失禁、尿道疼痛、膀胱区疼痛、腰痛和血尿等。重度出血性膀胱炎可引起尿路梗阻、肾衰竭、肾积水等并发症。

问题 108. 如何预防出血性膀胱炎?

答：移植后早期发生的出血性膀胱炎多与预处理有关，特别是应用环磷酰胺时，可给予大量输液、饮水、利尿、碱化尿液等治疗，以保证药物及化学制剂等能通过尿液不断排出体外，保持膀胱排空，避免对膀胱黏膜的刺激，并预防性应用美司钠保护膀胱黏膜等；移植晚期发生的出血性膀胱炎多数与病毒感染有关，对症治疗的同时给予抗病毒治疗。

问题 109. 异基因造血干细胞移植后还需要化疗吗?

答：移植后是否还需化疗要根据移植方式、患者具体情况等来决定。移植后化疗可以有效地抑制肿瘤细胞的生长，降低疾病的复发率。移植后患者如果持续处于完全缓解状态，则不需要再进行化疗。对于一些复发危险性较高的移植术后患者，可进行间歇性的化疗来预防疾病复发。

问题 110. 异基因造血干细胞移植后可以生育吗?

答：异基因造血干细胞移植治疗本身是不影响生育的，但是移植前的预处理会用超大剂量的化疗和放疗，这会影响患者的生殖功能。女性发生性腺功能低下的风险高于男性，大部分男性移植后睾酮水平可以保持正常，女性会表现为提前闭经，少数女性移植后卵巢可以重新获得功能，怀孕并生出健康的婴儿。所以，对于有生育需求的患者，要去生殖医学科做染色体检查，有条件者可以采用二代测序的方法判断是否存在基因突变。如果检查没有问题，停止使用这些药物 1 ~ 2 年或以上的时间，还是可以考虑生育的。

问题 111. 异基因造血干细胞移植后还需要使用免疫抑制剂吗?

答：异基因造血干细胞移植后还需要使用免疫抑制剂。免疫抑制剂主要用于抑制接受异体移植受者的免疫反应，以降低排异反应的风险。通常情况下，预防性用药需要 6 ~ 12 个月，如果无移植物抗宿主病发生，逐渐减量至停用。有些患者合并慢性移植物抗宿主病，则需要延长治疗时间。

问题 112. 异基因造血干细胞移植后多久复查环孢素浓度?

答：移植术后的 1 个月内，每周复查 2 次；术后 2 ~ 3 个月内，每周复查 1 次；术后 3 ~ 6 个月内，每 2 周复查 1 次；术后 6 ~ 12 个月内，每个月复查 1 次；1 年后可根据自身情况每 1 ~ 3 个月复查 1 次。

问题 113. 异基因造血干细胞移植患者回家后，居家环境需要做哪些准备?

答：居住环境是导致外源性感染的重要因素，如果有条件，建议单独房间居住。房间要有窗户，阳光充足，有利于通风换气，建议房间里的家具尽量简单，方便擦拭，减少细菌、灰尘附着。不建议使用地毯，地面每天清洁擦拭。

问题 114. 异基因造血干细胞移植患者回家后，可以养花吗?

答：为了清洁与卫生，最好不要在家中摆放植物。因为土壤、水和植物上均有微生物，也不要去接近草地、肥料、污水等，患者自己不要去料理花草。

问题 115. 异基因造血干细胞移植患者回家后，可以饲养宠物吗?

答：移植后避免与动物接触，因为宠物携带的寄生虫容易造成患者感染。请不要帮动物清洗、打扫它们的粪便，尤其要注意避免接触圈养宠物的地方，从而避免细菌、螨虫造成的感染。

问题 116. 异基因造血干细胞移植患者回家后，日常清洁怎么做？

答：每天至少擦拭一次地面、家具和其他物品表面，浴室和餐厅要定时打扫。清洁房间后的拖把和抹布清洗干净后，在通风处尽快晒干。每周更换床单、被罩，并且勤晾晒衣服、被褥，每 2 ～ 3 天清洗毛巾和浴巾。

问题 117. 异基因造血干细胞移植患者回家后，如何进行居室消毒？

答：日常清洁中，拖地和擦拭家具的目的是尽量减少灰尘，因为空气中没有尘埃就不会有细菌的繁殖，所以移植回到家后前 3 个月建议每天用含氯消毒剂擦拭房间 1 次，含氯消毒剂也需要按照要求配制。在移植后第 4 个月之后，清水擦拭即可，每天保持室内空气新鲜，早晚开窗通风各 30 分钟，做好家里的清洁工作。

问题 118. 异基因造血干细胞移植患者回家后，需要使用空气净化器吗？

答：不是必须的，但如果家里准备了空气净化器，请注意做好空气净化器的清洁工作，除了表面每天擦拭，还要注意定期清洁和更换过滤网。

问题 119. 异基因造血干细胞移植患者回家后，可以去公共场所吗？

答：正常情况下，免疫功能恢复需要数月甚至更长时间，在恢复到正常水平期间，仍有感染的可能性，所以出院 3 个月内避免到人群密集的公共场所（如商场、电影院、餐厅、超市等），以免引起呼吸道感染。同时，为了减少交叉感染，应远离感冒的家属，并减少探望。外出时避免乘坐公共交通工具，必要时戴口罩。

问题 120. 异基因造血干细胞移植患者回家后，可以运动吗？

答：出院时造血干细胞已经植入成功，造血功能恢复，但患者抵抗力低，易发生感染等并发症。因此出院后必须在充分休息的基础上适当运动。移植后 2 个月，若白细胞 $> 3.0 \times 10^9/L$，可逐步增加户外活动，如步行、打太极拳等，以恢复体力，防止关节僵硬、肌肉萎缩、钙流失，增加机体抵抗力。

问题 121. 异基因造血干细胞移植患者回家后，怎样自我观察？

答：异体造血干细胞移植患者出院后要注意观察以下几点：①体温：正确测量体温，测量前擦干腋下的汗，测量时间为 5 ～ 10 分钟，若腋下体温超过 38 摄氏度或连续两次（间隔 2 小时）超过 37.5 摄氏度，有寒战、出汗时，应及时就诊；②皮肤：每日观察全身皮肤、手足、躯干等是否有红斑、斑丘疹、瘙痒等症状；③大小便：保持大小便通常，观察大小便的性状、量、次数、颜色，如果出现血尿、血便、尿频、尿急、尿痛等症状，及时就医；④血氧监测：建议购买指氧仪，每日监测血氧情况。

问题 122. 异基因造血干细胞移植患者回家后可以刷牙吗?

答：当血小板 $< 2.0 \times 10^9/L$ 时，不能刷牙，请使用清水或氯己定漱口水漱口。当血小板 $> 2.0 \times 10^9/L$ 时，可以用软毛牙刷刷牙，但避免损伤口腔黏膜。

问题 123. 异基因造血干细胞移植患者回家后，如何注意饮食卫生?

答：为避免肠道内条件致病菌的感染，应保证饮食卫生。应选择新鲜、干净、卫生、营养丰富、易消化吸收的食物，不食用久置的食物，食物应在清洁环境中制作。出院 1 个月后可以与家属共餐，但要实行分餐制，吃饭时应将患者的食物与家人的分盘盛餐，碗筷单用。

问题 124. 异基因造血干细胞移植患者回家后，饮食原则有哪些?

答：饮食以清淡为主，食材新鲜、卫生，充分煮熟。确保进食后患者无胃部不适、腹泻、过敏等，不吃没有吃过的食物，荤素搭配，不暴饮暴食，食用时要逐渐增加品种和食用量。

问题 125. 异基因造血干细胞移植患者回家后，饮食有哪些禁忌?

答：异基因造血干细胞移植患者出院后不可食用超市或快餐店的熟食、半成品，如酱肉、汉堡等，1 年以内不可以在餐厅吃饭。不可食用腌制、熏蒸、油炸、生冷（如拌凉菜、生鱼片）、辛辣刺激、油腻及变质食物等。不可过分补充蛋白质，勿食用增强免疫力的食物，如人参等，以减少异基因造血干细胞移植的排斥反应。

问题 126. 异基因造血干细胞移植患者回家后，出现腹泻时饮食如何调整?

答：腹泻时一定要禁食辛辣、刺激性食物。进食食物以流食为主，如稀粥、米汤等。病情好转后逐渐增加饮食，饮食原则为由稀到稠、由少到多、由一种到多种，同时观察大便次数、颜色、性状（稀便、软便等）的变化。如果腹泻严重，请及时医院就医。

问题 127. 异基因造血干细胞移植患者回家后，餐具如何清洁?

答：患者使用的餐具、碗筷、汤匙及做饭需要的菜板、厨具等需保持清洁干燥，切生菜和熟食的刀具、菜板分开，以防止细菌孳生，餐具固定使用并定期消毒。

问题 128. 异基因造血干细胞移植患者回家后，可以吸烟、饮酒吗?

答：异基因造血干细胞移植后患者吸烟可增加肺部损伤风险，因此移植后患者不能吸烟，同时也要避免被动吸烟。饮酒对肝的损害是非常严重的，所以患者在移植后 6 个月内必须避免饮酒。如果移植后 6 个月仍在用药，同样不能饮酒。

问题 129. 异基因造血干细胞移植患者口服免疫抑制剂应注意什么?

答：异基因造血干细胞移植患者出院后，需要服用免疫抑制剂 6 ～ 12 个月或更长时间。患者每日口服免疫抑制剂应严格按照医嘱服用，不能自行加减药或停药，合理用药有利于药物的吸收、分布、排泄等，以增效并减少不良反应的发生。如服药后呕吐或在服药期间出现腹泻，为保证药物剂量，应及时就诊。

问题 130. 异基因造血干细胞移植患者移植后，对阳光过敏怎么办?

答：放化疗药物以及一些免疫抑制药可能使皮肤更易对阳光过敏。因此在移植后的 1 年内，尽量避免受到日光暴晒。如果外出，即使是阴天或多云的天气，也要注意防晒。若晴天，就要戴太阳镜、帽子，穿长袖衣裤，避免紫外线对皮肤的直接照射，必要时涂防晒霜，每次使用一种护肤品或化妆品，以辨别身体是否有过敏反应。

问题 131. 异基因造血干细胞移植患者回家后，出现哪些表现应及时到医院就诊?

答：当出现持续发热、头痛、视物模糊、腹泻、腹痛、心悸、乏力、头晕、胸痛、气促、咳嗽、自觉憋气、体力明显下降、皮疹，且皮疹进展快速、面积大或感到疼痛症状，不明原因的新发肿物时，请及时到医院就诊。

问题 132. 异基因造血干细胞移植患者回家后，什么时间复查?

答：异基因造血干细胞移植后前 2 个月，每周抽血复查 1 次，此后每 2 周 1 次，并逐渐延长间隔时间。移植后 1 年内，每 3 个月复查肺 CT、肺功能，移植后第 2 年跟随骨髓穿刺复查肺 CT、肺功能。若有不适，随时至门诊、急诊就诊。

问题 133. 异基因造血干细胞移植后多久可以正常工作和学习?

答：一般对于配型相合的异基因造血干细胞移植患者，至少需要 6 个月至 1 年的时间在家休养，而配型不合的患者则需要 1 年以上的时间。所以根据患者的个人身体情况不同，应向主管医师咨询之后再决定何时开始工作和学习及其强度。

风湿免疫科篇

强直性脊柱炎

问题 1. 患了强直性脊柱炎，出院以后还可以跑步吗？

答：疾病活动期尽量减少运动。因为活动期关节疼痛剧烈，跑步会加重疼痛。建议可以做一些例如仰卧起坐、俯卧撑、扩胸运动、小燕飞等运动，运动不加重疼痛即可。疾病稳定期就可以开始跑步。但跑步时需注意避免跌倒，以减少骨折和韧带撕裂的风险。

问题 2. 强直性脊柱炎患者出院后是否意味着痊愈？

答：强直性脊柱炎是无法治愈的，尽早治疗可以控制症状和延缓疾病的进展，出院后需要按时服药、坚持锻炼，从而减少对生活的影响。

问题 3. 坚持锻炼对强直性脊柱炎病情恢复有好处吗？

答：强直性脊柱炎患者功能锻炼和药物治疗同等重要。功能锻炼的益处如下：①保持脊柱的灵活性和柔韧性，增加局部肌肉支撑力量，改善患者的体态，提高生活质量。②保持胸廓活动度，进而起到维持正常呼吸功能的效果。③改善骨强度，能够防止骨质疏松。为了确保安全，患者应该根据个人情况采取合适的锻炼方式。对于病情不严重者，可以进行一些有氧运动，如缓慢行走、瑜伽动作、打太极拳、动作缓慢的广播操。病情比较严重的患者可以做一些床上锻炼，如仰卧抬腿、俯卧撑、五点支撑法。另外，要控制好锻炼时间，每次锻炼时间最好不要超过 1 小时，锻炼后身体不出现劳累感、关节不适即可。

问题 4. 患了强直性脊柱炎，经过治疗后已经变形的关节还会恢复正常吗？

答：强直性脊柱炎是一种慢性自身炎症性疾病，严重者可发生脊柱畸形和关节强直。若变形的关节在影像学上（CT、磁共振成像等）已经出现骨桥形成，那么即使经过治疗，变形的关节或者脊柱畸形等也将无法恢复正常。

问题 5. 患了强直性脊柱炎，是否终生都得服药?

答：强直性脊柱炎为慢性疾病，需要长期服用药物治疗。但一些患者病情稳定时，可尝试在风湿专科医生指导下进行减药、停药，然后定期随访监测。

问题 6. 强直性脊柱炎会遗传吗?

答：强直性脊柱炎有家族聚集性，所以会有遗传的风险。但是本病除遗传因素外，与感染、环境等也有一定的关系，其发病是多因素共同作用的结果。所以强直性脊柱炎患者的孩子也可以很健康，终生不会患强直性脊柱炎。

问题 7. 患了强直性脊柱炎，出院后还能做“撸铁”等强度比较大的健身运动吗?

答：强直性脊柱炎患者不建议进行“撸铁”等强度比较大的运动。因为强直性脊柱炎属于慢性炎症性疾病，如果患者在治疗期间剧烈运动，可能会导致关节负担加重，从而加重病情，不利于疾病的康复。

问题 8. 强直性脊柱炎患者可以泡温泉吗?

答：强直性脊柱炎患者可以泡温泉。特别是处于疾病稳定期的患者，适当泡温泉促进局部血液循环，在一定程度上可以减轻疼痛。

问题 9. 强直性脊柱炎患者出院后饮食需要注意哪些问题?

答：建议饮食清淡，营养均衡。少吃烧烤、油炸等食物。如果有腹泻、腹痛等消化道症状，建议少油、少渣饮食，不要吃辣椒等辛辣刺激性食物，少吃野菜、窝头等粗纤维丰富的食物。

问题 10. 注射生物制剂后，在家洗澡要注意什么?

答：注射后的 24 小时内，要避免注射穿刺处沾水。洗澡前可以用防水的创可贴贴住穿刺部位，洗澡时不要揉搓注射部位，以免影响观察有无注射部位不良反应。24 小时以后就可以正常洗澡。

问题 11. 出院以后应该怎样储存生物制剂?

答：生物制剂应根据说明书的要求来保存。一般不能储存在室温下，应当储存在冰箱的冷藏室内，温度设定在 2 ～ 8 摄氏度最为适宜。

问题 12. 自己在家注射生物制剂，可以选择哪些部位?

答：生物制剂注射一般有两种途径：皮下注射和静脉输注。皮下注射的部位可以选在上臂的外侧、腹部（避开脐周）、大腿等部位的皮下组织（如图）。需要静脉输注的，需要到正规医院进行药物输注。

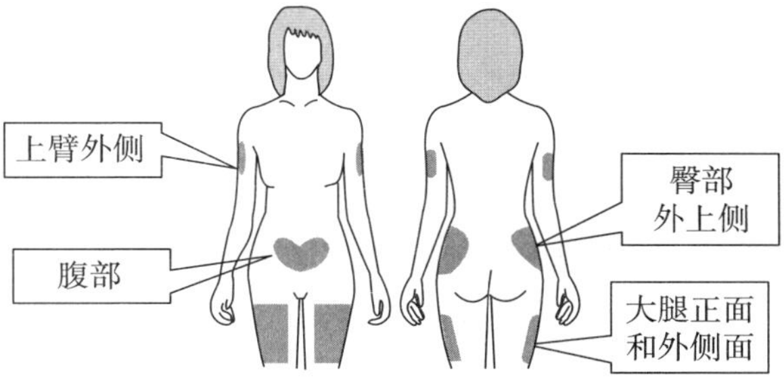

问题 13. 注射生物制剂时，在家可以用什么消毒？

答：一般选择 75% 乙醇溶液进行注射部位的消毒，也可以选择如安尔碘等含碘和乙醇的皮肤消毒剂。但需要注意的是，消毒液开瓶以后，不能长期使用，一般 7 ～ 14 天就需要更换新的。建议选择单独包装的 75% 乙醇棉片进行皮肤消毒。

问题 14. 不小心将生物制剂放入了冰箱冷冻层，还能使用吗？

答：不能使用。药物在冷冻后，有效成分在低温下会变得不稳定，或者变质，不能达到治疗目的，使用后还可能出现不良反应。

问题 15. 注射生物制剂期间，出院回家还能注射流感等各种疫苗吗？

答：建议患者在自身病情稳定时再接种疫苗。可以接种灭活疫苗，不建议接种减毒活疫苗。若使用针对 B 细胞的生物制剂（如利妥昔单抗），建议开始使用生物制剂前接种疫苗。

问题 16. 出院回家以后，如果感冒了还能继续注射生物制剂吗？

答：不推荐。因为生物制剂的作用就是抑制自身免疫系统的功能。感冒后，需要自身免疫系统激活，对病毒进行清除。因此，建议感冒痊愈后再进行生物制剂的规律注射治疗。

问题 17. 注射生物制剂，居家饮食有什么禁忌吗？

答：注射生物制剂的患者在饮食方面没有禁忌，但对饮食卫生是有要求的。不论在哪里就餐，都要选择干净的食物，避免肠道感染。

问题 18. 注射生物制剂后，在家怎么自己观察是否有药物不良反应？

答：注射后 60 分钟内，观察呼吸是否费力、咽部是否有发痒或肿胀的感觉，这些都可能是严重过敏反应的表现，一般比较少见，出现以后，需要立即到医院就诊。注射后，还需要观察注射部位是否有发红、皮疹、瘙痒、皮下硬结等，这些是局部反应，比较多见。局部反应可以进行居家观察，一般 48 小时左右会减轻。若出现局部反应，下次注射时需要更换部位。

系统性硬化病

问题 19. 系统性硬化病能根治吗?

答：至今尚无根治的方法，治疗的目标是改善症状，延缓或阻止皮肤和脏器损伤，提高生活质量。

问题 20. 回家后，手指遇冷后还会变白、变紫吗?

答：手指遇冷后变白、变紫的现象称为雷诺现象，是在寒冷刺激、情绪激动及其他因素影响下，手指末梢动脉阵发性痉挛收缩导致的，经过治疗，会有好转。保暖、情绪稳定等可以避免出现这种情况。

问题 21. 随着时间的延长，系统性硬化病患者的哪些部位会变硬?

答：通常出现在手指、手掌、面部、前臂、胸部、腹部、背部等，严重者可累及内脏器官，包括食管、胃、肺、心脏和肾等。当面部皮肤受到累及后，还会出现面具脸、面纹及笑容消失、不能张大口等情况。

问题 22. 系统性硬化病患者回家后饮食有什么注意事项?

答：吃饭注意少食多餐，细嚼慢咽，饮食卫生。少吃甜食、酸食等。不要吃生冷、辛辣刺激性的食物。每次吃完饭后，建议 30 分钟内不要躺下，防止出现胃食管反流的情况。

问题 23. 患了系统性硬化病，还能喝咖啡吗?

答：不建议喝。因为咖啡容易导致血管痉挛、收缩，从而引起血流减少，加重雷诺现象。

问题 24. 患了系统性硬化病，出现反酸、胃灼热的情况正常吗?

答：出现反酸、胃灼热（烧心）症状提示系统性硬化病可能累及食管，使食管动力异常。

问题 25. 手脚冰冷、变白、变紫时，可以用热水泡手脚吗?

答：如果没有皮肤破溃或者末梢感觉异常，可以用热水泡，但要注意水温在 40 摄氏度左右，避免烫伤。需要注意的是，手脚冰冷、变白、变紫主要是由于寒冷或者精神刺激引起的，所以保持情绪稳定和注意手脚保暖特别重要。

问题 26. 回家以后手指破了怎么办？

答：应避免皮肤破损。破损如不及时处理，则容易引起局部皮肤感染。如果是比较小的伤口，可以消毒后观察。但是如果伤口比较大，那么一定要去正规医院就诊，由医生进行专业处理，不要在家使用各种偏方自行处理。

问题 27. 患了系统性硬化病，在家皮肤硬化后需要注意什么问题？

答：首先是避免长时间的强光照射。其次保持皮肤滋润，可以涂抹油性大一些的润肤霜。避免使用刺激性大的肥皂洗手，避免用过热的水洗澡。活动或者做家务时，建议戴纯棉手套，避免皮肤划伤或磕伤。

问题 28. 患了系统性硬化病，在家做哪些锻炼对疾病恢复有帮助？

答：在病情允许的情况下，进行适当运动有助于疾病恢复。散步、屈伸肘、伸展双臂、做八段锦、打太极拳、各种手指操等运动都可以，要注意劳逸结合，避免劳累。

痛　风

问题 29. 出院后坚持治疗，痛风可以“去根”吗？

答：不可以。痛风是一种常见的代谢性疾病，治疗方法包括药物治疗、饮食控制、生活管理等。患者可在医生指导下，进行长期规范的降尿酸治疗，将尿酸值控制在目标范围内，减少痛风发作的次数，从而降低痛风给关节、心脏等带来的危害。

问题 30. 血尿酸值高，但关节不痛，出院以后还需要继续服用降尿酸药吗？

答：需要继续服药降尿酸，这是一个持续的过程。如果不继续降尿酸治疗，关节疼痛还会再出现的。

问题 31. 出院多久以后痛风石可以消除？

答：痛风石常见于病程 10 年以上且尿酸控制不佳的患者。对于形成时间不长和体积较小的皮下痛风石，降尿酸治疗可使其溶解。对于形成多年且体积较大的痛风石，其已形成包裹，单纯使用降尿酸药消除的可能性很小。

问题 32. 为什么血尿酸水平降低了，但关节还痛呢？

答：降尿酸治疗期间，因人体组织内尿酸结晶减少、血尿酸水平下降，很容易导致关节内尿酸水平失衡，甚至出现痛风石溶解情况，使关节内炎症反应加剧，导致出现关节疼痛。

问题 33. 痛风会遗传吗?

答：原发性痛风与高尿酸血症都有一定的家族遗传倾向。有家族史的患者病情较重，且发病年龄较小。所以父母有痛风的，也要注意对孩子进行饮食控制。

问题 34. 尿酸正常，关节也不痛了，还需要复查吗?

答：需要复查。起初使用药物降尿酸治疗的患者应每个月复查 1 次血尿常规、肝肾功能，直到血尿酸达到目标范围。而后可根据患者自身情况，逐渐调整至每 3 ~ 6 个月复查一次即可。千万不要长期服用降尿酸药而不进行任何实验室检查。

问题 35. 患了痛风，医生不让喝啤酒了，那么可以喝白酒吗?

答：不可以。痛风患者应戒酒。因为酒精在身体里可以代谢为乳酸，同时还抑制身体里的尿酸排出体外，所以痛风患者应严格戒酒。

问题 36. 患了痛风，在家可以喝茶吗?

答：可以适当喝淡茶水，避免喝浓茶。

问题 37. 痛风患者回家后可以吃肉吗? 如何吃?

答：痛风发作期不能吃肉。缓解期可适量食用河鱼，例如鲤鱼、草鱼、鲫鱼。肉类每天吃 100 克左右即可。肉多用煮、炖、蒸等方法来烹调，只吃肉、不喝汤。

问题 38. 患了痛风，出院以后可以喝饮料吗?

答：不推荐喝碳酸饮料和含糖饮料，果汁也要少喝。因饮料中含有大量果糖或人工甜味剂，在体内可代谢成尿酸，引起血尿酸升高，因此不推荐饮用。

问题 39. 患了痛风，医生让我减肥，我脚痛怎么锻炼呢?

答：痛风急性期不宜运动，以卧床休息为主。等脚不痛了，可以进行有规律的有氧运动如游泳、慢跑、快走等。

问题 40. 都说生病需要静养，痛风患者出院回家后是不是卧床休息一段时间比较好?

答：痛风患者急性期可卧床休息，抬高患肢，也可冰敷患处。卧床休息至疼痛缓解即可。

问题 41. 服用了秋水仙碱，回家要是腹泻怎么办？

答：立即停止服药。秋水仙碱导致的腹泻通常停药后就可以明显缓解，如果停药后腹泻仍不缓解，可能是肠道合并其他感染，应及时去医院消化科就诊。

类风湿关节炎

问题 42. 出院回家继续按时服药，类风湿关节炎是否就可以痊愈？

答：类风湿关节炎目前尚无法彻底根治，治疗的目的是减轻痛苦，缓解症状，抑制病情发展。大多数人经过规范治疗后可以获得病情缓解，但是需要长期用药维持。

问题 43. 患了类风湿关节炎，出院以后还能运动吗？

答：可以。在缓解期，关节不太痛了以后可以进行中、低强度的运动，例如散步、打太极拳等，应避免剧烈、高强度的运动，如跑步、跳跃、举重等。此外，需要避免长时间维持同一姿势，如长时间站立或坐着。

问题 44. 如果坚持治疗，已经变形的手指关节能恢复正常吗？

答：已经变形的关节是无法完全恢复正常的。这是由于人体的免疫系统错误地攻击自己的关节滑膜，导致了关节炎症，出现关节肿胀和疼痛。如果不经过规范治疗，随着病情的进展，可逐渐出现关节结构破坏，导致关节变形，这种破坏不可逆转。因此，已经发生畸形的关节很难恢复正常，但是药物治疗可以控制疾病进展，阻止关节畸形的进一步发展。

问题 45. 出院以后关节再疼痛，应如何止痛？

答：按照医嘱服用治疗类风湿关节炎的药物，如果疼痛明显，可以服用抗炎镇痛药，如洛索洛芬钠、双氯芬酸钠等，关节局部可以外用抗炎镇痛药或具有止痛作用的膏药。平时还要注意关节部位保暖。

问题 46. 患了类风湿关节炎，夏天是不是就不能吹空调和风扇了？

答：可以，但是风扇不能直接对着吹，可以吹向墙壁，利用反射的风吹患者。可以调整空调出口的风向，或者用挡风扇改变风向。

问题 47. 患了类风湿关节炎，出院后饮食有什么忌口的吗？

答：饮食上没有绝对忌口，要注意均衡饮食，避免过咸、油腻、过甜的食物。增加水果、蔬菜、谷物、蛋白质如牛奶、鸡蛋、酸奶的摄入，不要多吃肉类。

问题48. 出院以后，是不是自觉疾病好转就可以自行停药？

答：不可以私自停药。经过一段时期的治疗，关节症状会缓解，疾病得到控制，但是没有根治。如果此时停药，关节炎会重新发作，而且关节炎的反复发作会加重病情。

问题49. 除了西药，还可以吃中药吗？

答：可以中药和西药联合使用，但是不可以自行使用中药，需要在正规医院的医生指导下使用。盲目用药可能会加重病情，也可能对肝、肾造成一定的伤害。

问题50. 怎么做可以预防类风湿关节炎再次发病？

答：坚持遵医嘱服用药物，不能随意停药或者减药。定期复诊，以免造成过度服用药物；避免长期吹空调或者风扇，长期生活在潮湿环境中也会诱使疾病复发。避免过度劳累，保持良好的精神状态。

问题51. 类风湿关节炎会伤害手指关节，在家日常生活需要注意什么？

答：接触冷水可能会加重手指关节的疼痛和肿胀，尽量使用温水以减轻手指关节的疼痛和肿胀；适当按摩可以促进手指关节血液循环，缓解疼痛症状；保持正确姿势可以减轻手指关节的压力，避免过度弯曲或伸展。长时间工作或学习时应经常休息，并保持手部温暖；可以进行适当的锻炼，增强手指关节的肌肉力量，促进血液循环；保持均衡的饮食，避免饮酒和吸烟。

系统性红斑狼疮

问题52. 脸上的红斑出院以后什么时候可以消退？

答：随着治疗的进行，疾病得到有效控制，面部红斑就会消退慢慢。

问题53. 患者以后还能化妆吗？

答：建议尽量少用化妆品。因为一些化妆品里含有乙醇、香料等，可能会加重皮疹。有些化妆品中含有雌激素，对系统性红斑狼疮的控制不利，尤其需要注意。但是可以用温和的润肤霜、防晒霜。因为润肤霜会增加皮肤的屏障功能，防晒霜可以起到防晒功能，避免皮疹发生及加重。

问题54. 患者以后还能晒太阳吗？

答：日常接触阳光是可以的，但是不能长时间阳光暴晒。因为一些系统性红斑狼疮患者在日晒后，面颊部或者其他暴露部位会出现皮疹，或者皮疹加重，称为光过敏。阳光暴晒可能使狼疮病情复发或加重，尤其是光过敏患者。阳光中的紫外线可能诱发 DNA 变性，诱导产生抗 ds-DNA 抗体而致病。因此无论有无皮疹，系统性红斑狼疮患者都不宜长时间在盛夏的阳光下直晒。尤其是光过敏的患者，外出建议穿长袖衣裤，带遮阳伞，最好是有防紫外线功能的衣裤和遮阳伞。

问题 55. 患了系统性红斑狼疮，结婚前需要注意什么？

答：建议系统性红斑狼疮患者谈恋爱时就告诉对方，不要瞒着对方，以免以后因此产生隔阂。因为系统性红斑狼疮患者生育会有一定的风险，而且新生儿患此病的风险比普通人要高。

问题 56. 妊娠前要做哪些特殊准备？

答：有妊娠计划时，先去风湿免疫科评估病情，疾病控制良好、停用可能会对胎儿有影响的药物才可以开始妊娠。系统性红斑狼疮患者只要疾病控制稳定 1 年，无明显器官损伤，环磷酰胺、吗替麦考酚酯等致畸性药物停药 3 ～ 6 个月以上，就可以考虑妊娠。但是孕前、孕中、孕后都需要风湿免疫科和产科医师的共同管理，需要严密监测病情的活动性，使用必要的药物控制疾病。

问题 57. 此病会遗传给下一代吗？

答：系统性红斑狼疮患者的孩子患此病的风险比普通人要高，但系统性红斑狼疮患者可以生育健康的宝宝，怀孕前和孕期都需要接受风湿免疫科医生的评估和病情监测。

问题 58. 出院以后激素需要服用到什么时候？

答：系统性红斑狼疮是慢性病，不能根治。随着强力免疫抑制剂和生物制剂广泛用于系统性红斑狼疮的治疗，越来越多的患者可以停用激素，但是多数仍然需要继续使用免疫抑制剂维持治疗。

问题 59. 服用激素以后能正常接种疫苗吗？

答：系统性红斑狼疮患者在疾病稳定期，激素为小剂量时，可以接种疫苗。但是在活动期是不能接种疫苗的，否则有可能加重疾病。建议有接种疫苗的需求时，先去风湿免疫科评估病情，然后再做决定。

问题 60. 患了系统性红斑狼疮，回家以后饮食需要注意什么？

答：理论上，系统性红斑狼疮患者无特殊饮食禁忌。但某些食物，如芹菜、香菜、无花果、蘑菇、烟熏食物、苜蓿类种子、豆荚可增加光过敏的风险，对于光过敏的患者，适当避免此类光敏性食物。对于长期服用激素的患者，容易诱发糖皮质激素性骨质疏松，可多吃一些含钙量高的食物，如牛奶，同时避免酒、可乐、雪碧、咖啡、浓茶等有可能诱发骨质疏松的饮食。如果肾也被累及，需进食优质蛋白饮食，包括瘦肉、鸡蛋、牛奶。

问题 61. 出院以后头发还会重新长出来吗？

答：会重新长出来的。系统性红斑狼疮患者的脱发一般为非瘢痕性脱发，药物治疗可以减轻脱发症状，病情稳定后头发会逐渐长出来，恢复原有的光泽。

问题 62. 服用了激素，血压会升高吗？

答：服用激素可以引起血压升高。研究显示，外源性补充糖皮质激素，无论是口服还是静脉应用，都会引起体内醛固酮分泌增加。而醛固酮的作用就是引起水钠潴留，可以导致血压升高。如果短期应用激素，血压的波动一般不大，而长期应用激素往往会引起血压上升。停用激素以后，血压会逐渐恢复正常。但是激素一定要缓慢减停，而不能突然停药。突然停药之后可能会引起肾上腺危象，甚至会危及生命。

问题 63. 服用了激素，血糖会升高吗？

答：无论是口服还是静脉应用糖皮质激素，都可能会引起血糖水平升高。因为糖皮质激素可以促进血糖生成，有拮抗胰岛素的作用。

问题 64. 服用激素后感觉总是饿，该怎么办？

答：在服用激素药后总是感觉饿，是因为激素促进了新陈代谢以及胃肠蠕动，可以理解成这是药物引起的不良反应。每顿饭的主食可以增加一些粗粮，多吃蔬菜。要注意控制食量，减少高脂饮食摄入，必要时可以在两餐之间吃一些低热量、饱腹感强的食物，如燕麦、薯类、粗粮、黄瓜、西红柿。

问题 65. 服用激素后，身体会有哪些变化？

答：糖皮质激素影响糖、脂肪、蛋白质的代谢，促进蛋白质分解转变为糖类，减少葡萄糖的利用率，因而使血糖、肝糖原及肌糖原增多，促进脂肪沉积。长期应用可引起库欣综合征，表现为面部、颈部和躯干肥胖，面颊及肩部由于脂肪堆积而形成特殊体型，如满月脸、水牛背，看起来会更胖。

问题 66. 什么时候服用激素比较好？

答：一般建议在早餐后，7—8 时之间。因为人体自身的糖皮质激素分泌的高峰期为早晨 7—8 时，这时候服用激素，不但可增加疗效，还可降低激素应用过程中出现的不良反应。选择在早餐后而不是早餐前，是为了减少激素对胃肠道的损害，空腹服用激素可能会导致腹痛，甚至呕血、黑便等胃肠道出血症状。

大动脉炎

问题67. 左手脉搏摸不到，出院以后左手会缺血坏死吗？

答：不会的。左手脉搏摸不到，主要是因为大动脉炎导致了锁骨下动脉和腋动脉狭窄闭塞，使上肢供血不足，引起桡动脉和肱动脉搏动减弱或消失（无脉征）。虽然血供受到影响，但是还有其他动脉分支来供应循环，一般来讲，手不会因缺血而坏死。

问题68. 患了大动脉炎后，为什么两臂血压不一样？出院以后该以哪侧为准？

答：大动脉炎累及锁骨下动脉、腋动脉，进而导致肱动脉搏动减弱，表现为血压偏低或者测不到，如果只累及一侧上肢，那么以血压高的一侧为准。

问题69. 患了大动脉炎，出院以后还能吸烟吗？

答：不能，一定要戒烟。烟草中的多种成分都会严重刺激和损伤血管，引起血管炎症反应。不仅不能吸烟，还要远离吸烟人群，防止二手烟的侵害。

问题70. 患了大动脉炎，还能怀孕吗？

答：可以，前提是要选择在病情非常稳定时，通过风湿免疫科及产科医生评估病情后再备孕。在孕期要规律至风湿免疫科及产科复诊，其间有任何不适，都需及时就诊。而对于肺动脉受累导致肺动脉高压等严重且特殊的病例，是不可以妊娠的。

问题71. 患了大动脉炎，会遗传给孩子吗？

答：大动脉炎具有一定的遗传倾向，大动脉炎患者的子女得自身免疫病（包括大动脉炎等）的风险比正常人群高。

问题72. 患了大动脉炎，出院以后还要服用多久药物？

答：大动脉炎是慢性自身免疫性疾病，可能需要终生服药来控制病情。避免自行减停药，建议长期配合医生进行复诊、复查。

问题73. 大动脉炎患者可以接种疫苗吗？

答：可以。大动脉炎患者在病情稳定时可以接种灭活疫苗，最好避免或谨慎接种减毒活疫苗。但是病情活动期最好不要接种疫苗，以免产生不良反应。有接种疫苗的需求时，建议咨询风湿免疫科医生后再决定。

问题74. 患了大动脉炎，以后还能剧烈运动吗?

答：可以运动，但要选择舒缓的运动项目，如体操、打太极拳、跑步、慢跑，禁止剧烈运动。

问题75. 出院以后，大动脉炎会传染给家人吗?

答：不会传染。大动脉炎属于自身免疫性疾病，不是传染病，不会通过空气、水、日常接触等传播。

问题76. 大动脉炎是否需要手术治疗?

答：手术不能根治大动脉炎。大部分患者用药物控制病情，只有在已经出现血管狭窄或闭塞，同时影响了重要脏器血供的情况下才考虑外科手术。而且外科手术以后，也还要服用药物治疗疾病。

白塞病

问题77. 白塞病经过治疗以后，口腔还会有溃疡吗?

答：白塞病的特点之一就是会反复出现口腔溃疡。因此在治疗中，如病情尚未得到控制，口腔溃疡有可能反复出现。不过不用担心，通常用药1～2周内溃疡就可逐渐消失。

问题78. 白塞病导致眼炎，以后会失明吗?

答：如果发现和治疗及时，是不会失明的。但如果眼炎控制不好、反复发作，就有可能造成严重的视力障碍，甚至失明，这是本病致残的主要原因。

问题79. 白塞病患者生殖器溃疡，回家以后可以正常清洗外阴吗?

答：可以。白塞病患者如出现生殖器溃疡，外阴部的护理非常重要，每天可以用温开水淋洗患处，保持局部清洁，预防感染。

问题80. 出院后没有口腔溃疡，可以吃辛辣的食物吗?

答：最好不要吃辛辣刺激的食物。因为白塞病患者口腔黏膜比较敏感，所以尽量少吃刺激口腔黏膜的食物。

问题81. 患了白塞病，出院以后可以正常运动吗?

答：确诊白塞病的患者是可以运动的。但是要注意运动的强度不能过大，而且尽量选择有氧运动和轻度运动。疾病的康复期，一般可以从散步开始，逐渐增加锻炼强度和时间。如果是跑步爱好者，病情稳定后，建议从慢跑开始。如果是病情活动期，或者有心脏受累，则不建议跑步。

问题 82. 白塞病患者有皮肤红斑，回家以后可以晒太阳吗?

答：白塞病患者的皮肤病变与太阳光线照射没有关系。适当晒太阳有助于体内维生素 D 的转化，预防骨质疏松。晒太阳时应注意不要在天气炎热时经受太阳暴晒，以免晒伤和中暑。

问题 83. 出院后配合治疗，白塞病可以治愈吗?

答：白塞病经过治疗可以达到临床治愈，但有复发风险。因此建议在医生指导下逐步减少药物剂量，从而达到长期缓解的稳定状态。

问题 84. 白塞病患者出院以后，在家关节痛可以贴膏药吗?

答：白塞病患者如果疼痛处皮肤完整，且没有过敏、皮疹，可以在疼痛关节处贴膏药以缓解症状。如出现皮损或过敏现象，应及时停用并就医，以免感染。

问题 85. 患者有血栓，回家也要一直抗凝治疗吗?

答：白塞病是一种全身性免疫系统疾病，可以侵犯全身的大血管、中血管和小血管，动脉和静脉均可受累，少部分患者可以出现血栓性静脉炎以及深静脉血栓，严重者还可以并发肺栓塞。因此，对已经发生的脏器血栓和深静脉血栓者，建议终生抗凝。

肿瘤放疗科篇

肺癌外放疗

问题1. 放疗看不见也摸不着，是靠什么来治疗癌症的呢?

答：放疗是指肿瘤的放射治疗，是利用放射线治疗肿瘤的一种局部治疗方法。大约70%的癌症患者在治疗癌症的过程中需要用放射治疗，约有40%的癌症可以用放疗根治。放射治疗在肿瘤治疗中的作用和地位日益突出，已成为治疗恶性肿瘤的主要手段之一。

问题2. 什么是外照射？它和内照射有何不同?

答：外照射又称体外远距离照射，是目前放疗最常用的一种治疗方式。该方式主要是放射源位于体外一定距离，集中照射人体的某一区域的肿瘤组织。目前常用的加速器治疗、射波刀治疗都属于这种类型。内照射又称近距离照射，是指将放射源直接放入肿瘤组织内部的治疗方法，主要包括后装治疗和放射性粒子植入治疗。

问题3. 放疗只能做1个疗程吗？复发后可以反复做吗?

答：放疗是否只能做1个疗程这个问题在临床上没有绝对的定论，需要结合患者的个体情况，由医生进行全面的评估后才能决定。通常来说，如果放疗后5年内出现照射范围内的复发而进行二次放疗，医生制订放疗计划的难度相对较大。如果是放疗结束5年以后出现肿瘤复发，在较为精确保护周围正常器官的情况下，可以尝试二次放疗。

问题4. 放疗定位时，在身上划的线的作用是什么?

答：在进行放疗定位时，医生会用染料在患者的身体上划几道线。这些线条是肿瘤病灶的定位线，对肿瘤的精准定位起着决定性作用。也就是说，在放疗时需要通过这些线条来找到肿瘤病灶的具体位置。所以，在放射治疗彻底结束前，这些线条需要妥善保留，不能擦除。由于放疗周期较长，为了妥善保留定位线，患者可以使用油性记号笔描画定位线。

问题 5. 为什么放疗不能直接做？为什么还需要定位？

答：实现精准放疗的第一步就是准确定位。定位的目的是获取治疗体位下的肿瘤 CT 影像学资料，了解肿瘤的大小、位置、深浅等具体信息，便于医生后续进行放疗计划的设计。放疗开始后每一天的治疗都要重复定位时的体位，体位一致性越好，治疗的精确性越高。

问题 6. 放疗有哪些常见的副作用？

答：如同外科手术会不可避免地切除正常组织、化疗会不可避免地杀灭正常细胞一样，放疗也会损伤肿瘤附近的正常细胞，导致副作用的产生。对于不同的病种、不同的放射部位、不同的放射剂量，其所产生的放疗副作用也不尽相同。最为常见的放疗副作用包括胃肠道反应（恶心、呕吐）、机体免疫力下降（发热、疲乏）、外周血象下降、局部皮肤或黏膜放射损伤。

问题 7. 放疗会影响到患者身边的人吗？

答：不少接受放疗的患者会产生这样的担忧：我受到的辐射会不会间接传递给周围近距离接触的人，让他们受到无辜的伤害？对于外放射治疗的患者来说，放疗过程中放射线只对细胞产生极短时间的作用，随后便被放疗室内部周围的特殊防护屏障所吸收。患者接受的辐射是瞬间产生、瞬间作用、瞬间消失的，患者根本就没有时间和机会变成放射源，因而不必担心对周围人产生辐射。对于后装治疗的患者来说，放射源只在患者身体内停留较短时间便被取出，因而也无需进行辐射防护。值得特别说明的是，进行放射性粒子治疗的患者，确实要加以小心，需在医护人员的指导下进行辐射防护，以免对周围亲属造成辐射伤害。

问题 8. 发热了还能做放疗吗？

答：不能。如果出现发热，表明机体的免疫系统存在异常，如果继续做放疗，很有可能会使一些不良反应加重，所以发热期间，需要先根据发热的病因做出针对性治疗，之后再考虑放疗，避免引发严重的后果。

问题 9. 放疗期间患者的生活有哪些特殊的注意事项？

答：①戒烟、戒酒。②多饮水。放疗期间会有大量肿瘤坏死物质代谢，建议每天饮水 2000 毫升以上，促进肿瘤坏死物质排出体外。③预防感冒。放疗期间机体免疫力会下降，要注意防寒保暖，预防感冒。大多数人在放疗开始后会感到疲倦，而且随着放疗的持续进行，会更感疲劳，此时可以减少活动、多休息，保证充足的睡眠。④保护照射部位皮肤。为避免放射性皮肤损伤的产生，放疗期间选择宽松、柔软的纯棉衣物，做好防晒工作，避免受到阳光直射。放射部位皮肤不能勒得过紧、用力搓洗、涂抹刺激性的药物或化妆品。⑤放疗期间饮食宜清淡、易消化，避免油腻、辛辣、生冷、刺激性食物。

脊柱肿瘤射波刀治疗

问题 10. 射波刀治疗需要“开刀”吗?

答：射波刀是一种无创治疗方式。虽然射波刀的名称容易让人联想起手术刀或手术，但它其实是一种无伤口、无痛苦、无流血、无麻醉、恢复期短的无创治疗方式。

问题 11. 射波刀治疗和普通放疗有什么区别?

答：传统外放疗的照射范围较大且无法计算肿瘤随呼吸活动产生的治疗误差。与传统外放疗相比，射波刀有更高的精度，治疗时可将肿瘤周边健康组织的放射损伤减到最小。同时，射波刀还具有肿瘤追踪能力，可根据肿瘤的实时位移进行自动校正并极其精确地传送射线，所以与外放疗相比，射波刀的副作用相对较小。且射波刀的疗程相对更短，对患者来说更为省时、便捷。

问题 12. 医生给我身上贴的“金标”的作用是什么?

答：当患者的病灶周围缺乏易识别的骨性结构时，治疗师需要在肿瘤附近标记供射波刀影像追踪的“金标”，从而实时追踪肿瘤，保障治疗的精准性。

问题 13. 治疗期间该如何防止“金标”脱落?

答：患者在等待治疗期间，需及时查看固定“金标”的贴膜有无卷边、松动等情况，及时使用胶带固定。若贴膜松动范围较大，需及时联系医务人员。

问题 14. 射波刀治疗结束后，“金标”还需要保留吗?

答：待射波刀的疗程完全结束后，需要及时联系医生，由医生确认后方可揭除体表的“金标”。

问题 15. 进行射波刀治疗需要提前禁食吗?

答：做射波刀治疗是否需要提前禁食主要与肿瘤的生长部位有关。一般情况下，无医生特殊交代，患者无需自行禁食。情况特殊需要提前禁食的患者，医务人员会提前告知。

问题 16. 射波刀治疗结束后多久需要复查?

答：射波刀治疗结束后的第 1 个月、第 3 个月及半年、1 年后需要门诊复查，复查内容主要为 CT、MRI 等肿瘤影像学变化及肿瘤标志物变化等。

问题 17. 射波刀治疗可以起到止痛作用吗？

答：射波刀可以起到缓解疼痛的作用，但不适用于所有癌痛患者。对于部分恶性肿瘤骨转移患者，射波刀可以起到一定的止痛效果。

前列腺癌放疗

问题 18. 放疗后觉得排尿不如以前顺畅了，该怎么办？

答：放疗后出现排尿障碍、尿频、尿急、尿痛、漏尿等表现，是放疗引起泌尿系统损伤的初期表现，即开始出现放疗副作用。在适当的干预下，这些副作用会在放疗结束后慢慢消失，所以患者不需要过度担心。患者在生活中需要避免久坐、长时间开车、跷二郎腿等行为，也可以在医生的指导下进行膀胱容量管控训练（憋尿训练）、凯格尔运动等方式帮助缓解症状。

问题 19. 凯格尔运动的作用是什么？该怎么做？

答：凯格尔运动是以肛提肌为主的盆底肌自主收缩，其目的在于通过强化盆底肌的收缩达到控制排尿的目的。在进行凯格尔运动前需要排空小便，避免增加尿路感染的风险。在进行运动前，先要找到盆底肌的准确位置：患者可坐在椅子上用力吹气球，会感觉到骨盆下部有一个部位在用力，这里就是盆底肌区域。具体锻炼时可采用仰卧、坐位、立位三种方式进行：

感到轻度疲劳为适宜锻炼强度

- 仰卧时：双膝分开约45度，收紧会阴肌（收缩肛门）2～5秒，后放松5～10秒，重复以上动作
- 坐位时：自然放松坐在椅子上，双膝微分，上身稍前倾，双手平放在大腿旁；收缩盆底肌直至盆底肌上抬离开椅面，维持5～10秒，重复以上动作
- 站位时：双腿微分至肩宽，收紧会阴肌维持2～5秒，然后放松，重复以上动作

问题 20. 放疗后尿色发红，有危险吗？

答：放疗期间若发现尿色发红的表现，可能代表膀胱出现了放射损伤，需要及时联系医生检查尿常规及进行药物干预。

问题 21. 放疗期间频繁腹泻，有办法缓解吗？

答：放疗期间出现腹泻主要是因为出现了肠道相关副作用，患者可根据腹泻情况来评估自身严重程度。若每日腹泻少于5次，食欲不受影响，未发现大便带血等情况，则为轻症表现，可遵医嘱服用止泻药物，注意饮食卫生，几日后便可逐渐缓解。

若每日腹泻多于 5 次，食欲减退，无法进食，出现暗红色血便等情况，则为重症表现，需及时联系医生，必要时住院干预治疗。

问题 22. 前列腺癌放疗期间生活上需要注意什么？

答：①着装方面：前列腺癌放疗部位为下腹部，放疗期间需保持会阴部的干净卫生，穿着纯棉、宽松的内裤，尿液、粪便污染时及时更换内裤。有排尿淋漓不尽、漏尿症状的患者，治疗期间可选用成人纸尿裤并及时更换。②饮食方面：放疗期间宜进食营养丰富且易消化吸收的食物。避免食用刺激性的食物（咖啡、酒、辣椒、浓茶）或者油腻、生冷食物，以减轻胃肠道负担。放疗期间饮用纯净水最佳，每日饮水量以 2000 ～ 3000 毫升为宜，尽量避免睡前 2 小时内饮水。每日多饮水、多排尿，注意体重变化及有无四肢水肿、面部水肿表现。③生活习惯：放疗期间需保证充足的睡眠，避免熬夜、吸烟、饮酒等不良生活嗜好。长期过量饮酒可引起前列腺血管扩张、水肿或导致前列腺抵抗力降低。建议每次放疗前先将粪便排空，避免过多粪便积聚在肠道而影响放疗效果。洗澡应选择淋浴方式，避免泡澡损坏放疗定位线。④体育运动：放疗期间以轻度体育锻炼强度为宜，避免剧烈运动。可进行散步、慢跑、做广播体操等运动，运动时感到微微出汗或发热为适宜的强度。避免久坐、跷二郎腿、长时间骑自行车、仰卧起坐、长时间开车等压迫下腹部的活动。

问题 23. 前列腺癌放疗结束后多久需要复查？

答：前列腺癌放疗结束后需在第 1 个月、第 3 个月、半年、1 年内进行规律复查。复查内容包括血、尿常规，肿瘤标志物，肝、肾功能及肿瘤相关的影像学检查。通过复查可以了解放疗的具体疗效如何，为后续治疗奠定基础。

问题 24. 前列腺癌放疗患者需要长期监测哪些指标？

答：患者放疗期间需要规律监测血常规、尿常规、便常规及血清前列腺特异抗原（PSA）指标变化。PSA 是前列腺内部合成的一种蛋白，主要储存于精液中，参与精液的液化。正常情况下，PSA 主要存在于前列腺组织中，血液中的 PSA 维持在很低的水平。当前列腺癌变时，前列腺组织遭受破坏，PSA 被释放入血，使血清中的 PSA 含量升高。前列腺癌患者在放疗期间需严格遵医嘱定时检测 PSA。放疗后的 2 年内需每 3 个月复查一次 PSA。放疗后的 2 ～ 5 年，需每半年复查一次 PSA。放疗后 5 年以上，每年复查一次 PSA 即可。

宫颈癌放疗

问题 25. 宫颈癌患者放疗后为何要进行阴道冲洗？

答：防止放疗后宫颈内膜粘连，促进阴道血液循环，缓解局部充血，减少阴道分泌物，利于放疗后局部坏死物质的排出，防止感染。

问题 26. 宫颈癌放疗患者阴道冲洗需要持续多久？多久冲一次？

答：放疗期间每日冲洗阴道 1 次，直至放疗后半年以上，可改为每周冲洗 2 ～ 3 次，坚持 2 ～ 3 年。

问题 27. 宫颈癌患者为何要进行阴道扩张冲洗？

答：放疗可导致阴道黏膜放射反应，若不及时行阴道扩张冲洗，则容易导致阴道纤维化、挛缩狭窄，导致治疗后同房疼痛、性生活困难。甚至出现阴道粘连，严重者导致阴道闭锁，造成患者治疗后复查困难。

问题 28. 后装治疗当天排尿有疼痛感正常吗？如何处理？

答：后装治疗当天患者需插入尿管，轻微的排尿困难是正常的尿路刺激症状，一般 1 ～ 2 天后症状会消失，患者治疗后需大量饮水 2000 ～ 3000 毫升，并促进排尿。

问题 29. 后装治疗当天发现内裤有少量血迹正常吗？

答：后装治疗当天，患者阴道少量出血是正常的。未进行手术的患者，后装治疗需要将一个金属的施源器放入宫腔内，一些患者会有少量出血，无需紧张，继续观察。如出血量较多，湿透整个卫生巾，则需及时就诊。

问题 30. 宫颈癌患者放疗后是否可以恢复性生活？要注意什么？

答：放疗后半年可恢复性生活，要保持卫生，防止感染，性生活时动作轻柔。宫颈癌手术时宫颈或阴道进行了部分切除，阴道相对于正常人要短一些，而且周围神经也进行了部分切除，在进行性生活时可能会有不适的感觉，与手术前的感觉不一样。性生活不宜过度频繁，以不感到勉强并在次日不感到疲乏为宜，适当低于病前的频率。

问题 31. 宫颈癌放疗后何时进行复查？

答：第一次复查的时间建议在放疗结束后 1 个月，回院进行妇科检查及血常规、生化、肿瘤标志物检查，以及腹部和盆腔的磁共振成像检查。若出现消退不理想，可予追量。2 年内一般是每 3 个月复查一次，2 年后若无复发转移，可半年复查一次，5 年后无复发转移，可 1 年复查一次。

问题 32. 宫颈癌放疗后大便次数增多正常吗？

答：患者很有可能是出现了放射性直肠炎症状，是宫颈癌放射治疗的早期并发症之一，出现腹痛、腹泻、里急后重等肠道刺激症状，甚至直肠充血、溃疡而导致血便，需及时就医，遵医嘱用药。

乳腺癌放疗

问题 33. 乳腺癌放疗患者为何需二次定位？

答：乳腺癌患者定位包括 X 线定位和电子线定位，一般行乳腺根治术后的患者行 25 次电子线治疗，保乳术后患者行整个乳腺 23 次 X 线治疗 + 瘢痕区 7 次电子线治疗，所以保乳术后患者 23 次 X 线治疗后，需找医生手划电子线以确定定位线。

问题 34. 乳腺癌术后多久可以放疗？

答：保乳术后患者术后 4 ~ 6 周内进行放疗；改良根治术患者一般先进行 8 个周期化疗，术后半年内进行放疗。

问题 35. 乳腺癌放疗局部出现皮肤反应，如何护理？

答：放疗期间穿宽松、纯棉内衣，放疗部位皮肤避免用力搓揉，洗澡时避免使用刺激性的洗护用品。若皮肤发红或有疼痛感，应及时就医，遵医嘱使用外涂药物保护放疗部位皮肤。

盆腔肿瘤热疗

问题 36. 医生说热疗是辅助治疗，那么对治疗肿瘤有什么作用？

答：热疗能有效提高单纯放疗的有效性，对放疗起到协调增敏的作用。血流量较高的肿瘤组织对放射线敏感，血流量低的肿瘤组织在热的作用下血流量增加，对射线重新敏感。

问题 37. 热疗是不是温度越高，治疗效果越好？如果感觉烫，忍一忍可以吗？

答：肿瘤热疗是利用物理方法将组织加热到使肿瘤细胞凋亡的温度（42.5 ~ 43.5 摄氏度），能够有效地杀伤恶性肿瘤组织。患者可以根据自身的耐受情况，如果感觉治疗部位皮肤有灼痛感，要及时和治疗师沟通，将治疗温度降低，不可强忍，防止烫伤，影响后续治疗。

问题 38. 热疗和放疗时间如何安排最好？

答：热疗在放疗前或者放疗后 1 小时内进行效果最佳。

问题 39. 热疗前和热疗后需要注意什么？

答：热疗前如厕排空大小便，治疗前更换病号服，治疗后及时更换干净衣物，防止出汗较多而着凉感冒。治疗后多饮水，观察治疗部位皮肤有无发红、破溃及疼痛等问题。

鼻咽癌放疗

问题 40. 为什么头颈部肿瘤患者放疗后不能拔牙？

答：因为放疗会导致人的免疫力下降，颌骨再生能力下降。为了避免出现拔牙区内的严重感染和颌骨坏死，放疗以后 3 ～ 5 年内尽量不拔牙。

问题 41. 放疗后为什么会嗅觉丧失？

答：首先可能是由于鼻咽癌的病变所导致，如出现了颅内嗅觉神经中枢的侵犯或者嗅觉神经的侵犯，患者会出现嗅觉丧失的情况。其次是鼻咽癌患者接受放射治疗会造成嗅觉受损的副作用。

问题 42. 放疗后口腔溃疡怎么办？

答：患者接受放射治疗时，放射线杀死了癌细胞，正常黏膜组织也受到了射线照射，造成放射性口腔黏膜炎。针对局部性的口腔溃疡，可以选择口腔溃疡喷剂、溃疡散。放疗后饮食应清淡，不可进食过甜或过酸类食物，避免唾液分泌过于旺盛；以汤汁类食物（含水多、软烂）为主，禁食油炸、刺激、辛辣类食物；每日多饮水，3000 毫升 / 天以上，可饮用红豆水，增加排尿，保护肾功能。

问题 43. 放疗后为什么口干严重？

答：鼻咽癌放射治疗的过程中，唾液腺不可避免地受到一部分照射，会出现不同程度的损伤，导致唾液腺功能受损或丧失，唾液的分泌量、成分和性质都会发生改变。人体分泌稀薄的浆液量减少，而舌下腺的黏液继续分泌，导致放疗后的患者口干且感觉黏腻。

问题 44. 放疗后张口困难怎么办？

答：张口困难是鼻咽癌患者放疗后较严重的反应，多发生于放疗结束后 1 年左右，发生率高达 58.5%，严重降低患者的生活质量。这是因为射线照射后，咬肌和颞下颌关节可出现不同程度的纤维化及退行性病变，表现为张口困难、颞下颌关节僵硬、咬肌硬化及疼痛等症状，严重者甚至引起进食及语言障碍。坚持口腔功能锻炼可减少颞下颌关节损伤的发生，从而预防或缓解张口困难。张口训练强度越大，张口困难的发生率及程度越低。

问题 45. 张口训练怎么做？什么时候开始做？

答：放疗第 1 天起即鼓励患者进行张口训练。训练内容如下：①开口与闭口训练：最大幅度地张口，持续 5 秒后再闭口，5 ~ 6 次 / 天，5 分钟 / 次；②上下排牙齿相互撞击训练：类似嚼口香糖，上下牙有节奏地叩击作响，确保所有牙齿全叩击到，2 ~ 3 次 / 天，每次 15 ~ 30 个来回；③舌肌训练：练习舌的前伸、后缩和卷动运动，运动速度宜缓慢，3 ~ 4 次 / 天，5 ~ 10 分钟 / 次；④咀嚼肌训练：口唇闭合状态下最大限度地鼓腮，维持 10 秒后再瘪腮，使腮部尽量凹陷，维持 10 秒后再恢复正常，2 ~ 3 次 / 天，每次 15 ~ 30 个来回；⑤颈肌训练：头颈缓慢向前后、左右侧弯，2 ~ 3 次 / 天，10 分钟 / 次。张口训练应持续锻炼至放疗结束后 3 个月。

问题 46. 放疗后鼻出血怎么办？

答：鼻咽癌患者鼻出血可以通过一般治疗、药物治疗、手术治疗等方式进行处理。①一般治疗：可以使用纱布压迫鼻腔，帮助止血，或通过冰块冷敷收缩血管，减少出血量。日常避免频繁抠鼻，以防加重出血。②药物治疗：若出血量较多，可以使用凝血酶、麻黄碱帮助止血，药物应在医生指导下使用。③手术治疗：在鼻内镜下将病灶切除，避免周围组织损伤加重，防止鼻出血再次出现。

问题 47. 放疗期间食欲缺乏怎么办？

答：可以在医生建议下加用口服营养补充剂，还可以选择插胃管进行喂养的方式获取营养。除此之外，还可以加用静脉输液的方式获得营养的补充。

问题 48. 放疗后出现面部烧灼感怎么办？

答：皮肤因为受到射线照射，出现了放射性皮炎。其主要表现为局部皮肤瘙痒、烧灼感、红斑、破溃、水疱、溃烂、色素沉着等。放射性皮炎无法避免，但可以控制其严重程度。①保持安静、舒适、温湿度适宜的环境，可使用加湿器。②在每次进行放射治疗前，用清水对局部皮肤进行清洁，动作宜轻柔，勿用力生硬过猛。③应穿着宽松、吸水性好的棉质衣物，可以适当加大领口，避免衣物与局部照射皮肤之间的摩擦。④如感到局部皮肤有瘙痒感，可用拍打的方式缓解瘙痒，避免搔抓。⑤饮食宜清淡，不宜进食辛辣、油腻的食物。⑥不要在接受放疗的部位搽药粉、护肤霜、香水和家用药物。⑦避免将热毛巾或冰袋放在放疗处的皮肤上。⑧外出时可随身携带遮阳伞或穿戴有保护作用的衣帽，尽量避免强光直接照射局部放射皮肤。

问题 49. 肿瘤患者为什么容易发生营养不良？

答：这是因为不同部位的肿瘤患者，接受抗肿瘤治疗过程中会产生一些副作用。例如，头颈部肿瘤放疗患者会出现味觉减退、口腔黏膜溃疡、疼痛等，胸部肿瘤放疗患者会出现恶心、反酸，盆腔肿瘤患者放疗会出现腹泻等症状，均会影响营养物质的摄入、消化、吸收和代谢等全过程，导致肿瘤患者易出现营养不良。

问题 50. 怎么知道是否发生了营养不良？

答：可以根据自己的情况做出有无营养不良及其严重程度的评估。医护人员通常采用营养风险 2002 量表（NRS 2002）和 PG-SGA 量表对患者进行营养评估。患者可以通过观察自己是否出现食欲减退和体重减轻来判断是否出现了营养不良的症状。

问题 51. 如何判断需要营养治疗？

答：医护人员采用营养风险 2002 量表（NRS 2002）和 PG-SGA 量表对患者进行营养评估。当营养风险 2002 量表得分大于等于 3 分时，需要对患者进行营养干预。PG-SGA 量表则是判断肿瘤患者需要进行哪种营养干预方法的指标。

问题 52. 营养治疗会不会把肿瘤“养大”？

答：不会。目前没有证据显示营养支持会促进肿瘤细胞生长。减少或停止营养支持，反而会使肿瘤细胞大肆掠夺正常组织细胞的营养，进一步加快营养不良、组织器官受损、免疫功能下降，从而降低生活质量，甚至加快死亡。合理的营养支持可以改善营养状况，增强体质，提高治疗效果，改善生活质量及延长生存时间。

问题 53. 医生让我记录饮食日记，怎么记？

答：饮食日记是为了方便患者记录自身饮食及胃肠反应情况，并同时记录用药情况、整体感觉、大便情况等。记录饮食日记不仅有助于发现自身不耐受的饮食，判断是否平衡饮食，而且有利于医生、护士、营养师等根据饮食日记反映的问题进行有针对性的饮食指导。还可以帮助患者改变不良的饮食习惯，有助于提高生活质量。患者可以准备一个专门的饮食日记本进行记录。记录内容主要包括每天进食的食物名称、进食量、烹饪方法，每日大便的次数、颜色、性状，用药情况等（“其他”这一栏用于患者记录自己认为重要的信息）。可以在门诊就诊时带上自己的饮食日记本，以便医生、营养师等进行饮食营养回顾。

姓名：　　　　性别：　　　　年龄：　　　　诊断：

日期	时间	地点	食物名称、进食量、烹饪方法	胃肠反应	反应距离进食的时间	用药情况	整体感觉	大便情况	其他

喉癌放疗

问题 54. 放疗期间，喉管每天更换几次?

答：每天消毒喉管 1 ～ 2 次并更换气管套管外的纱布块，每半个月或 1 个月更换消毒喉管外套管。喉管套外口最好用大纱块遮挡，减少灰尘、细菌、病毒进入呼吸道，喉管两边有系带相连，方便佩戴，定期清洗。

问题 55. 放疗期间痰液增多怎么办?

答：放疗时，局部黏膜受到照射出现炎症反应，炎症介质出现以后出现反射性咳嗽，痰液量增加。但症状一般在治疗结束以后 2 ～ 4 周慢慢好转。如果没有继发感染，一般建议应用含片，如草珊瑚含片，或者枇杷膏、枇杷露缓解症状。如出现感染，遵医嘱使用用抗生素。

问题 56. 插了喉管无法说话怎么办?

答：可以进行发音重建，从而使患者重获语言功能。发音重建方法比较多，如电子喉发音法、食管发音法，完全可以满足交流的需要。

问题 57. 进食时感觉咽喉部灼烧样疼痛怎么办?

答：①放疗期间注意口腔卫生，当出现黏膜溃疡时，可使用口含冰块等方法减少局部不适感。②饮食指导，禁食辛辣刺激食物，以清淡、易消化饮食为主。③除了注意饮食调理、增加饮水量以外，还可以口含冰镇乌梅汤等方法，起到生津润燥、清热解毒的功效，有效减轻口干等不适，增加舒适感。

结肠癌、直肠癌放疗

问题 58. 放疗后排便次数多、大便不成形怎么办?

答：首先，改变饮食习惯。少吃多餐，减少纤维素的摄入，进食一些易消化的食物，避免油腻和刺激性饮食。其次，可以尝试做提肛动作，即收缩肛门，锻炼肛门排便控制能力。如果大便次数持续增多，可以进行药物干预。

问题 59. 放疗后便血怎么办?

答：如果患者出现大便出血较多的情况，建议及时前往医院就诊，在医生的指导下积极治疗。通常会明确出血的原因，如因放射治疗导致的肠道黏膜炎症反应，可使用药物止血治疗的同时，使用药物灌肠治疗。

问题 60. 药物灌肠治疗是什么？

答：灌肠就是把药物直接灌到肠道中，让药物更好地吸收，起到收敛、止痛的作用，减轻局部症状。

问题 61. 排尿时烧灼样疼痛、尿不尽、尿频，怎么办？

答：可能出现了放射性尿道炎。放射性尿道炎是由于放射治疗导致尿道黏膜损伤引起的，会出现尿频、尿急等症状。患者要注意个人卫生，勤换洗内裤，勤洗澡，避免穿紧身的裤子，还要避免频繁性生活。可以在医生的指导下服用抗生素类药物进行治疗。除此之外，还要注意饮食健康，多吃新鲜的水果和蔬菜，避免吃辛辣、油腻的食物，以免加重病情。

问题 62. 放疗时二便不舒服，什么情况下就得停止放疗？

答：放疗引起的并发症如腹泻、便秘、尿道炎等不可避免，适当的治疗可以缓解症状，继续放疗。如果症状严重，医生会做出是否需要中断放疗的判断。

问题 63. 放疗期间如何进食？

答：①放疗第 1 ～ 2 周，患者应少食高蛋白质、高脂肪食物，限制纤维素的摄入，少食含奶类及乳糖的膳食。放疗 2 ～ 3 周后，肠道急性充血、水肿、发炎，肠蠕动活跃，其消化吸收功能较弱。应予患者低油、无渣饮食，避免麦麸、牛奶、乳糖等饮食，减轻胀气症状。应以半流质食物为主，如大米粥、藕粉、鸡蛋面糊、细面等，应注意水分补充。但是需禁酒、咖啡及浓茶，禁各类产气饮料，禁用辛辣调味品，并应戒烟。腹泻严重者限制脂肪及蛋白质类食物，卧床休息。②在医生指导下应用口服营养补充剂。③每次进食 300 ～ 500 毫升，避免过饱。④监测人体各项营养指标和实验室指标的变化。

食管癌放疗

问题 64. 放疗后反酸怎么办？

答：如果出现反酸，可遵医嘱应用一些抑酸护胃的药物来减轻症状。饮食上注意尽量清淡，避免刺激性饮食。

问题 65. 出现发热、咳嗽、胸痛，医生说可能是食管－气管瘘，这是什么疾病？还能继续放疗吗？

答：人体的食管和气管是纵行排列的两个管道，气管在食管前面，两个组织互不相干。由于肿瘤破溃，反复对食管进行刺激，引起食管溃破，气管、食管就会相通，形成瘘管。食物通过瘘管进入气管，从而引发感染。食管癌患者出现食管 - 气管瘘需要暂停放疗。

问题 66. 放疗期间进食应该注意什么？

答：①注意饮食卫生，避免辛辣刺激性食物和生食。可以进食温凉软食、半流质或者流质饮食。②保持口腔卫生，每次进食后漱口。③进食后多饮水，便于对食管进行冲洗，以减轻患者不适感。④细嚼慢咽，不能大口吞咽，不能进食有渣、硬质饮食，防止加重食管黏膜损伤，导致食管出血穿孔及食管梗阻的发生。⑤饮食不宜过饱，进食后可取坐位或站位，不宜直接平躺，防止食物反流。⑥部分患者在进食后如出现呕吐情况，注意观察呕吐量、呕吐物性质，及时报告医务人员。⑦对进食困难者，可遵医嘱给予鼻饲饮食。⑧如出现食管穿孔出血，需暂停放疗，并严格禁食，给予肠外营养对症支持治疗。

肝癌放疗

问题 67. 放疗后总是胃胀气怎么办？

答：放疗引起的胃胀、腹胀一般可以通过局部热敷按摩、适当运动锻炼、使用药物等方式进行改善。①局部热敷按摩：能够促进肠胃中的食物消化吸收，改善不适症状。②适当运动锻炼：能够促进身体当中的血液循环，也可以增加胃肠的蠕动，加快胃部气体排出，减轻胃胀、腹胀的现象。③使用药物：如果胃胀、腹胀的症状比较严重，必要的时候还需要在医生指导下合理使用一些促进肠胃动力的药物，增加肠胃的蠕动能力，快速改善胃胀以及腹胀的症状。

问题 68. 放疗后出现恶心、呕吐、食欲缺乏怎么办？

答：放疗期间出现食欲缺乏也是比较常见的副作用之一。在饮食上需要尽量选择清淡、容易消化的食物，可以适当喝一些蔬菜汤、小米粥、鸡蛋汤等，同时在医生的指导下使用帮助增加食欲、有助于消化的药物。如胃肠道反应重，则需要考虑静脉注射来补充营养。

问题69. 放疗期间上腹部疼痛怎么办?

答：肝癌放疗后肝区疼痛可以通过一般治疗、药物治疗、手术治疗、介入治疗、射频消融术等方式进行缓解，需要根据病因进行对应的治疗。①适当卧床休息，缓解不适症状，进食富含蛋白质的食物，如鸡蛋、牛奶等，可以补充机体所需要的营养物质，也可以提高自身免疫力。②药物治疗：可以在医生指导下使用非甾体类抗炎药进行治疗，缓解疼痛症状。③手术治疗：如果药物治疗效果不佳，且病情出现加重的情况，则可以通过手术的方式进行治疗，如肝切除术、肝移植术等。④介入治疗：对于不适合手术切除的肝癌患者，可以通过肝动脉灌注化疗、栓塞治疗等介入治疗的方式，抑制肿瘤的生长，从而缓解肝区疼痛的情况。⑤射频消融术：是指在影像学设备的引导下，将穿刺针刺入肝肿瘤内，利用针尖端的电极进行消融，从而使肿瘤组织坏死，达到治疗的目的。射频消融术适用于不宜手术的肝癌患者。

胰腺癌放疗

问题70. 放疗后皮肤、眼部发黄怎么办?

答：胰腺癌患者出现黄疸，可能是由于肿瘤压迫或侵犯胆管，导致胆汁排泄不畅。针对这种情况，可以采取以下治疗方法：①根治性手术：如果患者的病情允许，首选根治性手术，切除肿瘤并解除胆管梗阻，从而达到治疗黄疸的目的。②姑息性手术：如果患者的病情为晚期，无法进行根治性手术，可以采取姑息性手术，如胆管引流术或胆管支架置入术，以缓解黄疸症状。③药物治疗：在医生的指导下，患者可以使用保肝药物、利胆药物等辅助治疗，以促进病情恢复。需要注意的是，胰腺癌患者出现黄疸时，应及时就医，进行相关检查，明确黄疸的原因和程度，并采取合适的治疗方法。同时，患者需要保持良好的心态，积极配合医生的治疗。

问题71. 胰腺癌穿刺后为什么24小时不让进食?

答：穿刺操作可能会对胰腺和周围组织造成一定程度的损伤，引发出血、炎症等反应。如果立即进食，可能会刺激胰腺分泌，加重局部损伤和炎症反应，增加并发症的风险。

问题72. 胰腺癌穿刺后，为什么要频繁采血?

答：胰腺癌穿刺后频繁采血是为了监测患者的病情变化和评估治疗效果。术后4小时和24小时查胰酶是为了观察胰腺的功能恢复情况，以及有无术后胰瘘、出血等并发症的发生。

膀胱癌放疗

问题73. 放疗后出现血尿、尿不尽怎么办?

答：膀胱癌放疗后出现血尿和尿不尽的症状，可能是由于放射性膀胱炎引起的。在这种情况下，可以采取以下措施：①多饮水：增加饮水量可以帮助稀释尿液，减少血块的形成，同时也有助于减轻膀胱刺激症状。②药物治疗：可以在医生的指导下使用一些药物来缓解血尿和尿不尽的症状。例如，可以口服抗菌药物来预防感染，同时可以使用药物来保护膀胱黏膜。③如果血尿和尿不尽的症状较严重，可以进行对症治疗。例如，使用止血药物来控制出血，或者使用解痉药物来缓解膀胱痉挛等。

问题74. 置入了一根膀胱引流管，多长时间换药一次?

答：膀胱癌患者置入了膀胱引流管后，换药的频率和护理注意事项应该根据引流物的多少、颜色和性质来决定。如果引流物较多、颜色较深或性质异常，应该增加换药次数。通常建议至少每天更换一次敷料，以保持引流管口的清洁和干燥。在护理过程中，还需要注意以下事项：①保持引流管的通畅，避免打折、受压或牵拉等情况。②观察引流物的颜色、性质和量，如有异常，及时通知医生。③定期更换引流袋，避免逆行感染。④保持引流管口周围的皮肤清洁干燥，避免感染。

骨肉瘤放疗

问题75. 为什么放疗过程中让患者多喝水、多排尿?

答：骨肉瘤放疗过程中让患者多喝水、多排尿是为了预防溶瘤综合征的发生。溶瘤综合征是指在治疗过程中，由于肿瘤细胞快速溶解，释放出大量代谢产物，导致肾功能损害和电解质紊乱等一系列症状。多喝水、多排尿可以促进体内代谢产物的排出，减轻肾负担，降低溶瘤综合征的发生风险。同时，保持充足的水分也有助于减轻放疗对身体的损伤，促进身体的恢复。

淋巴结转移癌放射性粒子植入术

问题76. 植入粒子以后对生育和性功能有影响吗?

答：粒子植入术对生育和性功能的影响因个体差异而异，但总体来说，影响较小。至于性生活和怀孕的时间，也需要根据患者的具体情况和医生的建议来确定。一般来说，在恢复期间，患者需要避免剧烈运动和性生活，以免影响伤口的愈合和身体的恢复。同时，因为放射性粒子会对周围的组织产生一定的影响，所以需要在医生的指导下确定怀孕的时间，以确保胎儿的健康。

问题 77. 为什么做完粒子植入术后需要穿铅衣?

答：做完粒子植入术穿铅衣是为了保护周围其他人免受辐射的伤害。粒子植入是一种通过放射线来治疗肿瘤的方法，而在放射线治疗过程中，铅衣可以起到防护作用，减少辐射对身体的伤害。因为铅是一种重金属，可以有效地阻挡放射线的穿透，从而保护身体的重要器官和组织。

问题 78. 如果不穿铅衣，需要和别人保持多少距离才不会影响他人?

答：粒子术后不穿铅衣需要与他人保持的距离取决于多种因素，如粒子的种类、活度和分布情况等。一般来说，为了确保他人的安全，建议与他人保持至少 1 米的距离。避免与他人，尤其是孕妇、幼儿等人群近距离接触。

问题 79. 使用铅衣防护，要穿着多久?

答：一般需要穿着铅衣 6 个月。

问题 80. 粒子植入部位的皮肤破溃该怎么办?

答：粒子植入局部皮肤保护同外照射后皮肤保护，若局部皮肤发生破溃，及时就医，遵医嘱换药。

问题 81. 做完粒子植入术后多久需要复查?

答：术后 2 个月内每个月复查一次，以后每 3 个月复查一次。

肺穿刺活检术

问题 82. 穿刺以后为什么还要摄胸部 X 线片?

答：肺穿刺以后需要摄胸部 X 线片，主要是为了观察肺部的情况，确认穿刺的效果，并及时发现可能出现的并发症。胸部 X 线片可以清晰地显示肺部的结构和病变，帮助医生评估穿刺针的位置和深度是否合适，以及穿刺后有无气胸、出血等并发症的发生。如果发现有异常情况，医生可以及时采取措施进行处理，确保患者的安全和健康。

问题 83. 如果胸部 X 线片结果正常，是不是就不会发生气胸和出血？

答： 即使胸部 X 线片结果显示正常，气胸和出血等并发症仍有可能发生。胸部 X 线片只能在当时的情况下反映肺部的情况，而无法预测未来可能出现的并发症。因此，即使胸部 X 线片结果正常，患者仍需要密切观察自身的症状和体征，如有异常情况，及时就诊。同时，遵循医生的指导和注意事项，以降低并发症的发生风险。

问题 84. 出院以后可以参加体育锻炼吗？

答： 肺穿刺患者出院以后可以参加体育锻炼，但需要注意锻炼的方式和时间。在术后的一段时间内，尽量不要做大幅度的动作和剧烈运动，避免剧烈、频繁的咳嗽、咳痰。可以适当下床活动，比如做瑜伽、打太极拳等体育锻炼，能够增强心肺功能。同时，需要根据个人的身体状况和医生的建议，逐渐增加运动量，以确保身体健康和安全。如有任何疑问或不适，建议及时咨询医生。

问题 85. 肺穿刺结果多长时间出具？

答： 肺穿刺结果的出具一般需要 3 ～ 5 天的时间。具体时间要根据病理科对标本的检查和诊断情况来决定。如果病情比较复杂或需要进行免疫组化等进一步检查，出具结果的时间可能会延长。

肿瘤化疗科篇

乳腺癌化疗

问题 1. 什么是化疗？

答：化疗是化学药物治疗的简称，已成为肿瘤治疗的主要手段之一。是通过应用特殊化学药物杀灭恶性肿瘤细胞的治疗方法。

问题 2. 什么是新辅助化疗？

答：新辅助化疗是指手术之前进行的化疗。可以减少术中播散、降低术后复发和转移风险；降低肿瘤分期、缩小肿块，进而减少手术对身体器官的损伤，提高局部治疗效果，还可以在体内观察药物敏感性。

问题 3. 什么是辅助化疗？

答：有些肿瘤患者即使接受了根治性手术或放疗，术后仍有可能出现肿瘤复发或转移。因此，在手术或放疗消除局部病灶后配合化疗，有可能消灭体内残存的肿瘤细胞。这种在根治性手术或放疗后进行的化疗称为辅助化疗。

问题 4. 有人说化疗很伤身体，可以不做化疗吗？

答：必要的化疗能够减少复发或转移，提高治愈率。虽然有毒性反应，但对于大多数肿瘤而言，化疗是有效的治疗方法之一。如果医生建议进行化疗，最好认真考虑医生的建议。

问题 5. 化疗常见的不良反应有哪些？

答：化疗药物在杀死肿瘤细胞的同时，也会杀死体内的部分正常细胞，主要不良反应包括局部毒性反应（如静脉炎、渗出性坏死等）、胃肠道反应（恶心、呕吐、腹泻等）、骨髓抑制（白细胞减少、血小板减少）、心脏毒性、肝毒性、肺毒性、泌尿系统毒性、神经系统毒性及其他毒副作用（脱发、皮肤毒性、过敏反应）等。

问题 6. 听说化疗前口服激素可能导致发胖，可以不服用吗?

答：不可以，建议听从医嘱，按时服药。化疗前口服小剂量激素是为了预防过敏反应，减轻化疗毒副作用，保证化疗顺利完成，不会导致身体发胖。

问题 7. 化疗后出现脱发，该怎么办?

答：化疗药物进入体内后也会抑制正常组织的生长，越是生长旺盛的组织，越容易被抑制，发根就是这样的组织，所以容易被化疗药物所抑制而出现脱发。脱发是暂时现象，停止治疗 1 ～ 2 个月后新发就会长出来，请不用担心。日常注意减少抓挠头皮，使用温和、无刺激的洗发水，洗发动作轻柔；生活要规律，保证睡眠，保持轻松心情；注意饮食调理，加强营养。也可以根据个人喜好选择佩戴假发。

问题 8. 化疗后回家如果出现骨髓抑制，该怎么办?

答：①监测血常规：每周检测血常规 1 ～ 2 次，若出现异常，及时就诊。注意关注有无牙龈出血，皮肤有无瘀点、瘀斑等，观察大便的颜色、性质等。②进食营养丰富、高热量、高蛋白质、高维生素、清淡、易消化的饮食，适当多食富含铁的食物，例如增加蛋类、鸡鸭鱼肉、豆类、新鲜蔬菜和水果的摄入，可以少食多餐，注意营养均衡。③注意保持口腔卫生，饭后漱口或刷牙，适当多饮水；注意观察有无口腔溃疡等情况。④化疗后应避免到人员密集的地方活动，外出时佩戴口罩；注意适时增减衣物，避免感冒；不要接触患有传染性疾病的人，避免交叉感染。⑤化疗后可根据自身体力情况适当活动，如散步、打太极拳，如自觉乏力感加重，应增加休息时间，必要时就诊。

问题 9. 带着经外周静脉穿刺的中心静脉导管（PICC）回家，应该注意什么?

答：①维护到位：保持置管局部清洁干燥，每 5 ～ 7 天到医院维护一次，如果贴膜有卷边、松动、汗液，应及时到医院进行维护。②适度活动：PICC 置入后，置管侧手臂可以进行适当的活动，如刷牙、洗脸、吃饭、刷碗、扫地，应避免置管侧手臂提超过 5 千克的物品，不要使劲做撑床、引体向上、托举哑铃等动作，在穿脱衣服时防止把导管拽出。睡觉时注意置管侧手臂尽量避免受压。③淋浴时保护导管：选择淋浴，避免盆浴和泡浴，淋浴前用防水保护套保护好置管侧手臂，避免进水，如果不慎弄湿，需要及时到医院更换。④注意异常情况：穿刺点周围如果出现发红、疼痛、肿胀、渗液等情况，应及时到医院就诊。

问题 10. 化疗后如何调整饮食，增加营养?

答：化疗后建议选择营养丰富、易消化的饮食，进食优质蛋白，如鱼、瘦肉、鸡蛋、牛奶；多吃新鲜蔬菜、水果，同时注意饮食卫生，尽量避免辛辣刺激性食物；可以通过调整食物的色、香、味来增进食欲，保证合理、均衡的膳食摄入，必要时使用口服营养补充剂。

问题 11. 化疗后出现便秘怎么办？

答：①养成按时如厕的好习惯，建议在晨起或餐后 2 小时；②多饮水，每日晨起可空腹喝一杯温水或果汁，每日液体入量不少于 2000 毫升；③多吃粗粮及富含纤维素的食物，如玉米面、小米、全麦面包、薯类、芹菜、韭菜、苹果、香蕉、梨；④选择适合自己的运动方式并坚持，也可以进行腹部按摩，由右向左顺时针按摩，以增加肠蠕动；⑤必要时遵医嘱口服缓泻剂。

肺癌化疗

问题 12. 化疗后还可以运动吗？

答：化疗后可以进行适当的运动。适度的运动不但能提高机体免疫力，而且能缓解心理压力，有利于减轻化疗反应。肿瘤患者可以根据自身的情况，每周进行 3 ～ 5 次的中等强度运动（即运动时微微出汗），每次 30 分钟左右，如快步走、打太极拳、练气功、瑜伽等。但要注意运动时的安全，避免运动过度而产生疲劳及其他不适。化疗后出现骨髓抑制或其他严重不良反应时，应酌情减少活动量，同时避免到人多的场所，预防感染。

问题 13. 抽胸腔积液后感到胸痛，这是为什么？需要处理吗？

答：因为抽胸腔积液后使胸腔积液减少，脏胸膜和壁胸膜贴近，胸膜上有丰富的神经组织，两层胸膜间的摩擦会引起疼痛。一般情况下不需要特殊处理，可以逐渐自行缓解；如果出现疼痛加重、呼吸困难等，则属于异常情况，应立即去医院就诊。

问题 14. 化疗期间可以吸烟吗？

答：不可以。化疗期间建议戒烟。烟草中的有害成分可能会影响化疗药物杀灭癌细胞的效果，同时，这些有害物质会导致机体免疫力下降，容易继发感染。

问题 15. 化疗后出现手脚麻木，偶尔还会出现针扎样疼痛，该怎么办？

答：化疗后手脚对称性麻木伴刺痛，是出现了化疗后常见的周围神经毒性反应。要注意保暖，寒冷天气外出戴手套，手不要接触冰冷的金属物品，如冰箱门、门把手、公交车金属扶手；不要吹电扇、空调，不要触摸危险的物品及搬重物，避免受伤；可以用 39 ～ 41 摄氏度热水泡手、泡脚，建议由家人准备热水并试好水温，避免发生烫伤。如果麻木感伴刺痛严重且不缓解，应及时就诊。穿合适的衣服和舒适合脚的鞋子，使行走更为方便，避免被自己的衣物绊倒。当患者行动不便时，外出时应有人陪同，防止发生意外。

问题 16. 化疗出院后为什么还要去医院检查血常规？

答：因为大多数化疗药都会引起不同程度的骨髓抑制，通常在化疗后的 7 ～ 14 天最严重，不同的人、不同的用药发生骨髓抑制的时间也不完全一样，因此，不管是住院还是出院回家，都应该定期监测血常规，及时发现异常、及早治疗。

问题 17. 化疗时输液时间较长，怎么做既保护血管又舒适安全呢？

答：化疗时输入的药物大多属于高危刺激性药物，对血管有一定的损害，所以要正确选择输液工具来保护血管，使输液舒适、安全。可选择中心静脉输液工具，如 PICC、输液港。这样可以避免反复穿刺对血管的损伤，减少痛苦，同时也可以减少刺激性药物对血管内膜的损伤，提高治疗的安全性和有效性。

问题 18. 在家用制氧机吸氧，经常感到鼻腔、口腔干燥不适，怎么办？

答：可以使用空气加湿器来增加室内湿度，减轻鼻腔和口腔的干燥程度；尽量避免张口吸氧；适当多喝水可以保持口腔湿润，减轻口干的症状；饮食方面多吃一些具有润肺、生津、止渴的食物，例如银耳、梨、百合。鼻腔干燥及口腔干燥严重时去医院就诊。

问题 19. 化疗后失眠怎么办？

答：化疗后失眠可能与化疗药及辅助用药有关。化疗药可引起胃肠道不良反应，如恶心、呕吐，这些症状会影响睡眠质量；化疗过程中使用的激素类药物也可导致兴奋，从而影响睡眠；化疗带来的恐惧和焦虑情绪也会影响睡眠。可以尝试以下几种方法促进睡眠：创造安静舒适的睡眠环境；固定就寝时间，减少白天睡眠时间，培养良好的睡眠习惯；睡前泡脚，水温以 39 ～ 41 摄氏度为宜，时间 20 分钟左右，同时按摩双脚；使用放松技巧，如听有助眠作用的音乐、冥想；睡前禁止剧烈活动；禁用咖啡、茶等刺激性饮品；必要时遵医嘱使用催眠药。

问题 20. 用透皮贴剂止痛，应该贴在哪里？

答：止痛透皮贴剂贴敷时选择躯体平坦、干燥、体毛少、易于粘贴、不易松动的部位，如前胸、后背、上臂和大腿内侧。

问题 21. 化疗后食欲差，进食量少，担心营养不良，有什么办法可以加强营养？

答：化疗后食欲差是化疗反应之一，不必惊慌，此症状会随药物在体内的代谢而减轻。

建议选择营养丰富的清淡、易消化的食物；多吃新鲜蔬菜和水果，其富含维生素和矿物质，有助于保护胃黏膜，缓解恶心、呕吐症状；还可饮用一些酸甜的水果汁来开胃；少食多餐，每日 5 ~ 6 餐，多调换食物的口味和花样；保持进餐环境空气清新、轻松安静；必要时遵医嘱服用增强食欲的药物，也可在每餐之间服用口服营养补充剂。

问题 22. 化疗后为什么经常呃逆（打嗝）？怎么处理？

答：化疗后打嗝可能与所用药物兴奋迷走神经、导致膈肌痉挛有关。尽量放松，减少焦虑情绪；进食营养丰富、易消化的食物，保证充足营养及水分摄入，避免辛辣刺激、过冷、过热食物及饮料；可尝试做缓慢深呼吸，饮温水后缓慢咽下，屏气，用纸袋罩住口鼻呼吸，刺激悬雍垂或者鼻咽部等。

问题 23. 化疗后疲乏、精神恍惚、困倦且血钙高，为什么？

答：如果出现上述这些情况，有可能出现了高钙血症，属于肿瘤急症，应该尽快到医院就诊，如不及时治疗，可能会导致肾功能受损、意识障碍，甚至危及生命等严重后果。

问题 24. 医生建议化疗 + 免疫治疗，什么是免疫治疗？

答：正常人的免疫系统可以识别并清除大部分变异的细胞。部分变异的细胞逃脱免疫系统的监视并获得与免疫系统抗衡的能力，最终实现“变身”，逃脱了免疫系统的抑制，从而迅速生长并呈现为临床上可发现的肿瘤。可以通过免疫治疗药物作用于人体免疫系统，激活和调动自身免疫系统杀灭癌细胞。

问题 25. 免疫治疗常见的不良反应有哪些？

答：常见的不良反应有发热、输液反应、皮疹、内分泌不良反应（如甲状腺功能亢进或减退、肾上腺皮质功能减退）、免疫性肺炎、免疫性肠炎等，其中，皮肤不良反应及内分泌不良反应最常见。

问题 26. 免疫治疗后出现全身皮肤瘙痒、前胸及背部皮疹，应该怎么办？

答：应用免疫治疗后 2 ~ 3 周可能会出现相关皮肤毒性反应，如皮肤瘙痒、皮疹等。注意调整饮食，避免进食辛辣刺激性食物，多吃一些富含维生素的蔬菜和水果，补充身体所需的多种维生素，可改善皮疹的症状；衣着宜宽松、质地宜柔软；外出时避免日光直晒；清洁皮肤时水温要适宜，不可温度过高，不宜使用碱性或刺激性强的洗浴用品；瘙痒时避免用手直接抓挠皮肤，避免抓破皮肤而导致感染，可轻拍皮肤；勤剪指甲，使用剃须刀需谨慎；重度皮疹应及时就医，遵医嘱使用药物治疗。

问题 27. 医生建议进行靶向治疗，什么是靶向治疗？

答：分子靶向治疗是指通过干扰促进肿瘤生长和进展的特异性分子而阻断肿瘤生长和扩散的治疗手段。其特点是高效、低毒，是一种理想的肿瘤治疗方法。

问题 28. 靶向治疗常见的不良反应有哪些？

答：常见的不良反应有过敏反应、皮肤不良反应（如皮疹、手足综合征）、出血和血栓事件、高血压、蛋白尿、水肿、胃肠道反应（如腹泻、恶心）、肝毒性（如转氨酶升高、胆红素升高）、间质性肺炎等。

问题 29. 使用抗血管靶向药后血压升高，怎么办？

答：应用抗血管靶向药后会出现血压升高的不良反应。要监测血压变化情况，如果持续升高或者出现头痛、头晕等症状，建议及时就医，使用降压药物；建议稳定情绪，放松心态，生活规律，保证休息，避免熬夜等不良生活习惯；饮食清淡、易消化，减少钠盐和脂肪的摄入量；加强锻炼、控制体重等。

问题 30. 使用抗血管靶向药后出现鼻出血，是什么原因？该怎么办？

答：鼻出血是抗血管靶向药的不良反应之一。少量鼻出血时可局部按压止血，按压鼻中隔或捏双侧鼻翼止血；还可冷敷止血，采取坐位，用冷水浸湿毛巾，敷于前额部；鼻出血时忌仰头，忌用鼻呼吸，要暂时用嘴来呼吸。出血量较大或出血不止时应立即去医院就诊。

食管癌化疗

问题 31. 化疗后经常觉得口干，应该如何应对？

答：化疗后口干的发生与疾病本身及药物副作用有一定相关性，要积极应对。需要保证充足的水分摄入，可以少量多次饮水；多吃新鲜蔬菜、水果；可多吃养阴生津的食物如蜂蜜水、藕汁、梨汁、番茄；勤漱口，保持口腔湿润；做好口腔卫生，进食后用软毛牙刷刷牙；可以使用润唇膏保持口唇湿润；还可口含乌梅、话梅等甘甜类食物，促进唾液分泌，减轻口干；要戒烟、戒酒，避免饮用含酒精或咖啡因的饮料等。

问题 32. 化疗结束回家后出现恶心、呕吐，家人在处理呕吐物时需要注意什么？

答：化疗后在家中应准备带盖容器，以便呕吐时使用。一旦出现呕吐，立即将容器盖盖好，且不宜在室内存放，容器用后应反复冲洗。大小便后应立即盖紧马桶盖，冲水 2 次以上，在处理呕吐物及排泄物时清理者应戴手套和口罩。

问题 33. 化疗后进食乏味、食欲缺乏，该怎么办？

答：改善食欲缺乏可以适量吃些酸甜或开胃的食物，例如山楂、果丹皮、葡萄；少食多餐，以清淡、易消化饮食为主，补充新鲜水果、蔬菜、优质蛋白类食物等，以保证营养供给；同时可增加饮水量，有助于促进化疗药物代谢，减轻化疗反应。进行适量的运动可以促进身体代谢，有助于增加食欲。必要时遵医嘱服用增强食欲的药物，口服或静脉补充营养。

问题 34. 化疗后出现血小板降低，有哪些注意事项？

答：生活中要预防出血：减少活动，注意休息，避免磕碰，预防跌倒等；禁止挖鼻孔、用力擤鼻子，预防鼻出血；用软毛牙刷刷牙，禁止用牙签剔牙，预防牙龈出血；执行采血和注射等操作后，延长按压穿刺点的时间，以预防皮下出血；观察全身皮肤有无出血点及瘀斑；观察大便及尿液的颜色，注意有无消化道及泌尿道出血；预防便秘，保持大便通畅，避免过度用力；观察有无头痛、头晕、视物模糊等不适，警惕颅内出血。饮食方面：以软食为主，避免进食过硬、过烫、粗糙及辛辣刺激性食物以预防消化道出血；可多吃花生红衣、大枣、枸杞子、红豆等辅助提升血象的食物；多吃干果类食物，还可适当多吃猪肝、菠菜等含铁元素的食物。

膀胱癌化疗

问题 35. 医生让我化疗后多喝水、多排尿，应该喝多少水、排多少尿？

答：化疗后多喝水、多排尿可以保护肾，有利于加速有害物质的排出，稀释有害物质在尿液中的浓度，从而减少对膀胱黏膜的损伤。每天应该至少摄入 2000 毫升的液体（包括水、汤、奶等），每天尿量应该在 2000 ～ 3000 毫升。

问题 36. 化疗后口腔溃疡，该怎么办？

答：化疗后有可能会发生口腔黏膜炎，出现疼痛、溃疡、出血等。应注意保持口腔清洁，应用不含酒精的漱口水漱口，用软毛牙刷刷牙；戒烟、戒酒；建议小口多次饮水；进食前可遵从医生指导，使用含有镇痛成分的漱口水漱口；饮食上尽可能清淡，避免辛辣烫等刺激性食物，饮用半流质或流质饮食等。如果出现口腔疼痛严重、出血不止、吞咽困难、发热等症状，及时就医。

胃癌化疗

问题 37. 出院回家仍需要继续口服化疗药，这期间有哪些注意事项？

答：要严格按照剂量服药，不可随意增减剂量，建议在服药期间做好用药记录，包括每天的服药时间、剂量，以及服药后出现的不适症状等。口服化疗药物的储存应避光、密闭、防潮、远离热源，请勿放在浴室、厨房等处；取药时不可直接用手，应戴丁腈手套，取药前后应洗手，药瓶盖拧紧、现用现开，孕妇、哺乳期妇女、儿童避免接触化疗药；如服药期间需同时服用其他药物，应咨询医师能否一起服用。服药期间如果出现不适，应及时就诊；口服化疗药期间如厕后应及时盖马桶盖，反复冲洗马桶；疗程结束后如有剩余药品，请勿继续服用，可联系主治医生收回或双层垃圾袋密封后按有毒垃圾处理。

问题 38. 化疗后手脚麻木，手指、手掌、脚趾、脚底水疱，怎么办？

答：这种情况是发生了化疗后手足综合征，应该积极处理。穿宽松的鞋袜，减少摩擦和受压，避免开车、骑车及重体力劳动；减少手足接触热水的次数，使用保湿的护手霜减轻皮肤脱屑、溃疡和疼痛；手脚脱皮不要用手撕，避免出现感染；避免在阳光下直晒，使用无刺激性防晒用品；预防受伤，不要接触高温或危险物品；饮食上应该清淡，避免辛辣刺激。小水疱可自行吸收，出现大水疱或疼痛严重时应及时就医处理。

问题 39. 化疗后出现中性粒细胞减少，有哪些注意事项？

答：重在预防感染，及时升白细胞治疗。首先加强个人防护，注意手部卫生消毒，避免去人群密集的地方，保持室内通风，最好单间居住；遵照医嘱应用升白细胞药物治疗，同时按时检测血常规；均衡饮食，保证充足的营养，注意饮食卫生，避免出现肠道感染；尽量减少和宠物的接触，必须接触时戴好手套和口罩；不要用手抓挠皮肤，避免出现伤口，预防感染发生；如果出现发热或其他不适，应及时就医。

问题 40. 如果出现腹水，居家应该注意什么？

答：放松心情，减少焦虑，腹水可以通过穿刺引流方式抽出。要注意休息，调整卧位，腹部或下肢用软枕垫起，酌情适量活动。饮食要注意少吃豆类、薯类等产气食物，避免加重腹胀；多吃优质蛋白、含钾丰富的食物；关注大便情况，预防便秘等。如果出现腹胀加重、呼吸困难等，及时就医。

问题 41. 化疗后出现腹泻，如何应对？

答：化疗后出现腹泻，要遵照医嘱服用止泻药，同时注意观察记录排便的次数和性质，如有发热、寒战、口渴、脉搏快、头晕或严重腹痛等症状，要及时就诊；每次排便后用温水清洗肛门，用软纸吸干，预防肛周感染，建议穿松软的棉质内衣。饮食上要注意进食对胃肠道刺激小的食物，不宜进食粗粮、含油量高的坚果、含酒精或咖啡因的饮料、甜食及奶制品等，忌食生冷、辛辣食品，可进食少渣食物，少量多餐。

肠癌化疗

问题 42. 肠癌化疗后出院回家使用造口袋的注意事项有哪些?

答：造口袋要存放于阴凉干燥处，勿靠近取暖设备或阳光直射处，防止受热后影响粘贴。将造口用品集中放置，方便取用。化疗期间，造口大小可能会发生变化，所以每次更换造口袋时，均要测量造口的大小，不建议一次裁剪过多的造口底盘，以免造成浪费。废弃造口袋的处理：现在市面上绝大部分厂家生产的造口用品是不能溶于水的，所以每次更换下来的造口用品最好用报纸或胶袋装好放在垃圾桶，不能将其丢在厕所用水冲走，以免堵塞厕所。

问题 43. 应用奥沙利铂化疗后为什么不能吃凉食?

答：应用奥沙利铂化疗后可以产生神经系统毒性反应，尤其在遇冷后会加重，常出现口腔周围、呼吸道感觉异常，严重时会出现喉头痉挛，停药后症状逐渐缓解。因此，使用奥沙利铂化疗后不能吃凉食。

问题 44. 输注完奥沙利铂化疗回家后出现手脚麻木、疼痛，遇到冷的东西更严重，应该怎么办?

答：这种情况是发生了奥沙利铂相关的周围神经毒性，应该积极处理。饮食上应该清淡，避免辛辣刺激；注意保暖，外出戴手套，勿用凉水洗手、洗脚，建议每日用 39 ～ 41 摄氏度热水泡手、泡脚，每次 20 分钟；预防受伤，不要接触高温或危险物品；手脚脱皮不要用手撕，避免出现感染；避免在阳光下直晒，使用无刺激性防晒用品；穿宽松的鞋袜，减少摩擦，使行走更为方便，避免被自己的衣物绊倒。当患者行动不便时，外出时应有人陪同，防止发生意外。

问题 45. 化疗后出现腹泻，饮食上应该注意什么?

答：化疗后出现腹泻，应该避免进食下列食物：高纤维食物，如麦片、全麦面包；牛奶及含乳糖高的奶制品；油腻、高脂、油炸食物；豆类、坚果类、芹菜、玉米；含糖高的饮料，如果汁；生瓜果蔬菜；咖啡、浓茶等。

问题 46. 化疗一段时间后皮肤变黑了，属正常现象吗？

答：某些化疗药物使用后会出现色素沉着，应注意减少日晒，尤其是避免强紫外线照射，化疗结束后多数患者会逐渐好转。

问题 47. 医生开具的居家口服化疗药片，能掰开或碾碎吃吗？

答：口服化疗药片，应尽可能整片吞服，不要掰开或碾碎，因为掰开或碾碎产生的药物粉末会污染环境，对人体造成损害。

问题 48. 家中剩余的口服化疗药能直接扔到垃圾桶中吗？

答：不可以。因为化疗药物会对周围环境造成污染，不再使用的化疗药应用双层垃圾密封袋封好，按有毒垃圾处理，或者联系主管医生进行回收。

胰腺癌化疗

问题 49. 胰腺癌化疗后饮食方面有哪些注意事项？

答：胰腺癌化疗后可以延续之前的饮食习惯，适当增加营养，增加优质蛋白，少食多餐，不吃辛辣刺激的食物，多食新鲜的水果、蔬菜。可以适当遵医嘱补充胰酶，促进消化吸收。

问题 50. 经常腹部疼痛，担心服用镇痛药成瘾就尽量忍着，这样做对吗？

答：这样做是不对的！出现疼痛不能忍痛，要及时就诊，告知医护人员，合理规范地使用镇痛药是不会上瘾的，而且建议及早镇痛、足量镇痛，可以很好地提高生活质量，远离疼痛折磨。

问题 51. 化疗后总是感觉疲乏，应如何应对？

答：化疗后疲乏与很多因素有关，如化疗之后白细胞及血红蛋白下降、进食减少使能量供应不足、各种原因导致的电解质紊乱等均可能导致患者有乏力感。化疗之后出现疲乏首先应该好好休息，营养饮食，遵医嘱及时复查血常规和血电解质水平。身体条件允许的情况下，可以多进行户外活动，呼吸新鲜空气，进行简单的体育锻炼。

问题 52. 生病后体型逐渐消瘦，卧床不适、皮肤压红，应该怎么办？

答：首先保持皮肤清洁、干燥，可在易受压皮肤部位使用保护产品；及时清理分泌物如大小便、汗液等，生活护理时避免用力擦洗；关注体位，勤翻身，每 2 小时变换一次体位，避免拖、拉、推、拽等动作；可以使用减压工具，如三角枕、防压疮气垫床；及时营养支持，鼓励摄入充足热量、蛋白质、维生素与矿物质平衡的膳食。

胆囊癌化疗

问题 53. 出院时医生嘱咐每次吃 1 片奥施康定镇痛，但自觉疼痛好转，能否掰半片服用？

答：不能。奥施康定的通用名为盐酸羟考酮缓释片，属于麻醉类药品，必须整片吞服，才能缓慢释放有效成分，稳定控制持续性的中度到重度疼痛。如果掰开或嚼碎，会导致羟考酮快速释放，使短时间内剂量过大，可能出现药物过量的严重后果，而长时间的疼痛控制效果却变差，所以一定要遵照医嘱服药。

问题 54. 化疗后皮肤干燥瘙痒、面色发黄，需要去医院检查吗？

答：建议及时到医院进行检查。导致皮肤发痒、脸色蜡黄的原因有很多，可能是皮肤护理不当、湿疹及过敏等，但是也需要警惕其他疾病，如肝胆相关疾病。建议及时就诊，明确病因，以免耽误治疗。

问题 55. 化疗后注射了长效升白针，出院回家之后还用查血常规吗？

答：回家之后还要定期复查血常规。虽然注射了长效升白针，但是也不是完全保险，长效升白针可以持续刺激骨髓粒细胞的分化和成熟，降低骨髓抑制程度，降低感染风险，但仍有可能出现白细胞降低。但是每个人的化疗方案不同，导致的骨髓抑制程度也不同，所以要遵医嘱按时复查血常规。

肝癌化疗

问题 56. 肝癌治疗后会出现哪些不良反应？

答：肝癌可以采用靶向治疗和免疫治疗，治疗后可能出现的不良反应包括发热、恶心、腹泻、出血、血压升高和肝肾功能损害等。

问题 57. 肝动脉栓塞化疗后有哪些不良反应？

答：肝动脉栓塞化疗后，可能会有局部胀痛、恶心、呕吐、发热、肝功能异常、穿刺部位疼痛和血肿等不良反应。

问题 58. 肝区疼痛，医生开具了奥施康定，但自觉疼痛好转，可以停药吗？

答：这种疼痛属于慢性疼痛，需要长期治疗，药物的增减须由专业医生决定，如果自觉疼痛好转，可前往医院就诊，由医生进行调整。

问题 59. 服用奥施康定期间 4 ～ 5 天才大便一次，而且排便困难，有什么办法可以解决？

答：便秘是奥施康定的常见不良反应，可以调整饮食，适当运动，保持充足水分，建立良好的排便习惯。如果便秘症状较严重，可以在医生的指导下使用通便药物或调整镇痛药的剂量。

问题 60. 出院后一直口服升白药，现在血常规正常了，是否可以停药？

答：血常规正常，可能表明升白药已经发挥作用，但不应立即停药，而应继续监测血常规的变化趋势，遵照医嘱调整用药。

问题 61. 注射完升白针后为什么会出现关节痛？该怎么处理？

答：注射升白针后出现关节痛，主要是药物刺激骨髓造血所致。为缓解疼痛，可采取卧床休息、放松疗法、热敷或冷敷、服用镇痛药物等方法。若疼痛持续或加重，应及时咨询医生。

肉瘤化疗

问题 62. 化疗后出现体温升高该怎么办？

答：建议先明确发热的原因，有无咽痛、咳嗽、流涕等症状，并应及时就医，化验血常规和感染指标；可多饮水，实施温水擦浴等物理降温，必要时服用退热药和抗生素等药物。

问题 63. 化疗后出现浑身乏力该怎么办？

答：肉瘤化疗后疲乏与很多因素有关，比如化疗之后白细胞及血红蛋白的下降可能导致患者有乏力感。化疗之后出现疲乏首先应该好好休息，遵医嘱及时复查血常规，身体条件允许的情况下可以多进行户外活动，呼吸新鲜空气，进行简单的体育锻炼，早睡早起，均衡膳食等。

问题 64. 化疗后恶心、呕吐明显，应该怎么办？

答：化疗后恶心、呕吐明显，应遵医嘱服用止吐药，同时观察呕吐物的颜色和量，如呕吐严重或呕吐物颜色异常时，应及时就医；呕吐后用清水漱口，减少口腔异味，保持口腔清洁；卧床时发生呕吐，应头偏向一侧，避免发生误吸。饮食方面建议选择营养丰富的清淡、易消化食物，少食多餐，每日 5 ~ 6 餐，餐前、餐后 1 小时尽量少饮水；多吃新鲜蔬菜和水果，其富含维生素和矿物质，有助于保护胃黏膜，缓解恶心、呕吐症状。进餐环境保持空气清新，轻松安静。

问题 65. 化疗后需要监测哪些指标？

答：肉瘤化疗后，需要重点关注血常规、血电解质、肝肾功能、心脏功能等。

前列腺癌化疗

问题 66. 化疗后会出现什么不良反应？

答：化疗后有可能会出现恶心、呕吐、便秘、脱发、骨髓抑制、肝肾功能异常、心脏功能异常等。

问题 67. 前列腺癌患者注射诺雷得后可以洗澡吗？应该注意什么？

答：前列腺癌患者注射诺雷得（通用名为醋酸戈舍瑞林缓释植入剂）后可以洗澡，但需要注意以下事项：①避免在注射部位进行剧烈的揉搓或按摩，以防止出现局部疼痛或感染；②在注射后的 24 小时内，避免注射部位接触水或潮湿的环境，以免引起局部感染；③定期检查注射部位，如果出现任何异常症状，应及时就诊；④注射诺雷得后，应遵照医嘱定期进行前列腺癌相关的检查，以确保治疗效果和监测可能的不良反应；⑤在治疗期间，需要保持良好的生活习惯和饮食健康，以增强身体的免疫力和抵抗力。

宫颈癌化疗

问题 68. 为什么放疗期间还需要化疗？

答：放疗与化疗的作用机制不一样。放疗属于局部治疗，一般仅在放射线照射的区域产生抗肿瘤效果。化疗属于全身治疗手段，不仅可以杀伤肉眼可见的肿瘤，也可以将放疗野外的肿瘤细胞杀死，从而发挥全身抗肿瘤的作用。局部放疗无法替代全身化疗。此外，化疗对放疗有增敏作用，将放疗的作用效果最大化，从而提高放疗效果。

问题69. 同时做放化疗会加重机体损伤吗？能耐受吗？

答：对很多宫颈癌患者来说，同步放化疗是标准的治疗方案，疗效可以达到最优化，但同时做放化疗的损伤肯定大于单纯放疗。不过这不是说化疗的加入一定会加重全部损伤，并且这些不良反应大部分都有对症治疗手段，可以缓解或在治疗结束后恢复正常水平。总体来说，大部分人可以耐受放化疗相关的不良反应，在症状出现后及时给予对症治疗，不适一般都可以缓解或减轻；但对于个别体质差、对放化疗尤其敏感的人，在不能耐受不良反应时，可以考虑暂停化疗或直接给予单纯放疗，个别特殊情况可以等放疗结束后再行化疗。这些都需要放疗专业医生根据患者的实际情况来制定合适的治疗方案。

问题70. 化疗期间饮食上有忌口吗？

答：化疗期间应避免进食辛辣食物，如辣椒、花椒、酒等；少食高盐食物，如熏肉、火腿肠、腊肉、咸菜、榨菜、酸菜等；禁食生冷食物，如生鱼片、冰激凌、冰镇饮料等；少食油腻、不易消化的食物，如肥肉、油条、甜点蛋糕、油炸食品。

问题71. 注射升白针后全身酸痛，可以服用镇痛药吗？

答：可以。对于化疗后白细胞减少症患者，应用升白针会刺激骨髓，使骨髓造血细胞异常活跃，从而导致全身关节部位疼痛。所以全身酸痛是应用升白针后常见的现象，通常会逐渐自行缓解。严重时也可遵照医嘱口服布洛芬缓释胶囊等药物缓解疼痛。

问题72. 化疗后总觉得心悸，尤其是活动后加重，该怎么办？

答：如果化疗后出现心悸、气短，可能因为化疗药物引起机体受损，体力下降而引发的，也有可能是因为心脏和肺功能受损而导致的。应该到医院进行针对性的检查，在医生的指导下进行调理。在日常生活中可以进行饮食调理，根据身体状况适当活动，避免劳累。

问题73. 静脉输注顺铂化疗后为什么需要多饮水？

答：因为顺铂可导致肾损伤，输注顺铂前后要求患者采用多种方式增加液体摄入量，例如喝水、饮料、粥、汤或者静脉输液，保持尿量在2000～3000毫升/天，能快速有效地经尿液排泄进入体内的化疗药物，缩短药物在体内的停留时间，减轻药物对肾的损伤，减少药物不良反应。

卵巢癌化疗

问题74. 化疗后总觉得恶心、胃部饱胀感、食欲缺乏，该怎么办?

答：化疗有可能会出现不同程度的呕吐、恶心、食欲缺乏等症状，可以使用止吐药来缓解症状。饮食上可以通过适当食用易消化的食物，如稀饭、面条、番茄、黄瓜、苹果、南瓜缓解胃部不适，减轻化疗所引起的恶心、呕吐症状。还可以吃一些健脾开胃的食物缓解化疗呕吐，如山楂、猕猴桃、橘子、柚子、橙子、胡萝卜、白萝卜、大枣，能够刺激味蕾，增加食欲，减轻恶心、呕吐等症状。避免刺激性食物，不要吃高脂肪、辛辣、油炸、过冷或过热、过咸、过甜的食物，也不要吃有强烈气味的食物，更不能喝酒和含有咖啡因的饮料。

问题75. 化疗期间能吃中药吗?

答：在化疗期间配合适当的中药治疗，有助于缓解化疗不良反应，提升患者食欲，改善体力，提高患者化疗期间的营养状况及生活质量。大多数情况下，中药只是辅助治疗，尽量避免使用化疗药物的同时服用中药，以免加重胃肠道反应。可在化疗间歇期，在医生指导下服用中药，并且在用药过程中定期监测肝、肾功能。

问题76. 化疗用“红药水”（盐酸吡柔比星）后，为什么尿色发红?

答：这种现象是正常的药物代谢。所输注的药物属于蒽环类药物，通过输液进入人体后可以随尿液排出。因为这些药物本身是红色的，原型药物经过尿液排出后将尿液染红，从而导致尿液颜色发红，但并不是真正的血尿。

问题77. 化疗结束回家后感觉血管有些发硬，下次该怎样保护血管?

答：静脉输液是抗肿瘤治疗常用的给药途径，输液时间相对较长，通常需要多次输液，一些化疗药物对血管有一定的刺激性，建议选择PICC、输液港等输液工具，这样可以避免反复穿刺对血管的损伤，减少痛苦，同时也可以减少刺激性药物对血管内膜的损伤，提高治疗的安全性和有效性，保护好“血管生命线”。

老年科篇

高血压

问题 1. 高血压的易患人群有哪些？

答：高血压的易患人群包括超重 / 肥胖、长期过量饮酒、吸烟、缺乏运动、长期精神压力大、盐摄入过多、有高血压家族史、≥ 55 岁的男性、更年期后的女性。

问题 2. 高血压是重大疾病吗？

答：高血压是一种常见的慢性疾病，如果不及时治疗和管理，会对心脏、肾、眼、大血管等脏器产生严重的危害，如心肌肥厚、心肌缺血、心绞痛、脑出血、脑梗死、慢性肾病、视网膜病变。所以得了高血压万不可掉以轻心。

问题 3. 高血压是如何“摧毁”心脏的？

答：高血压是导致冠心病（急性心肌梗死）、心律失常（心房颤动）、心力衰竭等心血管疾病的主要危险因素之一。①长期高血压会导致心脏负荷过重，使心肌逐渐增厚。这种现象被称为心肌肥厚，会导致心脏舒张功能下降，后期会导致收缩力降低。②高血压会导致冠状动脉硬化和狭窄，从而减少心脏供血。如果冠状动脉严重受损，可能会导致心肌缺血甚至心肌梗死等严重后果。③长期高血压会使心脏不断承受过度负荷，最终可能导致心肌疲劳和衰竭。当心脏无法有效地泵血时，就会出现心力衰竭的症状，如呼吸困难、水肿。④高血压可能导致心律失常发生，这是因为高血压会影响心脏的电生理活动，使心脏节律不稳定或过快 / 过慢。

问题 4. 患了高血压，是不是脑梗死、脑出血的风险也会增加？

答：是的。高血压是导致脑卒中、脑出血等脑血管疾病的主要危险因素之一。①长期高血压会导致血管壁变厚、弹性降低，形成动脉硬化。动脉硬化可以发生在全身各个部位的动脉中，包括心脏、大脑、肾、下肢等。当动脉狭窄或闭塞时，血液流动受阻，会导致相关器官缺血、缺氧，引起各种疾病，比如脑血管狭窄或闭塞，大脑的血液供应受阻或不足时，脑细胞会因缺氧而死亡，从而导致脑梗死或脑出血等脑卒中事件的发生。②高血压还可能导致血小板聚集和凝血因子激活，促进血栓的形成。这些血栓可能阻塞脑血管，导致脑梗死的发生。③高血压还可能导致小动脉病变，使细小的脑血管受到损伤，这会导致微出血，最终引起脑出血的发生。

问题 5. 高血压会导致肾损害吗?

答：高血压会对肾造成一定程度的损伤。①长期高血压会导致肾小球的动脉收缩，从而使肾小球滤过率下降。这意味着肾不能有效地滤过血液中的废物和多余的水分，导致体内毒素积累，引起尿毒症等严重后果。②高血压还可能导致肾血管病变，包括动脉硬化、微小动脉病变等。这些病变会使肾的血液供应不足，导致肾功能受损。如果不及时治疗，可能会发展为慢性肾病。③高血压还可能导致蛋白尿的发生，这是因为高血压会损伤肾小球的滤过膜，使蛋白质泄漏到尿液中。长期蛋白尿会导致肾负担加重，加速肾功能恶化。

问题 6. 高血压能导致失明是不是谣传?

答：不是谣传。①高血压对眼睛的影响非常严重，长期高血压会导致视网膜动脉硬化和狭窄，从而减少视网膜的血液供应，这会导致视网膜缺氧、水肿和出血等，最终可能导致视力下降或失明。②高血压还可能增加黄斑变性的风险，黄斑是眼睛中一个重要的区域，负责中央视觉。如果黄斑受到损伤，可能会导致中心视力下降或失明。③高血压还可能增加青光眼的风险。青光眼是一种眼压升高导致的疾病，会损害视神经并最终导致失明。所以一定要控制和管理好自己的血压，保护视力，定期进行眼科检查。

问题 7. 如何才能将高血压的危害降到最低?

答：通过药物治疗、饮食调整、运动等方式，将血压控制在正常范围内，就能有效降低危害。这需要从以下几方面注意。①遵医嘱按时按量服药。②健康饮食：减少盐的摄入量，增加蔬菜、水果、全谷类食品和低脂肪乳制品的摄入量。③适量运动：每周至少进行 150 分钟的中等强度有氧运动，如快走、游泳、骑车。④戒烟限酒：戒烟和限制饮酒可以有效降低高血压的风险。⑤控制体重：保持健康的体重可以降低高血压的风险。⑥定期检查：定期进行血压检查，及时发现并治疗高血压。⑦减少压力：学会放松身心，减少压力可以有效降低高血压的风险。

问题 8. 高血压患者的饮食注意事项有哪些?

答：高血压患者膳食宜清淡、低盐、低脂、低糖，宜富含维生素、纤维素、钙、钾。推荐的食物如下：①新鲜蔬菜、水果、菌类等；②食用植物油；③富含膳食纤维的食物：燕麦、薯类等粗粮、杂粮等；④富含优质蛋白、低脂肪、低胆固醇的食物：无脂奶粉、鸡蛋清、鱼类、去皮禽肉、瘦肉、豆制品等。不食用或少食用的食物如下：①高钠食物：咸菜、咸鱼、咸肉、腌制食品、烟熏食品、火腿、含钠高的调味料、酱料等；②高脂肪、高胆固醇食物：动物内脏、肥肉、禽皮、蛋黄、鱼子、油炸食品；③高反式脂肪酸食物：人造奶油，富含氢化油、起酥油的糕点和方便食品等；④糖类、辛辣刺激的调味品、浓咖啡、浓茶等。

问题 9. 老年人高血压的特点有哪些？

答：①老年人高血压通常以收缩压升高为主。②老年人容易发生直立性低血压，身体由低位到高位快速变化的时候，血压突然下降，可能会导致头晕甚至跌倒的情况。③老年人的高血压在一天之内的血压波动范围是比较大的。④老年人靶器官的并发症比较多，常常合并其他疾病，如糖尿病、高脂血症、肥胖症、冠心病。⑤老年人高血压对降压药物的反应不一致，由于老年人的血压波动比较大，对于同一种药物或者是同一个剂量的降压药物，在不同时间内服用的反应是不一样的，尤其是清晨血压波动更大。

慢性阻塞性肺疾病

问题 10. 为什么会患慢性阻塞性肺疾病？

答：慢性阻塞性肺疾病的病因有很多，比如遗传因素、年龄因素，随着岁数增长，慢性阻塞性肺疾病的患病率就会越来越高。吸烟、空气污染、粉尘、免疫力低下、低体重也和慢性阻塞性肺疾病有关。此外，哮喘也是慢性阻塞性肺疾病的诱发因素。

问题 11. 慢性阻塞性肺疾病有哪些症状？

答：慢性阻塞性肺疾病的主要症状是慢性咳嗽、咳痰和呼吸困难。早期没有明显症状，随着病情进展，通常先出现咳嗽、咳痰症状，后期则以呼吸困难为主要表现。

问题 12. 患了慢性阻塞性肺疾病，回家后怎么吸氧？

答：严重的慢性阻塞性肺疾病患者回家后要长期吸氧。居家氧疗的具体注意事项：①氧浓度在 35% 以下（氧流量 1 ～ 2 升 / 分），每天吸氧 13 ～ 15 小时。②氧气瓶要远离明火和油，在阴凉、无遮挡的地方固定稳妥，防止震荡。氧气瓶在用尽前需提前更换。

问题 13. 患了慢性阻塞性肺疾病，在饮食上有什么忌口吗？

答：慢性阻塞性肺疾病患者在饮食方面是要有些忌口的，应注意避免食用油腻、辛辣以及寒凉的食物。①少吃油腻的食物：油腻食物一般有奶油、肥肉、炸鸡等，长期食用容易加重胃肠负担，不利于消化，甚至还会加重呼吸困难的症状。②忌食辛辣的食物：如辣椒、胡椒、芥末，辛辣的食物具有一定刺激性，食用后可能会刺激呼吸道，引起咳嗽，不利于疾病的恢复。③避免食用寒凉的食物：如绿豆、西瓜、螃蟹。寒凉食物也具有一定刺激性，食用后可能会引起呼吸道痉挛，从而加重咳嗽、气喘等不适症状。

问题 14. 患了慢性阻塞性肺疾病，可以做哪些运动？

答：慢性阻塞性肺疾病患者可以适当进行锻炼，锻炼的方法包括有氧运动、呼吸锻炼、肌肉锻炼等。①有氧运动：有氧运动可以增强心肺功能，提高身体耐力。建议选择低强度、长时间的有氧运动，例如散步、慢跑、骑自行车、游泳等。②呼吸锻炼：呼吸锻炼可以改善呼吸功能，减轻呼吸困难症状，可以进行缩唇腹式呼吸。③肌肉锻炼：肌肉锻炼可以增强肌肉和心肺功能，帮助改善呼吸困难、体力下降等症状。除以上锻炼方法外，还可以进行其他锻炼方法，例如游泳、做瑜伽等。

问题 15. 缩唇腹式呼吸该怎么做？

答：可以选择坐位，全身放松，将一只手放在胸部，另一只手放在腹部，然后闭嘴经鼻缓慢进行深吸气，置于腹部的手随之抬高，然后将口唇缩成口哨状进行缓慢呼气，置于腹部的手随呼气向内凹陷，可在距离口唇 15 厘米处放置一根点燃的蜡烛，保持合适的呼气量，使蜡烛的火苗微微倾斜，但不能熄灭。每次练习 3 ～ 5 分钟，每分钟呼吸 8 ～ 10 次，保持呼气和吸气时间的比例是 2 ∶ 1。

问题 16. 有痰但难以咳出该怎么办？

答：学会正确的咳痰法，就可以轻松咳出痰了。第一步，采取侧卧位屈腿或者坐位，将双手放在腹部两侧，用鼻慢慢吸气，尽量深吸气到最大限度，当感觉到腹部两侧鼓起的时候，将嘴做成鱼嘴状后缓慢吐气，在吐气过程中不断内收腹部。反复进行该操作，直到感觉到痰液聚集上涌。第二步，用双手拿起痰盂，快速用力吸气，吸气后屏气 3 秒左右，将身体前倾并用力咳嗽，收缩腹肌，用力将痰液咳到痰盂中。如果痰没有咳出，可重复第二步，尝试再次咳痰。每天咳痰次数在 2 ～ 3 次，每次咳痰 20 分钟左右。

糖 尿 病

问题 17. “小糖人”指什么？

答：“小糖人”，顾名思义就是血糖浓度偏高的人，也指糖尿病患者。糖尿病是由于胰岛素分泌缺陷和（或）作用障碍引起的以血糖升高为特征的慢性代谢性疾病，能够引发多种并发症，对人体的危害极大。

问题 18. 糖尿病的典型症状是什么？

答：糖尿病的典型症状为“三多一少”，即多饮、多食、多尿，体重下降；除此之外，还可能出现视物模糊、疲劳乏力、皮肤瘙痒、伤口不易愈合等症状。

问题 19. 糖尿病低血糖除了感到饥饿，还有什么表现？

答：如果发生了低血糖，除了可能会感到饥饿外，还可能会出现心悸、出汗、手抖等异常表现，还会导致乏力、意识模糊，甚至昏迷的症状。如果出现了以上疑似低血糖症状，有条件者马上测血糖，并立即服用含糖食物，安静休息 15 分钟，并复测血糖。为了避免发生低血糖，请加强血糖监测，外出时随身携带水果、糖块。

问题 20. 化验血糖高，是患了糖尿病吗？

答：当出现心悸、乏力、出汗、手抖、饥饿感等情况，并符合以下任何一个条件的，可以诊断为糖尿病：①一天中任一时间血糖 $\geqslant$ 11.1 mmol/L；②空腹血糖水平 $\geqslant$ 7.0 mmol/L；③口服葡萄糖耐量试验 2 小时血糖水平 $\geqslant$ 11.1 mmol/L；④糖化血红蛋白 $\geqslant$ 6.5%。

问题 21. 糖尿病有什么危害？

答：血糖控制不佳，可出现糖尿病并发症，分为急性并发症和慢性并发症。

（1）严重糖尿病急性并发症可危及生命，包括：①高血糖：糖尿病酮症酸中毒（食欲减退、恶心呕吐、呼吸深快、呼气中有烂苹果味等）、高渗高血糖综合征；②低血糖；③感染。

（2）糖尿病慢性并发症可累及全身，包括：①心血管疾病：胸闷、胸痛、呼吸困难；②肾病变：下肢水肿、尿蛋白增加；③视网膜病变：视力下降、失明；④神经病变：腹泻或便秘、四肢麻木、感觉丧失；⑤下肢血管病变，糖尿病足：间歇性跛行、下肢缺血性溃疡。

问题 22. 什么是糖尿病前期？

答：糖尿病前期可以被认为是一个分水岭，如出现则标志着将来发生糖尿病、微血管病变等疾病的风险增高。2 型糖尿病由糖尿病前期发展而来。糖尿病前期是糖尿病发病前的过渡阶段，包括空腹血糖受损和糖耐量减低以及两者的混合状态，是在正常血糖与糖尿病之间的中间高血糖状态。中国成人糖尿病前期诊断标准如下：

静脉血浆葡萄糖及糖化血红蛋白水平	糖尿病前期		
	空腹血糖受损	糖耐量减低	空腹血糖受损 + 糖耐量减低
空腹血糖（mmol/L）	≥ 6.1，< 7.0	< 6.1	≥ 6.1，< 7.0
加上糖负荷后 2 小时血糖（mmol/L）	< 7.8	≥ 7.8，< 11.1	≥ 7.8，< 11.1
和（或）糖化血红蛋白（%）	≥ 5.7，< 6.5		

问题 23. 糖尿病前期的高危人群有哪些?

答：糖尿病前期的高危人群包括有糖尿病家族史、超重、肥胖、多食少动、吸烟、年龄≥ 45 岁、高血压与血脂异常、有异常妊娠糖尿病史者等。

问题 24. 如何预防糖尿病前期的发生?

答：糖尿病前期人群容易合并肥胖、高血脂、高血压等危险因素。研究显示，合并肥胖、高血脂、高血压等危险因素的糖尿病前期患者的糖尿病患病风险会进一步增加。糖尿病前期个体的干预目标是通过适当的干预方法控制体重，超重或肥胖者体重减轻 3% ～ 5% 是体重管理的基本要求。可以采取有氧运动（快走、慢跑、骑自行车、打太极拳等）和抗阻运动（哑铃、杠铃等）的联合运动方式，建议运动时间每周≥ 150 分钟。此外，增加静息运动（伸展、揉捏、捶打等动作），避免久坐的生活方式。

问题 25. 平时很少吃糖，是不是就能预防糖尿病?

答：可以通过培养正确、健康的生活方式来预防糖尿病。①管住嘴：预防糖尿病不能多吃、乱吃，讲究热量摄入适度、营养均衡，每顿七八分饱，多吃新鲜蔬菜，多饮水，限制甜食、含糖饮料、油炸食品，戒烟、戒酒。②多运动：有研究表明，长期静坐的生活方式与糖尿病患病有关，所以为远离糖尿病，一定要让自己动起来，体质强壮者可采用强度较大的运动项目，如游泳、跑步、打球等；体质虚弱者可采用强度较小的活动，如打太极拳、练八段锦、快走、慢跑、瑜伽等，满足每周至少 5 天，每次至少半小时。③好心情：保持良好的心情，学会自我减压，避免长时间处于精神紧张当中，以免刺激升糖激素的分泌，改善糖代谢。④减体重：肥胖是导致 2 型糖尿病的独立危险因素，控制体重有利于控制血糖，改善血压、血脂。

问题 26. 口服降糖药分为哪几类?

答：口服降糖药可分为五大类，包括磺脲类、格列奈类、双胍类、糖苷酶抑制剂类以及格列酮类。①磺脲类可增加胰岛素分泌量，改善体内血糖升高。②格列奈类可以通过增加胰岛素分泌而发挥降糖作用，而且药物起效比较快，作用时间短。③双胍类可以用于单纯饮食控制不满意的 2 型糖尿病患者。④格列酮类可以通过增加胰岛素的敏感性来改善血糖。⑤糖苷酶抑制剂通过延缓肠道碳水化合物的吸收速度来改善血糖。

问题 27. 糖尿病有什么类型？

答：糖尿病分为四大类。2 型糖尿病最为常见，在我国占糖尿病患者的 95% 以上，病因包括胰岛素抵抗、胰岛素进行性分泌不足或两者兼有。1 型糖尿病是胰岛素依赖型糖尿病，比较少见，常在幼年和青少年阶段发病，在我国占糖尿病患者的 1% 以下。第三类是妊娠期糖尿病，是在妊娠期间由于激素变化导致的，大多数分娩后可以恢复。最后一类是特殊类型糖尿病，是由于其他特殊原因如重症胰腺炎、胰腺术后、大量应用糖皮质激素等所致的糖尿病，相对少见。

问题 28. 胰岛素注射的注意事项有哪些？

答：①注意用餐时间：确定注射前的进餐时间，部分胰岛素如诺和灵 30R 应该在进餐前 30 分钟注射。②做好准备工作：准备酒精棉球、针头、胰岛素笔和胰岛素，并注意胰岛素笔和胰岛素必须是同一制造商的产品，以避免不匹配。③注射前预混型胰岛素要摇匀；如果用的是预混型胰岛素，例如诺和灵 30R，由于它是混悬液，用的时候一定要注意摇匀，上下摇动 10 次以上，充分摇匀再注射，否则浓度可能不均衡，影响胰岛素的浓度，从而影响降糖的效果。④注射中局部皮肤需保持清洁、干燥，注射速度不能太快。⑤胰岛素使用的过程中应该选择注射到合适的身体部位（上臂外侧、大腿外侧、腹部），如果胰岛素注射的这些部位有硬结或者破溃，一定要注意避开这些部位。

跌　倒

问题 29. 怎么判断是否属于跌倒高危人群？

答：如果有以下情况，就属于跌倒高危人群，需要高度重视。①年龄大于 65 岁，缺乏人照顾；②曾发生过跌倒；③直立性低血压；④行动障碍、步态不稳或使用助行器；⑤排泄异常、尿频或腹泻；⑥身上携带导管；⑦主诉眩晕或有虚弱感；⑧感觉、视觉、听觉退化；⑨服用影响意识或活动的药物；⑩意识错乱，有癫痫史。

问题 30. 为什么住院时护士总要反复讲解预防跌倒的知识？

答：因为跌倒会导致不同程度、部位的损伤。跌倒的发生会加剧老年人衰弱的进程，进一步导致其住院时间延长、医疗费用增多、心理健康水平降低。基于此，护士站在专业角度进行评估，希望可以通过反复讲解预防跌倒的知识，鼓励患者参与安全管理，有效保障患者安全，提高住院患者对跌倒风险因素的识别，从而预防跌倒的发生。

问题 31. 在哪些情况下需要特别注意预防跌倒？

答：起床时，清晨是心血管疾病的高发时段，血压、血糖等指标可能不稳定，易产生头晕、视物模糊、胸闷等症状；接电话时，很多老年人听到电话铃声反射性紧张，着急去接听，忽略了肢体动作的协调性；起夜时，血压变化造成脑供血不足，易造成短暂头晕，加上夜间灯光昏暗，极易摔倒；洗澡时，老年人平衡能力差，如浴室空间狭小、地面湿滑、温度过高，极易摔倒；坐扶梯时，老年人肢体协调性变弱，乘扶梯掌握不好节奏，很容易摔倒；等车时，长时间站立、排队，老年人易体力不支，加上公交车进站人群突然快速移动、拥挤，易发生跌倒。

问题 32. 服用哪些药物易发生跌倒？

答：利尿药、降糖药、轻泻药、镇静药、降压药、催眠药等。

问题 33. 为什么跌倒对老年人有如此大的“杀伤力”？

答：老年人多数合并骨质疏松，当受到轻微外力或者跌倒时就会骨折；老年患者经常合并肌少症，肌肉力量大打折扣，从而增加了老年人跌倒和骨折的风险；错过黄金救治时间，老年人跌倒后觉得无大碍或跌倒后无法第一时间打急救电话，从而导致病情严重。

失禁相关性皮炎

问题 34. 长期尿失禁的老年人臀部皮肤发红，是得了压疮吗？

答：尿失禁的老年人臀部皮肤发红，很有可能是失禁相关性皮炎。失禁相关性皮炎是指由皮肤与尿液或粪便长期接触及摩擦引起的，是一种发生在大小便失禁患者身上的刺激性接触性皮炎。主要发生于肛周、臀部、大腿上部以及生殖器和大腿之间的皮肤褶皱、生殖器（男性的阴囊、女性的阴唇）。而压疮又称压力性损伤，主要是因为局部皮肤长期受压迫所致。

问题 35. 老年人的臀部为什么会淹红？

答：出现以下情况，老年人臀部会淹红：①出现失禁：大便失禁（腹泻 / 成形便）/ 双重失禁 / 尿失禁（频繁性失禁发作尤甚）；②使用封闭性产品：长时间使用尿垫和（或）纸尿裤；③皮肤状况差（如衰老、使用类固醇、糖尿病）；④移动能力受限；⑤认知能力下降；⑥个人卫生无法自理；⑦疼痛；⑧体温升高（发热）；⑨药物（抗生素、免疫抑制剂）；⑩营养状况差；⑪ 严重疾病。

问题 36. 老年人发生失禁相关性皮炎有哪些皮肤改变?

答：①皮肤红斑：最初的症状是皮肤红斑。②皮温升高：炎症的影响。③皮肤破损：可有水疱、大疱、丘疹、脓疱等，严重时整个表皮溃烂、真皮外露并有渗出。④继发感染：真菌感染中以念珠菌感染较为常见。⑤其他症状：烧灼、疼痛、瘙痒或刺痛感。

问题 37. 为什么尿、便失禁后容易引起局部皮肤损伤?

答：皮肤表面的酸性环境是皮肤屏障功能的关键调节剂。尿液会使皮肤 pH 升高，从而导致表皮屏障破坏、皮肤通透性增加和炎症改变。在大便失禁患者中，粪便中的酶可导致皮肤损伤和炎症。

问题 38. 尿、便失禁一定会造成失禁性皮炎吗?

答：不一定。对于失禁性皮炎的护理，预防是重点，应最大限度地预防皮肤与尿液、粪便的接触，尽可能减少接触时间及受损皮肤的摩擦。对于失禁的患者，可及时用与皮肤表面 pH 接近（偏酸性）的清洁液，如使用不含肥皂和防腐剂的温和液体清洁剂冲洗，维护皮肤屏障功能，减少尿液或粪便对于皮肤的刺激，抑制细菌、真菌繁殖。

问题 39. 在日常生活中，皮肤淹红了怎么办?

答：首先处理失禁，进行全面评估，确定失禁的原因，治疗原发疾病。其次有效收集排泄物，减少皮肤浸渍于排泄物中的时间，对于尿失禁患者留置导尿管、指导患者使用尿套；对于便失禁者，可指导使用肛管、粪便收集装置、一件式造口袋，并进行结构化皮肤护理，避免尿液、粪便的浸渍和摩擦力。①清洗：每天或每次大便失禁之后清洗，力度温和，尽量减少摩擦，避免用力擦洗皮肤，避免普通（碱性）肥皂，选择温和的 pH 接近正常皮肤的免冲洗皮肤清洗液或含有清洗液的湿巾，可能的话使用柔软的一次性无纺布清洗，然后使用温和的方式使皮肤变干。②保护：清洗之后，可用皮肤保护剂涂抹皮肤，以达到不受排泄物侵蚀的作用。③修复：润肤剂可以修复皮肤保护层，保湿剂不可用于已经浸渍的皮肤。

问题 40. 失禁相关性皮炎患者使用的皮肤保护剂有哪些? 皮肤保护剂的优点与缺点各是什么?

答：常用的皮肤保护剂：①二甲硅油：优点是强疏水性物质，对皮肤可起润滑和保护作用，形成保护层，不影响皮肤呼吸；缺点是对刺激物的防护效果一般，特别是在低浓度时。②凡士林：优点是对刺激物有很好的防护作用，防止皮肤浸渍；缺点是过于油腻，只适合极干的皮肤或极干燥的冬天使用，油性皮肤则不适合，会阻塞毛孔而引起粉刺和痤疮。③氧化锌油：优点是对刺激物有很好的防护作用；缺点是不能防止皮肤被浸渍，滋润水合作用弱，很难移除。④皮肤保护膜：优点是透明可视，有效发挥隔离作用；缺点是长期使用可能出现暗沉、脱皮、敏感等问题。

问题 41. 带着尿管回家，尿袋多久倾倒一次？越勤越好吗？

答：尿管和尿袋是密闭的系统，建议尽量减少断开或打开的机会，这样可以减少细菌逆行感染的机会，所以不管是哪种尿袋，尿液都要及时倾倒，尽量不要超过尿袋容量的 2/3 ～ 3/4。但也不是越勤越好，因为频繁地倒尿会增加感染的机会，倒尿前后的手卫生也很重要。

问题 42. 带尿管回家后为防止尿管脱出，是不是应该减少活动？

答：插尿管后不影响日常活动，因为通常情况下，尿管除了在膀胱内有水囊的固定，还可以在大腿或小腹部用胶布进行外部固定，普通的活动如走路、做家务、穿衣、洗澡均可进行，只是注意避免过度牵拉尿管，减少导致腹压增大的动作，这样能避免尿管的意外脱出。

问题 43. 尿管日常需要消毒吗？

答：尿管无需消毒，每日使用清水或生理盐水清洁尿道口和尿管的表面即可，无需常规使用消毒液和抗菌药物。

问题 44. 尿液引流不畅应如何处理？

答：①注意观察尿管的摆放，防止因尿管扭曲或受压引起尿液引流不畅。尿管应固定于患者大腿外侧，而且不可拉扯，以防止出血。②如因血块、碎石、组织碎片残留等引起尿管堵塞，导致引流不畅，患者及家属应重点观察尿液的量及性质，如有异常，及时就医处理异常情况。注意翻身时不要使尿管打折或压迫尿管。

问题 45. 留置尿管患者情绪兴奋烦躁时应如何防止脱管？

答：对烦躁不安者，在妥善固定尿管的前提下，适当使用约束带，防止患者自行拔出尿管而致尿道损伤。翻身时不要牵拉过紧，翻身后应将尿管安置妥当，保持其固定与通畅。及时关注有无不适主诉，避免由于不适导致意识障碍患者的下意识拉拽。

问题 46. 带着尿管容易感染，需要定时使用抗生素吗？

答：不推荐常规使用抗生素，带尿管期间建议多饮水，如无其他禁忌证，保持每天尿量在 1500 毫升以上。足量的尿液起到内冲洗的作用，以减少尿路感染的发生，长期使用抗生素不仅不能预防感染，还会导致耐药菌的产生。

压力性损伤

问题 47. 什么是压力性损伤?

答：压力性损伤简称压疮，是位于骨隆突处、医疗或其他器械下的皮肤和（或）软组织的局部损伤。可表现为完整皮肤或开放性溃疡，可能伴有疼痛。其发生是由于强烈或长期存在的压力，或压力联合剪切力导致。

问题 48. 卧床的老年人髋部出现疼痛、皮肤发红，是压疮吗?需要处理吗?

答：压疮分为 6 期，不同分期的损伤程度不同。1 期压力性损伤是完整的皮肤局部区域出现指压不变白的红斑，或伴有感觉、温度或硬度的改变。2 期及以上的压疮，可出现水疱，或发生破溃，严重者甚至可深达肌肉或骨骼。如果颜色变化包括紫色或褐红色改变，可能提示深部组织损伤。根据不同压力性损伤分期的皮肤情况，处理方法不一样，如果是压力性损伤 2 期以上，建议前往医院就诊。

问题 49. 卧床的老年人足跟可以垫气圈吗?

答：卧床老年人足跟不建议使用环形的气圈类物品，因为环形的垫子可使周边组织血供减少，而致组织肿胀，更易引起压力性损伤。

问题 50. 家里有不能自理的老年人，应该怎么做才能不发生压疮?

答：对于不能自理的老年人而言，应至少每 2 小时翻身变换体位一次。如果是坐位，应尽可能减少患者持续坐在椅子上的时间，一般要求每次不超过 60 分钟，每天坐位控制在 3 次以内，以缓解压力；指导坐轮椅的患者每隔 30 分钟臀部抬离轮椅约 30 秒。如有病情限制，侧卧位尽量选择 20 度～ 30 度侧卧，半卧位床头高度不超过 30 度。翻身的时候要抬空身体，避免拖、拉、拽等动作，防止擦伤皮肤。不能避免的受压部位可以垫软枕。

问题 51. 压疮的水疱可以用针挑破吗?

答：如果水疱张力较小，可使用聚氨酯有边泡沫敷料减压并待水疱自行吸收。如果水疱张力较大，在无菌操作下，使用注射器刺破水疱基底部位，将疱液吸出，促进局部恢复。水疱破碎干瘪后，使用聚氨酯有边泡沫敷料减压和吸收渗液。不过不建议自己随意挑破水疱，这样可能会并发感染，导致红肿、疼痛等症状，甚至化脓，建议患者前往医院就诊。

问题 52. 治疗压疮的敷料需多久更换一次？

答：一般需要根据伤口的严重程度决定。如果已发生破溃且没有明显的腐败，也没有明显的感染，可以每 2 ～ 3 天更换 1 次。如果伤口创面有明显的组织腐败或脓液，则可以每天更换 1 次敷料，也可以每天更换 2 次，建议到医院进行正规处理。

便　秘

问题 53. 什么是便秘？

答：便秘是指排便次数减少、粪便干硬和（或）排便困难。排便次数减少是指每周排便次数少于 3 次。排便困难包括排便费力、排出困难、排便不尽感、排便费时及需手法辅助排便。慢性便秘的病程≥ 6 个月。不能仅依据排便次数确定是否便秘，老年人排便次数每周少于 3 次，无粪便干硬，无排便费力，无不适感，不应定义为便秘。每周排便超过 3 次，但每周排便量很少或排不出，粪便干硬，排出困难，伴不适感，也是便秘。

问题 54. 便秘有哪些危险因素？

答：①不良的生活习惯：生活不规律，久坐不动，缺乏运动。②不良的排便习惯：不重视便意，忍便，排便时注意力不集中。③不良的饮食习惯：饮水少，缺少蔬菜、水果及粗纤维食物，进食量过少，摄入过多的刺激性食物等。④精神心理因素的影响：失眠、抑郁和焦虑状况等。⑤疾病的影响：如甲状腺功能亢进、甲状腺功能减退、糖尿病、营养不良、高钙血症。⑥医源性因素：药物、长期卧床、长期制动、盆腔手术等。

问题 55. 如何通过改变生活方式预防便秘？

答：①尽量形成定时排便的规律，鼓励老年人晨起排便，无论是否有便意，均定时如厕，排便时注意力要集中，重视便意。②合理膳食，多饮水，多食蔬菜、水果和粗纤维食物。③调整焦虑、抑郁情绪，改善失眠状态。④适度运动，如慢跑、散步、打太极拳等。卧床老年人可按摩腹部。⑤在服用通便药时，定时服药，定时排便，有助于形成排便规律。⑥梳理药物，排除药物因素引起的便秘，并及时发现由于脏器的器质性病变如消化系统肠粘连及不全肠梗阻引起的便秘，应尽快对因治疗。

问题 56. 通便药这么多种类，如何选择呢？

答：通便药物的种类有：①容积性通便剂：如麦麸、欧车前。通过在肠内吸收水分，增加粪便含水量和粪便体积，引起缓和的通便作用和导泻作用。服用后 1 至数天内即可起效，口服不吸收，无全身作用，可长期使用，服用时应多饮水。②渗透性泻剂：如聚乙二醇电解质散、乳果糖、盐类泻药（如硫酸镁）和甘露醇，可在肠内形成高渗状态，吸收水分，增加粪便体积，刺激肠道蠕动，可长期应用，但不适用于暂时性便秘的迅速通便治疗。③刺激性泻剂：包括比沙可定、酚酞、蒽醌类药物和蓖麻油等。这些是应用最广泛的泻药，作用强而迅速，作用于肠神经系统，使肠道蠕动加快和分泌增加而引起排便，对于长期持续便秘患者可短期、间断应用，多能迅速缓解症状，但不可长期应用，否则可能加重便秘，形成药物依赖性，增加老年人患结肠癌的风险。④润滑性泻剂：主要是一些灌肠剂和栓剂，如液状石蜡、甘油灌肠剂、开塞露和多库酯钠。可润滑并刺激肠壁，软化粪便，使其易于排出。适用于粪便干、硬，粪便嵌塞，排出比较困难的患者。⑤其他：促动力药物如普芦卡必利和微生态制剂如整肠生、双歧杆菌、四联活菌片。促动力药物能促进胃肠平滑肌蠕动，增加胃肠道动力，对便秘合并嗳气、早饱、上腹胀的患者尤其适用。口服微生态制剂可以补充大量的生理性细菌，纠正便秘时的菌群改变，对缓解便秘和腹胀起到一定作用。酸奶中含有大量的乳酸菌，所以有的便秘患者喝酸奶也有一定效果。

问题 57. 生物反馈疗法是如何改善便秘症状的？

答：生物反馈疗法是根据条件反射原理建立起来的一种治疗方法，包括气囊生理反馈法和肌电生物反馈法两种，是一种以意念去控制机体功能的训练。反馈训练是盆底肌功能障碍所致便秘的有效治疗方法，能持续改善患者的便秘症状、心理状态和生活质量。其方法是将特制的测压器插入肛门内，通过仪器的显示器，可获得许多信息，包括肛门括约肌的压力、直肠顺应性、肛门和直肠处的感觉敏感性等，使患者自己感觉何时有排便反应，然后再次尝试这种反应，启发排便感觉，达到排出粪便的目的。

营养管理

问题 58. 为什么吃饭、喝水时总是频繁咳嗽？

答：许多老年人吃饭、喝水时，经常会出现呛咳的情况，对此千万不能大意。随着年龄增长以及共患疾病增多，老年人的咀嚼和吞咽能力有所下降，很容易出现吞咽障碍。吞咽障碍是目前常见的老年综合征之一。

问题 59. 什么原因导致了吞咽障碍？

答：吞咽障碍的病因可分为：①器质性吞咽障碍：是指口腔、咽、喉部的恶性肿瘤手术后，由解剖构造异常引起的吞咽障碍；②神经性吞咽障碍：由中枢神经系统及周围神经系统障碍、肌病引起，解剖结构正常，为运动异常引起的吞咽障碍，常见疾病有脑血管意外、脑外伤、脑肿瘤、吉兰 - 巴雷综合征、帕金森病等；③功能性吞咽障碍：是指解剖结构和神经系统无异常，吞咽生理机制正常，而患者害怕吞咽，对吞咽表现出一种癔症。

问题 60. 吞咽障碍有哪些严重后果？

答：很多人觉得吞咽障碍是小事，咳咳就好了。其实吞咽障碍的危害非常大，最常见的是可以造成误吸或吸入性肺炎。在老年人和疾病终末期（尤其是脑血管病）患者中，吸入性肺炎是死亡的重要原因，还可以导致身体脱水和营养不良。吞咽障碍与营养不良关系密切，吞咽障碍明显影响患者的营养状况，营养不良又可通过神经 - 肌肉功能障碍加重吞咽障碍，互为因果，形成恶性循环。患者还会出现心理与社会交往障碍。进食作为老年患者日常生活的一部分，痛苦的吞咽过程和日益缩小的食物选择范围，导致患者极易出现进食恐惧、焦虑、抑郁等不良情绪，严重影响其生理、心理健康。

问题 61. 如果出现了吞咽问题，应该保持什么样的进餐状态？

答：要保证老年人在完全清醒的状态下进食，保持就餐环境安静，避免打扰，鼓励老年人独立进食，提高进食乐趣。

问题 62. 当出现吞咽问题时，应该选择什么姿势进餐？

答：根据老年人身体情况选择进餐姿势，首选坐位进餐。

（1）坐位进餐：

a．挺直后背，头稍前倾、正中位；

b．身体紧靠座椅背；

c．双脚完全踩到地板；

d．身体与桌子距离保持一拳；

e．椅子高度：膝盖可弯曲 90 度；

f．桌面高度：手臂弯曲 90 度。

坐位进餐

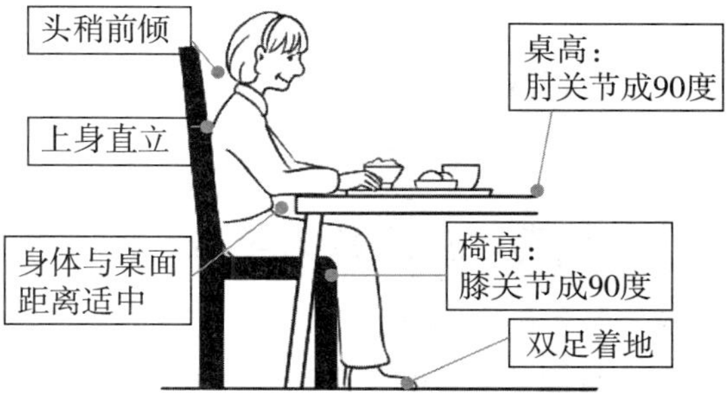
头稍前倾
桌高：
肘关节成90度
上身直立
身体与桌面
距离适中
椅高：
膝关节成90度
双足着地

（2）床上半卧位进餐：

a．床头抬高 45 度～ 60 度；

b．头下垫枕，保持头部前倾；

c．后背紧靠床面；

d．臀部贴合床的折角；

e．膝盖微弯，保持舒适坐位；

f．足下垫枕，避免身体下滑。

半卧位进餐

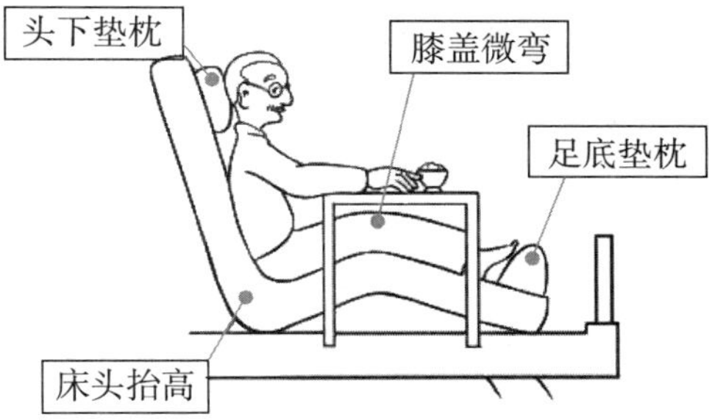

（3）协助喂食：

a．对不能自理的老年人，可协助喂食；

b．对偏瘫老年人，喂食者应在老年人健侧喂食；

c．保持视线平行；
d．每次喂食前应告知食物内容；
e．关注每一口进食情况。

问题 63. 当出现吞咽问题时，应该选择什么样的餐具？

答：①碗：选择光口平底碗，带防滑垫，避免舀取食物时打翻餐具；②勺子：选择勺面小、边缘钝厚、勺柄长的勺子，避免一口进食量过大；③应用切口杯饮水，减少饮水时仰头，避免呛咳，不用吸管饮水，因其饮水流速不易控制，容易呛咳；④应用围兜进食。

问题 64. 哪些食物更适合有吞咽障碍的老年人进食？

答：①理想的食物性状：柔软、在口腔中容易形成食团、黏度适中、不会粘在喉咙上的食物，如布丁、蒸蛋、山药泥等；②食物烹饪方法：对于咀嚼能力减弱的老年人，较硬的食物可长时间炖煮到软烂，再切成小块，或者应用食物料理机将其打碎；③调整液体食物方法：牛奶、果汁等液体，可应用增稠剂来调整其性状，使得老年人更容易吞咽。

问题 65. 除了进食状态、进餐姿势、餐具的选择、食物的选择以外，进食过程中还需要注意什么？

答：①老年人一口量：是指每次进食一口的量，以 5 ~ 20 毫升为宜；②进餐速度：宜慢，在确保一口完全咽下后再进食第二口，进餐时间以 30 ~ 40 分钟为宜，时间长容易疲劳；③发生呛咳、窒息等情况立即停止进食；④餐后避免立即躺下、翻身拍背而引起食物反流，关注口腔卫生，做好口腔清洁；⑤进餐记录：记录食物种类、进食量、有无呛咳发生。

问题 66. 鼻饲时采取什么体位？

答：鼻饲时一般采取坐位，无法坐位时也可采取仰卧位或侧卧位。患者体位要舒适，全身肌肉要放松，床头垫起 20 ~ 30 厘米防止反流。长期卧床的患者，可将床头抬高 30 度～ 45 度进行鼻饲。半卧位有利于患者呼吸和有效引流。

问题 67. 鼻饲液的适宜温度是多少？可以用微波炉加热吗？

答：鼻饲液温度一般应该控制在 38 ~ 40 摄氏度，这个温度与人体的正常体温相近，比较容易被患者接受。如果温度过高或过低，可能会引起患者的不适感或刺激胃肠道，导致恶心、呕吐等不良反应。因此，在进行鼻饲前，应该将鼻饲液加热至适宜的温度，并使用温度计进行测量，确保鼻饲液的温度符合要求。鼻饲液不可用微波炉加热，因为微波炉对于加热中的温度无法控制，稍有不慎就会对营养液乳剂成分造成无法挽回的破坏。如果确实需要使用，建议用水或者加热棒外部间接加热，随时关注温度，避免发生变质。

问题 68. 开封的鼻饲液怎么保存？

答：鼻饲液的保存方法是现配现用，若一次没有用完，应置于 2 ～ 8 摄氏度冰箱保存，24 小时内使用完毕，用前应仔细检查有无腐败、变质。

问题 69. 鼻饲前如何确定胃管在胃内？

答：每次鼻饲前均需证实胃管在胃内，先观察口腔内没有胃管盘绕，再用三种方法证实胃管是否在胃内：胃管接注射器抽吸，有胃液被抽出；将胃管末端放入水中，无气体逸出；置听诊器于胃部，用注射器从胃管注入 10 毫升空气，能听到气过水声。

问题 70. 更换鼻饲管固定贴胶时需要注意些什么？

答：在更换前，需要先清洁鼻子和周围的皮肤，确保皮肤干燥且没有油脂或污垢；将新的鼻贴胶布贴在鼻子上，并确保它与鼻子轮廓完全贴合，避免其移动或脱落，避免胶布牵拉皮肤。更换频率：建议每 3 天更换一次，如果有问题，可以随时更换。更换时注意观察患者是否存在皮肤过敏现象，避开鼻腔内破损的黏膜，避免胃管固定后紧贴鼻黏膜，造成压力性损伤。

问题 71. 鼻饲过程中如果出现恶心、呕吐怎么办？

答：鼻饲过程中如果出现恶心、呕吐等不适症状，应该立即停止鼻饲，让患者保持安静，头部稍微向前倾斜，以便排出口腔内的残留物。如果患者持续呕吐或出现其他严重症状，应该及时联系医生进行处理。再次鼻饲前，应该检查胃管位置是否正确，调整鼻饲的速度和量，以避免再次出现不适症状。

问题 72. 鼻饲过程中为什么会发生恶心、呕吐？如何避免发生？

答：鼻饲过程中发生恶心、呕吐，主要与胃管置入位置不当、鼻饲速度过快、鼻饲量过大等原因有关。避免鼻饲过程中发生恶心、呕吐，需要在进行鼻饲前，仔细检查胃管是否正确置入，并根据患者的具体情况调整鼻饲的速度和量。保持患者情绪稳定，尽量让患者保持放松和舒适的状态。如果呕吐症状持续或加重，建议重新评估患者的状况，调整鼻饲方案或采取其他措施。

问题 73. 鼻饲容器需要消毒吗？

答：鼻饲用的杯、注射器等每天清洁消毒或更换一次。

问题 74. 留置胃管期间可以经口进食吗？

答：留置胃管期间是否可以经口进食需要遵从医嘱，如果医生同意，可以试着经口少量喂食一些糊状食物，如酸奶，如果患者没有出现呛咳，可以自行咽下，再逐渐递增糊状食物量。

问题 75. 鼻饲后腹泻怎么办?

答：鼻饲后腹泻是一种相对常见的现象，主要是由于鼻饲液对胃肠道的刺激所导致。可以通过调整鼻饲液的配方、减少鼻饲液的量、减慢鼻饲的速度来降低对胃肠道的刺激，也可以在医生的指导下，使用一些药物来缓解腹泻症状。

问题 76. 留置 PICC 能洗澡吗？应该注意什么?

答：置入 PICC 后，建议选择淋浴，避免盆浴、泡浴。在淋浴前，可以使用保鲜膜将导管包裹严密，上下用胶布贴紧，沐浴后检查敷料有无浸湿，如有浸湿，应及时请护士给予更换敷料。

问题 77. 留置 PICC 后，会影响置管手臂的活动吗?

答：留置 PICC 后，一般不会影响置管手臂的活动。一般日常简单的活动都可以自己完成，如洗脸、刷牙、写字、画画、开车，手臂可以做适当运动，如握拳、松拳、弯曲、伸展或活动手腕。禁止手臂大范围活动，如扩胸、甩手及大力外展动作，例如打羽毛球、打乒乓球、打网球以及置管侧支撑起床。不能用置管侧手臂提重物和过度用力，如提取 5 千克以上重物，做引体向上，提举哑铃。

问题 78. 留置 PICC 穿脱衣服时需要注意什么?

答：带有 PICC 时，脱衣服时先脱健侧，再脱置管的一侧，穿衣服时候先穿置管的一侧，再穿健侧。建议使用宽松、柔软、棉质的衣物，避免穿紧身衣或套头衫等可能会摩擦或压迫导管的衣服。

问题 79. 如果 PICC 穿刺处皮肤又红又痒，怎么办?

答：如果 PICC 穿刺处皮肤又红又痒，应及时由专业人员撕开贴膜，并进行局部消毒，同时避开过敏部位更换新的贴膜，减少对局部的刺激。局部瘙痒、皮肤红疹明显时，可以在医生指导下局部涂抹抗过敏、抗炎药物。

问题 80. PICC 可以留置多久?

答：PICC 一般可以留置半年至 1 年。每一个患者的情况不一样，留置时间也有所不同；留置时间长短取决于导管的功能状况，以及疾病的治疗情况。

问题 81. PICC 在使用期间常见的并发症有哪些?

答：PICC 是一种用于输液、输血、化疗等治疗的中心静脉导管，减少反复穿刺的痛苦，但也存在一些并发症，如感染、血栓形成、导管移位或脱落、导管阻塞。

问题 82. 留置 PICC 后，为什么置管侧肢体容易发生血栓？

答：PICC 置管后发生血栓主要与血管壁损伤、维护不当、血液高凝状态等有关。置管侧肢体频繁运动可能会导致置管侧肢体的血管受到导管的摩擦，引起局部刺激性血管炎，增加血栓发生的风险。如果导管使用后封管不彻底，管腔及导管周围药物浓度较高，则加速纤维蛋白沉积，增加血栓发生的风险。同时，肿瘤患者机体处于高凝状态，肿瘤细胞直接作用于凝血系统，促使凝血酶形成，加速血栓形成。其他因素如患者血脂高、静脉血管细、回流速度慢，均与 PICC 置管后血栓的发生有关。

问题 83. 留置 PICC 期间，如何预防血栓的发生？

答：在留置 PICC 期间，预防血栓的发生需要综合考虑患者的具体情况和医生的建议，采取适当的措施。应避免长时间卧床和剧烈运动，注意饮食调节，保持低盐、低脂、低胆固醇的饮食，同时多喝水，以降低血液黏稠度。同时，保持穿刺部位清洁干燥，避免感染诱发血栓的形成。可以定期进行血管造影或多普勒超声检查，以确定是否有血栓形成。必要时，根据医生的建议使用抗凝药物，使用期间注意观察是否有出血倾向或过敏反应。

睡眠问题

问题 84. 老年人手术后出院休养期间，睡眠时间越长越好吗？

答：科学研究发现，一个人的睡眠不足或过多，对健康都是不利的。一般情况下，老年人每天睡 5 ～ 7 小时即可。老年人睡眠过多，会引起四肢无力、精神萎靡的情况。同时，睡眠过多，血流速度减慢，血液黏稠度增加，容易引起脑血栓形成、心肌梗死等疾病。所以老年人应根据自己的情况，合理安排睡眠。

问题 85. 如何评价老年人的睡眠情况是否需要干预？

答：不能单纯用睡眠时长去衡量睡眠质量的好坏。一般来说，老年人 5 ～ 7 小时的睡眠时间就已足够。但是每个人的性格、健康状况以及生活环境均不相同，这也导致了每个人的睡眠需求不同。如果在安静环境下能够 30 分钟内入睡，睡熟后几乎不做梦，夜间从来不醒来或醒后能够很快入睡，睡醒后感觉神清气爽，身体没有疲惫感，且很少使用催眠药助眠，那么说明睡眠情况良好，不需要使用额外方法去干预睡眠。

问题 86. 睡觉前进行深慢呼吸好不好？

答：这对于睡眠是有好处的。深而慢的呼吸能够使副交感神经的兴奋性增高，从而起到催眠的作用。不过需要注意的是，患有心血管系统疾病和慢性阻塞性肺疾病的老年人，不宜采用深慢呼吸法来促进入睡。

问题 87. 以前睡前喝酒助眠，这次住院发现偶有呼吸暂停的情况，回家后睡前还能饮酒吗?

答：不建议此类人群睡前饮酒。因为酒精能够加重睡眠呼吸暂停综合征。如果过量饮酒，可能会加重睡眠过程中的呼吸暂停频率和程度，或延长呼吸暂停的时间，很容易诱发睡中猝死。

问题 88. 看累了电视直接入睡的习惯好吗?

答：看电视时，一般会久坐在沙发上。老年人静坐时间过长，会使下肢静脉受到压迫，造成血液循环不畅，可能会引起下肢麻木、酸胀、疼痛、水肿。因此，看完电视后，应活动片刻再上床睡觉，这样有利于血液循环，避免形成下肢静脉血栓。

问题 89. 老年人早晨刚睡醒可以马上起床吗? 需要注意什么?

答：老年人睡醒后如果立即下床活动，则容易诱发心脑血管等疾病。因此，早晨醒来后忌立即起床，可以选择睡醒后伸伸懒腰再起床；同时也不可醒后赖床不起，睡眠和卧床的时间过多，反而会引起四肢发沉、精神萎靡的情况。可以每天早起后做一些适合的锻炼唤醒身体。老年男性还要注意起床后不要立即站立排尿，否则很容易因膀胱排空而引起头晕，甚至会出现排尿性晕厥。还要注意睡醒后禁忌即刻做剧烈运动，如果没有先做一些简单的运动准备就投入剧烈的运动中，则容易发生心脑血管意外。

问题 90. 老年人怎样才能拥有良好的睡眠?

答：①每天有固定的时间运动，对睡眠有利。②调节好自己的睡眠时间，按时睡觉、起床。③每天下午能有足够的户外活动时间，欣赏大自然的景色。④晚饭不饮酒，睡前不喝咖啡、浓茶，可以少吃点零食或喝杯温牛奶。⑤应戒烟，尤其不要在睡前或失眠时吸烟，因为尼古丁会扰乱正常睡眠。⑥睡前可以回忆愉快的往事，使自己在愉悦的心情中入睡。

问题 91. 哪些不好的睡眠习惯会损害老年人健康?

答：①临睡前进食：会加重胃肠的负担，也使其他器官得不到充分休息；②睡前激动：容易使大脑兴奋，难以入睡，甚至造成失眠；③张口而睡：容易使肺部和胃部受到冷空气和灰尘的刺激，从而引起疾病；④蒙头而睡：这样会大量吸入自己呼出的二氧化碳，缺乏必要的氧气，对身体健康极为不利；⑤当风而睡：如果睡觉时风吹到头上，时间长了，冷空气就会从皮肤上的毛孔侵入，轻者引起感冒，重者口眼歪斜；⑥对灯而睡：灯光会扰乱人体内的自然平衡，致使人的体温、心搏、血压不协调，从而使人感到心神不安，难以入睡，即使睡着，也容易惊醒。

问题 92. 为什么老年人爱打哈欠？

答：打哈欠是一种正常的生理现象。当经过一段剧烈的活动和体力劳动以后，人们会出现身体疲倦，呼吸也由深快逐渐变成浅慢，使得血液中的氧含量下降，大脑等重要器官处于相对缺血、缺氧状态，大脑就会发出一次深呼吸的信号，多表现为打哈欠，这样便可以适当地增加氧气的吸入量，以缓解大脑疲劳。

问题 93. 老年人想改善睡眠，可以按摩哪些穴位？

答：老年人经常会出现失眠等睡眠问题，通过按摩穴位可以改善睡眠问题。①运百会。作用：定神安眠。方法：百会穴位于头顶部正中线上，距前发际 5 寸；或两耳尖连线与头部正中线的交点处。运百会时取卧位，两手轮流以示指（食指）、中指指腹按揉百会穴 1 分钟。手指用力不能太重。②按颞侧。作用：疏利少阳，安神催眠。方法：坐位，两手拇指按压两侧风池穴（位于头后枕骨下两凹陷处，在斜方肌和胸锁乳突肌之间凹陷中），两小指各按在眉与外眼角连线中点，向后约 1 寸凹陷处，其余手指放在头部两侧，手指微屈，然后两手同时用力，按几分钟。③抹眼球。作用：调养心气。方法：卧位，闭眼，将两手中指分别放于两眼球上缘，两环指（无名指）分别放在眼眶下缘，然后在内外眦之间来回揉抹 20 ～ 30 次，用力要轻。按照以上方法，在睡前 1 小时内进行自我按摩，需要长期坚持，才能改善失眠。除此以外，还需平心静气，排除杂念，放松全身肌肉，使身心自然、轻松、舒适。

问题 94. 老年人可以做哪些床上保健运动？

答：老年人每日早晨起床之前，坚持做几项简单易行的保健运动，可以促进身心健康。①搓脸：先用双手中指同时揉搓两个鼻孔旁的迎香穴数次，然后向上揉搓额头，再向两侧分开，沿着两颊向下搓到颊尖。如此反复搓脸 30 次，促进血液循环，预防感冒，减少面部皱纹，清醒头脑。②梳头：坐在床上，10 个手指头代替梳子，从额头发际处梳到脑后，从两侧耳部梳到头顶，反复梳头 3 ～ 5 分钟，可改善头部血液循环，减少脱发，清醒头脑。③转眼：转动眼球，先左右，后上下，慢慢转动 10 次，可以增强视力，减少眼部疾病的发生。④叩齿：轻轻闭上嘴唇，上下牙齿互相叩击数十次，同时用舌尖轻舔上颚数十次，可以清除污垢、增加咀嚼功能等。⑤挺腹：平躺在床上，伸直双腿，做腹式呼吸，深吸气时，腹部向上挺起，呼气时放松，反复挺腹 10 ～ 20 次，可以健胃助消化，增强腹部力量。⑥提肛：用力做提拉肛门的动作，每次放松 10 秒钟再进行下一次，重复 10 余次，可以预防脱肛、痔疮。

问题 95. 老年人为什么容易在夜间发生意外？

答：睡觉后，机体内各器官的代谢活动变慢，使体内的血液循环减慢，如果再有动脉粥样硬化的情况，就容易形成血栓，从而发生脑血栓形成或心肌梗死等疾病；入睡后，回心血量会增加，从而加重心脏负担，可诱发心绞痛；夜间入睡后，机体的迷走神经兴奋性增强，可使支气管痉挛，支气管的腺体分泌增多，可诱发支气管哮喘、老年慢性支气管炎；如果晚餐吃得过饱，会增加胃肠道负担、心脏负担，可诱发急性胰腺炎、心绞痛、心肌梗死和脑卒中等疾病。

问题 96. 老年人睡前可以做哪些准备工作以保证夜间安全？

答：老年人可根据自身情况选择以下准备工作：①患有慢性支气管炎、肺源性心脏病等肺部疾病的老年人，睡觉前要将痰盂放在床边。②患有冠心病、心绞痛、高血压的老年人，不要突然进入冷被窝，因为寒凉会引起血压升高，引发脑血管疾病。③经常夜间起来的老年人，床头应有电灯开关，以便照明；对于行动不便的老年人，房间里最好保持微弱柔和的灯光，拐杖、手杖等都应放在床头附近容易拿到的地方，方便使用，预防跌倒。

问题 97. 患有冠心病的老年人术后出院怎么做好夜间保健？

答：研究发现，冠心病发作的可能性从傍晚 6 时开始升高，晨起到达顶峰，所以冠心病患者在这段时间要加倍注意，尽量避免诱发因素，如晚餐过饱、睡前看刺激性节目、情绪激动。建议床头自备急救药盒，以便随时取用。

问题 98. 患有高血压的老年人出院后如何预防夜间脑卒中？

答：首先应限制食盐摄入量，可采取打太极拳、练气功、控制体重等非药物治疗方法。其次应根据各种客观情况，分别对待，如病史较短，无心、脑、肾功能明显损害者，可将其血压降至正常水平；若高血压病史较长，血管硬化程度较重，心、脑、肾都有明显病变，则血压不宜降得过低，应维持在适当的水平，以保证身体重要器官的功能不受影响。最后，服用降压药物不要随便停用或突然加量，应按医嘱定时、定量用药，这样可保持血压平稳，不会因血压突然升高或下降而引起心脑血管疾病。

问题 99. 老年人出院后可以经常服用催眠药吗？

答：研究证实，催眠药所引起的睡眠并不能代替真正的自然睡眠。药理学研究认为，大部分的催眠药长期应用都有一定的蓄积性，也就是在体内逐渐地“堆积”起来。当它达到一定量时，便会出现很多种不良反应。特别是老年人，由于机体器官老化，药物代谢速度大为降低，很容易在体内发生蓄积，导致明显的副作用，如醒后头晕、乏力和食欲减退，还可能诱发精神异常等症状，对男性患者还会引起性功能障碍。另外，常服催眠药还会使催眠作用逐渐减弱，患者需要不断增加药量才能获得原有的疗效，久而久之，导致催眠药成瘾。一旦停药，便会出现戒断症状，如兴奋、惊厥。可见，服用催眠药是一种治标不治本的权宜之计，只能帮助恢复正常睡眠，而不能用来长期维持睡眠。

皮肤科篇

湿　疹

问题 1. 哪些原因有可能引起湿疹?

答：湿疹是皮肤科常见的疾病之一，是由多种内、外因素引起的真皮浅层及表皮炎症。湿疹可发生于身体的各个部位，发病时瘙痒剧烈。急性期在搔抓之后常有淡黄色的渗液，干涸之后会出现结痂，转为慢性后因反复搔抓而使皮肤增厚，表现为皮肤粗糙、干燥。引起湿疹的病因复杂，内在因素包括内分泌及代谢变化、皮肤屏障功能的破坏、神经精神因素等，外在因素有接触各种致敏物质、生活环境的变化等原因。

问题 2. 湿疹能完全根治吗?

答：湿疹目前还无法根治。治疗的主要目的是缓解和消除临床症状，消除诱发和加重因素，提高生活质量。及早治疗、正规治疗和坚持治疗可使湿疹症状改善或消退，从而提高日常生活质量。

问题 3. 湿疹使用激素类药膏症状好转，一停药就复发，该怎么办?

答：外用激素类药物治疗是湿疹治疗的主要方法，合理规范应用可显著提高治疗效果，减少不良反应。医生会根据患者年龄、皮损部位、性质及病情程度选择不同剂型、不同强度的激素类药物。在病情好转时，通过降低激素类药物的浓度和减少药膏使用频率的方法，逐渐停止激素类药物的使用，从而避免一停药就复发的情况。

问题 4. 湿疹患者日常生活中如何做好皮肤护理?

答：湿疹患者在日常生活中，要保持皮肤清洁，避免使用过热的水洗澡，水温控制在 37 摄氏度左右，洗澡时间控制在 10 分钟左右，洗澡时使用温和的洗护产品，避免使用含过多香精、色素的洗护用品，减少搓澡等刺激皮肤的行为。日常坚持做好润肤，洗澡后立即全身使用润肤剂。

问题 5. 湿疹患者饮食上需要忌口吗?

答：在饮食上，不主张随意忌口或过度忌口。应合理分析食物与皮疹的关系，如果吃了某种食物后皮疹加重，建议避食 4 ~ 6 周，观察皮疹改善情况。忌口要有依据，盲目忌口有可能会出现营养不良。

问题 6. 湿疹患者如何减少复发?

答：要想减少湿疹复发，首先要注意避免各种可疑致病因素，居家环境保持清洁，通风透气，室内温度、湿度适宜，尽量减少灰尘。在花粉、柳絮和杨絮较多的春夏季出门时，建议戴好口罩、护目镜，避免接触过敏原等。冬季出行建议做好保暖，避免过冷。日常做好防晒，避免阳光直射。规律作息，避免过度劳累。

问题 7. 如何把握外用药膏的正确用量?

答：外用药膏的使用剂量一般是以成人示指（食指）指尖 1 个关节长度为一个单位的药量，可以涂抹成人两只手掌心的面积，药物涂抹在皮损处稍加揉搓，让皮肤慢慢吸收药物，以达到治疗效果。

银 屑 病

问题 8. 什么是银屑病?

答：银屑病俗称“牛皮癣”，是一种由遗传和环境因素共同作用诱发的免疫介导的慢性、复发性、炎症性、系统性的皮肤病。

问题 9. 得了银屑病后脱屑严重，会传染吗?

答：银屑病没有病原体，比如细菌、真菌、病毒，所以是不会传染的。

问题 10. 银屑病患者为何会有大量皮屑?

答：银屑病的主要病变发生在表皮，由于皮下组织的免疫反应，表皮增生很快。正常人皮肤的新陈代谢需要 28 天左右的时间，而银屑病患者有可能只需要 4 天时间，由于新陈代谢速度太快，导致细胞还没死亡就已经变成了鳞屑，银屑病患者的大片鳞屑就是过早死亡的角质形成细胞脱落后的表现。

问题 11. 银屑病有哪几种类型?

答：常见的为点滴型银屑病和斑块型银屑病，严重时可见脓疱型银屑病和红皮病型银屑病，累及关节时称为关节型银屑病。少数患者会累及指甲、头皮、手掌、脚掌，造成功能障碍，严重影响日常生活。

问题 12. 如何预防银屑病复发？

答：做好护肤，保持皮肤清洁、湿润。日常生活中注意调节情绪，保持愉快的心情，注意保暖，预防感冒，注意饮食，保证营养全面、充足。保证充足睡眠，适当进行运动。

问题 13. 使用生物制剂治疗症状改善后，是否可以停药？

答：生物制剂的使用可以达到基本清除皮损的效果，但不能达到治愈，所以当银屑病症状明显改善时就停药，会引起症状复发或加重，所以切不可擅自停药，应遵医嘱规律用药。

问题 14. 银屑病患者可以吃牛、羊肉吗？

答：得了银屑病不需要忌口，除非明确吃牛、羊肉后有食物过敏的情况，那么，这部分患者应适当注意饮食，否则盲目忌口只会造成营养不良。

问题 15. 紫外线光疗能治疗哪些疾病？

答：紫外线光疗多使用中波紫外线和长波紫外线照射，具有加速血液循环、促进合成维生素 D、抑制细胞过度生长、镇痛、止痒、促进色素生成、促进上皮再生、免疫抑制等作用，适用于玫瑰糠疹、银屑病、斑秃、慢性溃疡、痤疮、毛囊炎等病。对紫外线敏感者禁用，照射时应注意保护眼部。

带状疱疹

问题 16. 哪些原因有可能引起带状疱疹？

答：带状疱疹由水痘 - 带状疱疹病毒引起。被这种病毒感染后，首发表现为水痘或没有症状的隐性感染。水痘痊愈后，病毒悄悄潜伏到神经节内。由于劳累、感冒等原因导致抵抗力下降时，潜伏的病毒被激活并生长繁殖，沿着神经纤维迁移到皮肤，出现红斑、水疱。

问题 17. 得了带状疱疹，皮肤上有哪些独特的表现？

答：典型表现为簇集性分布的小水疱，沿着神经走向，分布在身体的一侧，一般不会超过身体正中线。

问题 18. 带状疱疹有传染性吗？

答：带状疱疹一般不传染，疱疹处的疱液或糜烂面含有病毒，应避免接触尚未患过水痘的儿童和其他易感者。如被感染后首先表现为水痘，不会直接表现为带状疱疹。

问题 19. 带状疱疹会反复发作吗?

答：带状疱疹治愈后可以获得较持久的免疫力，当抵抗力低时，会再次发作。

问题 20. 带状疱疹后神经疼痛如何治疗?

答：有些患者水疱消退后仍感到疼痛，疼痛时间持续几个月甚至几年，称为带状疱疹后遗神经痛。患者可遵医嘱服用专门治疗神经疼痛传导的药物，疼痛严重时，可应用直接作用于中枢神经的镇痛药，药物治疗效果不好时，还可进行神经阻滞治疗。

问题 21. 得过带状疱疹后还需要注射带状疱疹疫苗吗?

答：曾经患过带状疱疹的人治愈后仍然可以接种疫苗。由于得了带状疱疹后会获得一定的免疫力，所以得过疱疹可以在半年后再注射疫苗。

丹　毒

问题 22. 哪些原因有可能引起丹毒?

答：细菌可通过皮肤或黏膜细微损伤侵入，足癣、趾甲真菌病、小腿溃疡、鼻炎、慢性湿疹等均可诱发，机体抵抗力低下（如糖尿病、慢性肝炎、营养不良）可成为促发因素。

问题 23. 得了丹毒，会有哪些表现?

答：丹毒一般起病急，好发于面部、小腿、足背等处，多为单侧性。典型表现为界线清晰的水肿性红斑，表面紧张发亮，迅速向四周扩大。可出现淋巴结肿大及不同程度的全身症状，消退后局部可留有轻度色素沉着及脱屑。

问题 24. 丹毒常用哪些药物治疗?

答：治疗首选青霉素，早期、足量、高效的抗生素治疗可减缓全身症状、控制炎症蔓延并防止复发。皮疹部位可用 50% 硫酸镁溶液、呋喃西林溶液湿敷，可用抗生素软膏外涂。反复发作患者应注意寻找并积极处理引发丹毒的慢性病灶。

问题 25. 如何预防丹毒的复发?

答：丹毒复发大部分是因急性期未经治疗或治疗不当导致病因未去除。多数患者可自然缓解，局部水肿可长时间存在，并在同一部位反复发作。为预防丹毒复发，日常生活中注意个人卫生，避免用手指抠鼻、触摸皮肤破溃处。应彻底治疗足癣、皮肤皲裂、鼻窦炎等原发感染灶。皮肤、黏膜破损时，应及时治疗，以防止感染导致复发。

过敏性紫癜

问题 26. 哪些原因可能引起过敏性紫癜?

答：过敏性紫癜是一种较常见的细小血管变态反应性出血性疾病。发病原因较复杂，可能是病原体感染、某些药物作用、过敏等致使体内形成 IgA 或 IgG 类循环免疫复合物，这些物质沉积于真皮上层毛细血管，引起血管炎。

问题 27. 得了过敏性紫癜，会有哪些表现?

答：过敏性紫癜发病前常有上呼吸道感染的前驱症状，继而出现针尖至黄豆大小、可触及的紫癜、出血性丘疹或瘀斑，常分批出现，病程长短不一，易复发，可伴关节受累、腹部症状及肾损害。

问题 28. 过敏性紫癜有哪些类型?

答：仅有皮肤损害者称为单纯型紫癜；伴有腹痛、腹泻、便血甚至胃肠道出血者称为胃肠型紫癜；伴有血尿、蛋白尿、肾损害者称为肾型紫癜；伴有关节肿胀、疼痛甚至关节积液者称为关节型紫癜；上述各型过敏性紫癜可合并存在，称为混合型紫癜。

问题 29. 过敏性紫癜有哪些治疗方法?

答：首先要切断过敏原，在这种情况下，过敏性紫癜是可以自愈的。治疗主要在于过敏原，对可疑致敏的食物或者药物应暂时停止服用，还可以使用抗过敏药物治疗。对不知道致敏药物或者食物的，可以到医院做过敏原检测和斑贴试验，查找过敏原。

荨麻疹

问题 30. 哪些原因有可能引起荨麻疹?

答：荨麻疹俗称风疹块、风团、风疙瘩等，是由于皮肤、黏膜小血管扩张及渗透性增加而出现的一种局限性水肿反应。荨麻疹属于过敏性疾病，并非免疫力下降所致。

问题 31. 得了荨麻疹，皮肤会有哪些表现?

答：基本损害为皮肤出现风团，皮损持续时间一般不超过 24 小时，但新风团可此起彼伏，不断发生。常先有皮肤瘙痒，随即出现风团，少数患者有水肿性红斑。风团的大小和形态不一，发作时间不定。皮损可以迅速发生，也可以迅速消退，皮肤不留痕迹。疾病在短期内痊愈者，称为急性荨麻疹。若反复发作达每周至少2次并连续6周以上者，则称为慢性荨麻疹。

问题32. 慢性荨麻疹是因为急性荨麻疹治疗不及时引起的吗？

答：急性荨麻疹通常起病更急，症状更重，但多数急性荨麻疹患者可通过规避过敏原等方法在短期内呈自愈倾向。尽管慢性荨麻疹和急性荨麻疹都会引起风团和瘙痒等症状，但因两者的发病机制和原因可能存在差异，一般认为慢性荨麻疹并非因急性荨麻疹治疗不及时所致。

问题33. 慢性荨麻疹可以根治吗？

答：慢性荨麻疹的病因和发病机制未完全明确，故难以被根治，但可以自愈。除极少数并发呼吸道或其他系统症状外，绝大多数慢性荨麻疹呈良性经过。慢性荨麻疹的治疗目标是通过有效且安全的治疗手段控制疾病症状，直至症状消失（无风团和瘙痒），从而提高患者生活质量。因此不要盲目追求根治的模式，应在专业医生指导下，根据病情和对治疗的反应制定并调整合适的治疗方案，规律用药，科学治疗，以达到控制症状的目标。

问题34. 慢性荨麻疹患者需要服用提高免疫力的药物吗？

答：由于慢性荨麻疹并非因免疫力低下所致，故不推荐使用干扰素、转移因子等提高免疫力的药物。

问题35. 如何减少慢性荨麻疹的反复发作？

答：慢性荨麻疹的反复发作是常态。因其发病机制和发病原因至今尚未完全明确，难以特异性地针对病因进行处理，但可根据详细的病史寻找可能的诱发因素，包括气候环境、生活习惯、机体状态等，通过避免诱因，在一定程度上减少慢性荨麻疹的反复发作。临床上可以通过药物长期维持治疗控制症状，减少复发。慢性荨麻疹治疗首选第二代非镇静抗组胺药，治疗有效后应逐渐减少剂量，以可控制病情的最小剂量或最长服药间隔维持治疗，从而减少复发。

药　疹

问题36. 哪些原因有可能引发药疹？

答：药疹也称药物性皮炎，是药物通过口服、注射、吸入等各种途径进入人体后引起的皮肤、黏膜炎症性皮损，严重者可累及机体的其他系统。药物性皮炎是药物不良反应比较常见的一种表现形式。

问题 37. 易引发药疹的药物有哪些？

答： 易引起药疹的药物主要有抗生素、解热镇痛药、镇静催眠药及抗癫痫药、中草药。另外，各种血清制剂及疫苗、各种生物制剂、抗痛风药物、抗甲状腺药物等也可以引起药疹。

问题 38. 重症药疹如何预防感染？

答： 首先，要保持室温在 20 ~ 22 摄氏度，每日室内定时通风，床单清洁、干燥，减少探望人数，降低交叉感染的发生。其次，如果有皮肤剥脱，可采用暴露疗法，做好创面护理，减少感染机会。口腔可使用漱口水含漱，大小便后用温水清洗臀部，保持黏膜部位的清洁。

问题 39. 如何预防药疹的发生？

答： 牢记已知过敏的药物，每次就诊时告知医生。使用药物时出现不明原因的瘙痒、红斑、发热等表现时，应立即停药并及时就诊。